O TRABALHO COMO OPERADOR DE SAÚDE
DIÁLOGOS EM CLÍNICA DA ATIVIDADE

Editora Appris Ltda.
1.ª Edição - Copyright© 2022 dos autores
Direitos de Edição Reservados à Editora Appris Ltda.

Nenhuma parte desta obra poderá ser utilizada indevidamente, sem estar de acordo com a Lei nº 9.610/98. Se incorreções forem encontradas, serão de exclusiva responsabilidade de seus organizadores. Foi realizado o Depósito Legal na Fundação Biblioteca Nacional, de acordo com as Leis nos 10.994, de 14/12/2004, e 12.192, de 14/01/2010.

Catalogação na Fonte
Elaborado por: Josefina A. S. Guedes
Bibliotecária CRB 9/870

T758t 2023	O trabalho como operador de saúde diálogos em clínica da atividade / Claudia Osorio da Silva, Cristiane Lisbôa da Conceição, Maria Elizabeth Barros de Barros, Marianna Araujo da Silva (org.). – 1. ed. – Curitiba : Appris, 2023. 342 p. ; 23 cm. Inclui referências. ISBN 978-65-250-4766-9 1. Trabalho. 2. Saúde. 3. Humanização em serviços de saúde. I. Silva, Claudia Osorio da. II. Conceição, Cristiane Lisbôa da. III. Barros, Maria Elizabeth Barros de. IV. Silva, Marianna Araujo da. V. Título. CDD – 362.1

Livro de acordo com a normalização técnica da ABNT

Appris *editora*

Editora e Livraria Appris Ltda.
Av. Manoel Ribas, 2265 – Mercês
Curitiba/PR – CEP: 80810-002
Tel. (41) 3156 - 4731
www.editoraappris.com.br

Printed in Brazil
Impresso no Brasil

Claudia Osorio da Silva
Cristiane Lisbôa da Conceição
Maria Elizabeth Barros de Barros
Marianna Araujo da Silva
(org.)

O TRABALHO COMO OPERADOR DE SAÚDE
DIÁLOGOS EM CLÍNICA DA ATIVIDADE

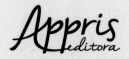

FICHA TÉCNICA

EDITORIAL	Augusto V. de A. Coelho
	Sara C. de Andrade Coelho
COMITÊ EDITORIAL	Marli Caetano
	Andréa Barbosa Gouveia - UFPR
	Edmeire C. Pereira - UFPR
	Iraneide da Silva - UFC
	Jacques de Lima Ferreira - UP
SUPERVISOR DA PRODUÇÃO	Renata Cristina Lopes Miccelli
PRODUÇÃO EDITORIAL	Jibril Keddeh
REVISÃO	Claudia Castanheira de Figueiredo
	Isabela do Vale Poncio
DIAGRAMAÇÃO	Luciano Popadiuk
CAPA	Livia Costa

AGRADECIMENTOS

O presente trabalho recebeu apoio da Coordenação de Aperfeiçoamento de Pessoal de Nível Superior – Brasil (Capes) – Código de Financiamento 001. Também recebeu apoio do CNPq, na forma de bolsas de estudo de doutorado, doutorado sanduíche, mestrado e iniciação científica. Contou, ainda, com financiamento de pesquisa da Fundação Carlos Chagas Filho de Amparo à Pesquisa do Estado do Rio de Janeiro (FAPERJ). Agradecemos tais apoios, de suma importância para a sustentação da pesquisa pelo tempo necessário e para a formação de novos pesquisadores no tema trabalho e saúde.

O grupo NUTRAS, responsável pela pesquisa, surge de um encontro frutífero entre pesquisadores militantes do campo de Saúde do Trabalhador no Brasil e os colegas franceses e brasileiros do *Laboratoire de Changement Social* / Universidade de Paris 7 e da Equipe de Clínica da Atividade, do *Centre de Recherche en Travail et Développement* / CNAM de Paris. Nesses grupos em funcionamento na França, encontramos parcerias valiosas que se dão há mais de 20 anos. Assim, agradecemos fortemente aos muitos colegas e diálogos que estão presentes nesta coletânea, de modo indireto.

Eu me porto bem à medida que me sinto capaz de portar a responsabilidade de meus atos, de portar coisas à existência e criar entre as coisas relações que não lhes aconteceriam sem mim, mas que não seriam o que são sem elas.

(George Canguilhem, 2005, p. 48)

APRESENTAÇÃO

Esta coletânea de textos é resultante de quase duas décadas de estudos nos quais pesquisa e intervenção são indissociáveis. Nesse meio-tempo, múltiplos diálogos se desenrolaram entre diversos parceiros e atores que fizeram deste trabalho coletivo um coletivo de trabalho. Coletivo este que sustentou a cooperação na diferença, desafiando hierarquias acadêmicas, apropriando-se e transformando métodos e, assim, possibilitando a ampliação do poder de agir daqueles e daquelas que dele participaram. Tal potência sem dúvida transborda as linhas que aqui se seguem e reverbera nos corpos e nas relações que se desenvolveram no Nutras. Algumas dessas relações deixaram saudades, como da querida Tatiana Ramminger, parceria que resultou num dos artigos – com título homônimo ao desta coletânea, fazendo-se presente enquanto referência bibliográfica[1] – mais fundamentais para formação daqueles que nesse coletivo se aproximavam das clínicas do trabalho. Outros seguem nos acompanhando em parceria, apesar de seus escritos não aparecerem diretamente citados.

A ideia de uma coletânea que expressasse um pouco do que é o Nutras ganhou consistência em 2018. Foram, então, cinco anos até a concretização desse projeto, entrecortado pela pandemia de Covid-19 e pela sua elaboração quase que total por via remota. Foram muitas mensagens por e-mail, por aplicativos e videochamadas para que este trabalho feito a muitas mãos se concretizasse. Um aumento de intensidade do trabalho que não implicou, necessariamente, sua intensificação destruidora da saúde, mas uma intensidade relacional que fez com que muitas vezes nos sentíssemos próximos e próximas apesar de estarmos praticando o distanciamento social imposto pelas condições epidemiológicas do vírus. Nos fez retomar o trabalho feito ao longo dos anos (re)ativando o sentimento de reconhecimento, de reconhecer-se na obra feita.

Apesar desta coletânea ter sido feita em tempos pandêmicos, ela não toca diretamente nesse tema, porque traz à luz intervenções e reflexões feitas muito antes deste evento. De todo modo, o grupo seguiu intervindo-pesquisando, sempre discutindo e inventando os métodos a partir das demandas dos diversos campos de pesquisa em que se desenrola. Entendemos

---

[1] Ver: OSÓRIO DA SILVA, C.; RAMMINGER, T. O trabalho como operador de saúde. *Ciência e Saúde Coletiva* [on-line], v. 19, n. 12, p. 4751-4758, 2014.

essa reinvenção de métodos como uma via possível para ampliação do poder de agir do pesquisador e é justamente ela que buscamos valorizar na composição desta coletânea. Seja no movimento de retomar para escrever, seja no movimento do leitor de se debruçar no que foi escrito, esperamos reativar essas vias de reinvenção, fazendo com que as teorias nos sirvam como ferramentas de transformação social.

PREFÁCIO

Em busca de um trabalho mais humanamente habitável

O trabalho como operador de saúde – diálogos em clínica da atividade apresenta resultados de pesquisa e de intervenção desenvolvidas por pesquisadoras/es que se reúnem no e a partir do Nutras (Núcleo de Estudos e Intervenção em Trabalho, Subjetividade e Saúde) da Universidade Federal Fluminense (UFF), incluindo pesquisadoras/es da Universidade Federal do Espírito Santo (UFES), Universidade Federal do Rio Grande do Sul (UFRGS) e Universidade Federal do Rio Grande do Norte (UFRN). Tais iniciativas dirigem o olhar sobre o trabalho a partir da psicologia do trabalho tendo a saúde como escolha ética, conforme enfatizam as organizadoras Cláudia Osório da Silva, Cristiane Lisbôa da Conceição, Maria Elizabeth Barros de Barros e Marianna Araujo da Silva no primeiro capítulo do livro.

Como as/os leitoras/es poderão constatar nos diferentes capítulos, as contribuições dedicam-se a examinar situações que se configuram em preocupações para o campo da Saúde do Trabalhador, bem como iniciativas que visam tornar o trabalho uma realidade mais humanamente habitável.

No Brasil, a Saúde do Trabalhador se desenvolve a partir dos anos de 1980, como campo interdisciplinar, articulando-se como movimento que, a um só tempo, constrói políticas públicas e políticas sindicais em saúde. Em termos teórico-metodológicos, seus marcos orientadores concebem o processo saúde-doença como processo social, tendo, como categoria central, o processo de trabalho; ou seja, o processo saúde-doença é compreendido como socialmente determinado (LAURELL; NORIEGA, 1989). Especificamente em relação à saúde mental, Seligmann-Silva (2011) descreve os contextos de trabalho geradores de desgaste. Dessa forma, os campos social e político, muito mais do que cenários nos quais processos biológicos e psíquicos ocorrem, assumem protagonismo importante de caráter explicativo. Nesse sentido, por meio da noção "estilo de vida", Breilh (2011) exemplifica a materialidade e a historicidade de processos que ocorrem nos corpos e nos modos de ser. Enfim, o estilo de vida não pode ser compreendido na chave individual, mas exige remetê-lo ao âmbito social em cada contexto histórico.

No Brasil, como ação e política sindical, tem-se os trabalhos desenvolvidos pelo Departamento Intersindical de Estudos e Pesquisas de Saúde e dos Ambientes de Trabalho (Diesat), conforme apresentados por Ribeiro e Lacaz (1984), Rebouças *et al.* (1989) e Ribeiro *et al.* (2002). E, para conhecer a Saúde do Trabalhador como política pública, tem-se as contribuições de Minayo-Gomes e Thedim-Costa (1997), Lacaz (1997), Costa *et al.* (1989), Alessi *et al.* (1994), dentre outros. E deste estreito diálogo entre política sindical e política pública é importante destacar a relevância assumida ao protagonismo das/os trabalhadoras/es, tanto por meio de coletivos – por meio de diferentes tipos de representação sindical (categoria, ramo e classe) –, com voz para definir as políticas (sindical e públicas), quanto por meio de pequenos grupos e sujeitos singulares que, a partir de seus locais de trabalho, dão concretude aos problemas de saúde por meio de suas vivências, como também apontam alternativas para mudar o trabalho no sentido de torná-lo uma atividade mais habitável.

O trabalho visto pela ótica da saúde tem se apresentado como um território privilegiado para a pesquisa e para a intervenção em psicologia. Isso se expressa em levantamento junto ao Catálogo de Teses e Dissertações da Capes, que contabiliza 160 dissertações e teses sobre Saúde do Trabalhador concluídas na área de conhecimento Psicologia, entre 1996 e 2022.[2] E não fazem parte deste total as pesquisas concluídas antes desse período. Conforme relatos de Sato, Lacaz e Bernardo (2004) e Sato (1992) a psicologia tem participado ativamente desse campo desde o início. Pode-se dizer, diante desse quantitativo, que já se acumulou volume importante de conhecimento sobre Saúde do Trabalhador a partir da psicologia, mesmo tratando-se de dados absolutos e não comparativos com outros campos.

Ao participar da constituição do campo Saúde do Trabalhador, a psicologia foi convidada a adentrar os locais de trabalho para, efetivamente, conhecer o trabalho. E, como notado por Ivar Oddone, Re e Briante (2015), ao ter pisado no chão de fábrica e conversado com trabalhadoras e trabalhadores, psicólogas/os puderam construir uma outra psicologia: a psicologia não escrita, a qual está mais próxima dos processos de produção e da realidade de trabalho vivida pelas/os trabalhadoras/es. E essa inserção no local de trabalho e a valorização do trabalho como categoria para se compreender fenômenos psicológicos dão uma importante guinada nas contribuições que a psicologia pode oferecer para as/os trabalhadoras/es e para a própria psicologia, pois a interroga sobre como a realidade material e social participa dos fenômenos psicológicos, tais como subjetividade,

---

[2] Levantamento no site: https://catalogodeteses.capes.gov.br/catalogo-teses/#!/. Acesso em: 14 set. 2022.

imaginário, sociabilidade, valores etc. A observação de Oddone é relevante, pois, muito embora no Brasil os *curricula* escolares incluam disciplinas sobre psicotécnica e gestão de recursos humanos, o conhecimento empírico e a observação do trabalho, em si, não fazem, necessariamente, parte da formação profissional. Não à toa, observam-se práticas de psicólogas/os que atuam na gestão de recursos humanos, como a seleção profissional, orientadas sem que se conheça o local onde as pessoas selecionadas trabalharão. E, dessa forma, opera-se com a visão gerencial tanto sobre o/a trabalhador/a, como sobre o trabalho.

Concomitantemente ao contato das/os psicólogas/os sobre o local e sobre o cotidiano de trabalho, as/os trabalhadoras/es assumiram protagonismo como portadoras/es de conhecimento sobre as condições/organização de trabalho e saúde. Tal advento significou, para a psicologia, a abertura de um universo que se apresenta como relevante e oportuno para tematizar um dos objetos caros a ela: os processos de cognição e significação social construídos no cotidiano (SATO, 1996). A eles imbricados, também têm sido objeto de interesse para a psicologia os fazeres no trabalho, práticas estas muitas vezes automatizadas, mas que encarnam experiências, histórias, memórias e saberes que buscam tanto amenizar ou eliminar os esforços e o sofrimento no trabalho, como solucionar os muitos pequenos problemas que prejudicam os interesses gerenciais, por meio de interpretação das regras e das prescrições, tornando-as aplicáveis e factíveis (CLEGG, 2007).

A emergência do campo da Saúde do Trabalhador fez serem conhecidas as mais diversas condições e tipos de organização do trabalho relacionados aos problemas de saúde em diversas categorias profissionais no Brasil. As fontes são diversas, tais como: estudos e pesquisas, dados de assistência e ações de vigilância nos serviços de saúde do trabalhador e de ações sindicais.

Inevitável que, ao se conhecer tais problemas, se seguisse a pergunta não apenas sobre como tratá-los e repará-los, mas sobre como preveni-los.

Dentre os tantos desafios no âmbito da prevenção, os relativos à mudança da organização do processo de trabalho são os que mais agudamente instigam as diversas disciplinas. Nesse sentido, são bastante conhecidas as iniciativas propostas pela ergonomia, em suas diversas perspectivas, havendo outras, por exemplo, as desenvolvidas em países escandinavos, conforme relatado por Orstman (1984), as da escola sociotécnica (SPINK, 1982a, 1982b, 1992) e as micronegociações cotidianas visando replanejar o trabalho (SATO, 2002).

No que se refere ao debate sobre os limites e alcances das práticas de intervenção, Kompier e Kristensen (2003) notam haver aquelas que se assemelham a meros curativos (*band-aid*) tendo, por esse motivo, pouco alcance resolutivo. A coletânea *O trabalho como operador de saúde – diálogos em clínica da atividade* se insere neste debate que articula o campo da Saúde do Trabalhador e a Psicologia do Trabalho. Afinal, uma das principais preocupações das/os autoras/es desta coletânea é a de contribuir para pensar e experimentar os diversos modos de se fazer os trabalhos. Para tanto, ela apresenta capítulos que se dedicam às reflexões teórica, filosófica e metodológica (estudo do método), as quais contribuem para o melhor delineamento de conceitos e categorias – coletivo, multidão, formal, informal, precário – e para a reflexão sobre dispositivos de apoio à pesquisa e à intervenção – Nutras. E, em maior número, comparecem capítulos que relatam pesquisas empíricas e intervenções que concebem, inventam e experimentam outros modos de fazer os trabalhos existentes. Em seu conjunto, este livro apresenta resultados de trabalhos que buscam articular diferentes abordagens teóricas, como, por exemplo, a Análise Institucional e a Clínica da Atividade. Entretanto, é a Clínica da Atividade, formulada por Yves Clot, que oferece corpo teórico-conceitual e metodológico que orienta de forma central as pesquisas e as intervenções, bem como inspira a invenção de outros recursos, como é o caso do emprego de fotografias (OSORIO, 2011).

Em termos de territórios explorados pela empiria, os capítulos desta coletânea concentram suas contribuições sobre o trabalho na área da saúde, um setor de trabalho bastante diversificado, que contrata grande contingente de trabalhadores de diversas categorias profissionais com vários níveis de formação profissional. As condições e as modalidades de organização do trabalho também são bastante singulares: em hospitais, em espaços de implementação de políticas no campo da saúde pública, em espaços de atuação de profissionais liberais. Esse é mais um aspecto que mostra a relevância da coletânea. Como exceção, tem-se o capítulo que apresenta o trabalho na limpeza pública. São, portanto, trabalhos de prestação de serviços, em serviços públicos, os quais reúnem características específicas. São, lato senso, trabalhos de cuidado, incluindo o de limpeza pública.

Yves Clot (2015) destaca "a função psicológica da afetividade na atividade de trabalho..." (X) como "fonte de energia individual e coletiva" (XI) que não conduz, necessariamente, a um destino funesto. Além disso, Clot se afasta de uma leitura intelectualista e de um mentalismo egocêntrico, enfatizando, ao contrário, como integrantes do trabalho, a afetividade coletivamente cultivada. E, como destaca Lima (2006, p. 113), o trabalho, para a Clínica da Atividade, é "um espaço essencial para a construção da identidade e da saúde".

Para Yves Clot (2015), o "desenvolvimento da atividade dos sujeitos é visto não apenas como o objeto, mas também como o método das intervenções no local de trabalho" (IX). E é com esta preocupação que este livro se apresenta.

E estes entendimentos sobre o trabalho e sobre a atividade se coadunam com a compreensão sobre o fato de a Clínica da Atividade ser uma

> [...] clínica do trabalho porque é uma ideia de que é uma disciplina clínica, no sentido médico: tem como objeto uma doença nas situações reais de trabalho. Baseia-se na ideia de que a psicologia do trabalho vai partir do campo (da realidade de trabalho) e voltar ao campo. É uma ideia de que não há psicologia do trabalho sem transformação da situação de trabalho (CLOT *et al.*, 2006, p. 101).

Sobre a singularidade da psicologia tal qual proposta por Ivar Oddone e seus colegas, Yves Clot (2021, p. 144) aponta:

> A psicologia do trabalho que eles praticam não busca substituir as boas ideias pelas menos boas, ou o antigo especialista pelo "bom" psicólogo ou o "bom" médico como porta-voz dos trabalhadores. Em vez disso, o especialista deve estar apto a subsidiar esse coletivo na "busca de novos critérios que permitam definir os índices de nocividade e as novas formas de participação do trabalhador" (1981, p. 35). E essa é a origem do que então foi chamado de "comunidades científicas ampliadas", capazes de construir a validação das soluções desenvolvidas. A psicologia, por sua vez, procurava identificar as condições a serem atendidas para promover a formalização e a transmissão da experiência profissional.

Neste sentido, a oficina de fotos e a instrução ao sósia, adotados em alguns dos capítulos da coletânea como instrumentos metodológicos, buscam apetrechar as/os trabalhadoras/es com informações, conhecimentos e visões sobre seus respectivos trabalhos, de modo a potencializar o debate e a controvérsia sobre as diversas racionalidades que orientam os diversos modos de fazer a atividade. Dessa forma, dão elementos para que se negociem formas de trabalho mais humanamente habitáveis, alçando, assim, o tema do planejamento e da mudança do trabalho à dimensão política.

E, recorrendo a Yves Clot *et al.* (2006) mais uma vez, *O trabalho como operador de saúde – diálogos em clínica da atividade* também se apresenta como um objeto para estudar a psicologia voltada ao trabalho, embrenhando-se, assim, na filosofia da psicologia.

Por fim, cabe destacar que esta coletânea representa contribuição relevante da psicologia construída no Brasil que dirige seu olhar para o trabalho e se insere no campo interdisciplinar da Saúde do Trabalhador.

São Paulo, outubro de 2022

Leny Sato

Professora titular da Universidade de São Paulo – USP

SUMÁRIO

INTRODUÇÃO – UM PERCURSO EM QUE SE ENTRELAÇAM MÚLTIPLAS REFERÊNCIAS 19
Claudia Osorio da Silva, Cristiane Lisbôa da Conceição, Maria Elizabeth Barros de Barros e Marianna Araujo da Silva

1
DIÁLOGOS ENTRE A CLÍNICA DA ATIVIDADE E O CAMPO DA SAÚDE DO TRABALHADOR NO BRASIL: UMA CRÍTICA AO HIGIENISMO 29
Claudia Osório da Silva e Cristiane Lisbôa da Conceição

2
A OFICINA DE FOTOS: TESSITURA DA ATIVIDADE SOBRE A ATIVIDADE 51
Karla Neves Memória Lima e Marianna Araujo da Silva

3
PENSAR A CLÍNICA COMO TRANSOFÍCIO: DA MULTIPLICIDADE QUE A COMPÕE AO GESTO QUE A CARACTERIZA 71
Camila Andrade e Luciana Gomes da Costa Albuquerque

4
TRABALHO E HUMANIZAÇÃO EM SAÚDE: MÉTODO E EXPERIÊNCIAS DE ANÁLISE-INTERVENÇÃO NO ÂMBITO DO SUS 99
Maria Elizabeth Barros de Barros e Serafim Barbosa Santos Filho

5
O COLETIVO COMO OPERADOR DE SAÚDE NO TRABALHO: PESQUISA-INTERVENÇÃO COM OFICINEIROS EM UM CENTRO DE CONVIVÊNCIA 119
Ariadna Patrícia Alvarez, Roberta Furtado Rosa, Juliane Chaves e Thaís Silva dos Santos

6
O NUTRAS – DISPOSITIVO DE ACOLHIMENTO DOS TERRITÓRIOS EXISTENCIAIS DAS/OS PESQUISADORAS/ES 141
Ana Carla Armaroli, Noeli Godoy e Naiara Brito

7
ENTRE A HISTÓRIA OFICIAL E UMA HISTÓRIA DO OFÍCIO NO SUS 163
Fernanda Amador e Daniel Rodrigues Fernandes

8

TRABALHO FORMAL, INFORMAL, PRECÁRIO E PRECARIZADO: NUANCES DA ATIVIDADE LABORAL CONTEMPORÂNEA NA GÊNESE DA SAÚDE E DO ADOECIMENTO 179

Jorge Da Rocha Falcão, Joeder Silva Messias e Letícia Raboud Mascarenhas de Andrade

9

TRABALHO E FORMAÇÃO NO SUS: UMA EXPERIÊNCIA DE PESQUISA-INTERVENÇÃO 199

Juliane Almeida Chaves, Ariadna Patrícia Estevez Alvarez, Naiara Duque da Silva Brito e Cláudia Osório da Silva

10

COLETIVO E MULTIDÃO: DIÁLOGO ENTRE A CLÍNICA DA ATIVIDADE E A FILOSOFIA SPINOZISTA 219

Marianna Araujo da Silva e Cristina Mair Barros Rauter

11

TERAPIA OCUPACIONAL E CLÍNICA DA ATIVIDADE: INTERCESSÕES NOS DEBATES DA ATIVIDADE DE FORMAÇÃO 235

Roberta Pereira Furtado da Rosa, Claudia Osório da Silva e Maria Elizabeth Barros de Barros

12

DIÁLOGOS E DESENVOLVIMENTO: O MANEJO DOS RISCOS DE TRANSMISSÃO DA TUBERCULOSE ENTRE OS TRABALHADORES DE UM HOSPITAL UNIVERSITÁRIO 255

Wallace Ribeiro, Cláudia Osório da Silva e Maria Elizabeth Barros de Barros

13

OFICINA DE FOTOS COMO DISPOSITIVO PARA ANÁLISE DA ATIVIDADE DE COLETA DE LIXO 271

Emanuelle de Aguiar Pacheco, Alessandra Louback e Cláudia Osório da Silva

14

DEMOCRACIA E CLÍNICA DA ATIVIDADE: DA POTÊNCIA DE UM MÉTODO DIALÓGICO À ESTRANHA FIGURA DO CLÍNICO-MILI-TANTE 289

Cristiane Lisbôa da Conceição

REFERÊNCIAS 309

SOBRE OS AUTORES 337

INTRODUÇÃO – UM PERCURSO EM QUE SE ENTRELAÇAM MÚLTIPLAS REFERÊNCIAS

Claudia Osorio da Silva
Cristiane Lisbôa da Conceição
Maria Elizabeth Barros de Barros
Marianna Araujo da Silva

Convidamos, com este livro, para um debate com o grupo de pesquisa Nutras (Núcleo de Estudos e Intervenção em Trabalho, Subjetividade e Saúde), grupo este que se produz em um coletivo, marcado pela heterogênese, o que sinaliza uma de suas riquezas. Do Nutras participam pesquisadores e pesquisadoras, que são docentes em diferentes universidades do Rio de Janeiro e do Espírito Santo, ligados a cursos de psicologia e de saúde pública; estudantes de graduação, mestrandos/as e doutorandos/as; e pesquisadores/as que aí estão pelo prazer de participar de nosso trabalho, sem vínculo formal com as universidades. Sediado no Programa de Pós-Graduação em Psicologia da Universidade Federal Fluminense – UFF, dialoga com outros grupos de pesquisa da psicologia do trabalho, da psicologia social, da saúde pública, da filosofia e da educação. Grupos brasileiros, mas também grupos da França e de Portugal.

O trabalho que hoje se desenvolve pode ser apresentado tendo como ponto de partida estudos e ações daquilo que no Brasil compõe o campo da saúde do trabalhador. Este campo se define por metas e eixos de ação, dentre os quais se destaca a luta pela saúde, produzida nas transformações dos processos, na eliminação dos riscos e na superação das condições precárias de trabalho. Afirma-se na escolha política pela saúde coletiva e pela aliança com os trabalhadores/as, no enfrentamento da exploração. Um outro eixo é a valorização das demandas e dos conhecimentos advindos da experiência e participação dos trabalhadores/as como fecunda e indispensável. As investigações são feitas por "etapas sucessivas de aproximação a um problema ou conjunto de problemas" (MINAYO-GOMEZ; THEDIM-COSTA, 1997, p. 26), considerando que o ambiente de trabalho comporta relações complexas e mutantes, não admitindo nunca a conclusão definitiva, nem previsão, nem a última palavra.

A referência para o estudo dos condicionantes da saúde-doença é o conceito marxista de processo de trabalho, que permite considerar a dimensão social e histórica do trabalho e da saúde. De acordo com essa concepção, o processo de trabalho é, ao mesmo tempo, técnico, social e econômico; os instrumentos de trabalho são o resultado de relações no âmbito do processo de trabalho e do desenvolvimento científico-tecnológico alcançado nas diferentes etapas da história do trabalho humano. Em cada situação concreta, o processo histórico determina um modo de trabalhar e, consequentemente, um padrão de desgaste e morbimortalidade (LAURELL; NORIEGA, 1989).

O Nutras foi criado na UFF em 2004. A produção do grupo de pesquisa foi inicialmente marcada por estudos relacionados ao trabalho nos hospitais públicos e na rede pública de educação no Brasil. A partir de 2010 a produção do grupo passou a incorporar estudos em organizações públicas e privadas de outros setores, tais como coleta de lixo (OSORIO DA SILVA; LOUBACK, 2014), instalações elétricas urbanas (ALVES; OSORIO DA SILVA, 2014), indústria de pedras decorativas (PACHECO; BARROS; OSORIO DA SILVA, 2013) e outros.

Na composição da caixa de ferramentas adotada por esse grupo, conceitos da saúde do trabalhador foram se entrelaçando com os da análise institucional (LOURAU, 1993) e, a seguir, com os da clínica da atividade (CLOT, 2010b), constituindo um plano de consistência teórica (LOURAU, 1993) que fundamenta sua produção. A partir de 2011, a linha principal de pesquisa passou a ter como objeto o trabalho como operador de saúde.

O conceito de saúde é tomado de Canguilhem (2009). Assim, a nocividade no trabalho não tem sido o principal objeto de atenção das pesquisas desenvolvidas pelo Nutras mais recentemente, e sim a possibilidade de ampliação do poder de agir dos trabalhadores em sua atividade situada.

Do ponto de vista ético, a busca pela saúde como bem comum é o que dá potência ao conjunto de referências teóricas adotado. Nesse percurso surgem debates que convocam a psicologia do trabalho e os/as profissionais que militam nessa área, em especial aqueles que escolhem defini-la pela pluralidade e por contornos moventes e permeáveis e que não estabelecem hierarquias entre saberes práticos e científicos. Nos diálogos com colegas, sobretudo da psicologia e da saúde do trabalhador, as clínicas do trabalho têm sido o principal ponto de cruzamento de interesses, é a partir delas que se compartilha a atitude de engajamento na transformação das situações de trabalho. Essa aposta clínica vai no caminho de uma ética de estudo e intervenção em que a neutralidade não é um valor.

O TRABALHO COMO OPERADOR DE SAÚDE

Essa diretriz de trabalho do Grupo Nutras põe em diálogo a análise institucional com a proposta da clínica da atividade, que considera que, na análise clínica do trabalho, o analista, como um novo interlocutor, interfere produzindo deslocamentos, transformando e possibilitando o desenvolvimento e o conhecimento de conceitos processuais tais como trabalho, atividade, desenvolvimento. O diálogo entre trabalhadores e analistas possibilita também a produção de conhecimentos locais, situados, como o do processo específico de trabalho que se dá no campo empírico e do ofício em foco (OSORIO DA SILVA, 2016a).

É na intervenção que os processos do trabalho podem ser transformados e conhecidos. É importante que o/a analista do trabalho esteja sensível às provocações do campo empírico e o diário de campo é um instrumento que se toma nessa composição. Nos moldes da análise institucional registra-se no diário não apenas a descrição dos fatos ou acontecimentos observados, mas os sentimentos, as dúvidas e hesitações do pesquisador (LOURAU, 1993). Esses materiais são preciosos para a análise das implicações do pesquisador com o campo. Já na linguagem da clínica da atividade pode-se dizer que o diário de campo funciona como instrumento para o diálogo do pesquisador consigo mesmo (OSORIO DA SILVA, 2016b).

O encontro com a clínica da atividade veio, assim, contribuir para outros estudos sobre métodos que já faziam parte do elenco de ferramentas metodológicas adotado no campo da saúde do trabalhador e no Grupo Nutras.

Controvérsias que nos movem

No âmbito das pesquisas do Nutras, o trabalho nessa linha tem produzido confrontos, levando a pôr em análise algumas controvérsias que atravessam o campo da psicologia do trabalho no Brasil. Não é intenção fazer aqui uma análise mais específica desse campo, mas apresentar brevemente uma das controvérsias que nos desafiam.

A apresentação das controvérsias abre uma possibilidade interessante para pensar os rumos que um grupo de pesquisa está seguindo. Na clínica da atividade, onde há uma forte interferência das leituras de Bakhtin na forma de pensar os diálogos no trabalho, a controvérsia profissional é tomada como instrumento para a ampliação dos recursos de gênero para a ação.

Essa valorização da controvérsia, como fonte de constituição de coletivos e instrumento de desenvolvimento do pensamento, vale para os estudos e intervenções em psicologia do trabalho e certamente também para o desenvolvimento do ofício e dos recursos teórico-metodológicos nessa área específica da psicologia.

Outros autores e autoras, no campo dos estudos no âmbito da epistemologia, também sugerem que a abertura das controvérsias é estimuladora dos desdobramentos e ampliação do conhecimento. De acordo com Dascal (1994), as controvérsias são o "contexto dialógico" natural em que se elaboram as teorias e se constitui o seu sentido. Também Latour ([1987] 2005) afirma que o acesso pela controvérsia é um bom método de construir e de estudar a construção do pensamento científico. A controvérsia provoca o pensamento, e expor a controvérsia obriga cada pesquisador a explicar o seu pensamento e o do outro, divergente do seu próprio.

Uma controvérsia interessante está na discussão do que pode ser de fato transformador das condições atuais de trabalho. Essa discussão se situa em uma crítica à clínica da atividade – talvez também a outras clínicas do trabalho – que considera que esta não se realiza como uma resistência potente à dominação do trabalho pelo capital.[3] Se, por um lado, os psicólogos organizacionais veem os clínicos do trabalho como alheios às necessidades da produção, às exigências de eficiência e eficácia, por outro lado os psicólogos marxistas definem os clínicos do trabalho por um certo modo de negação da luta de classes, que acabaria por colocar os trabalhadores mais docilmente a serviço do capital.

É nesse cenário que o grupo de pesquisa opera, buscando participar da controvérsia pela via da experimentação, da clínica, e desenvolver dispositivos metodológicos que possam interferir no processo de trabalho, favorecendo a transformação e a ampliação do poder de agir dos trabalhadores.

Na constituição do campo da saúde do trabalhador no Brasil, a experiência operária italiana de luta pela saúde teve uma grande influência, dando sustentação à politização do debate (ODDONE *et al.*, 2020; BERLINGUER, 1983). O trabalho de Oddone valorizou a pesquisa de métodos para acessar

---

[3] Esse debate foi inserido no I Colóquio Internacional da Clínica da Atividade, realizado no Brasil em 2010, em mesa redonda da qual participavam os professores Yves Clot, do *Conservatoire Nationale des Arts et Métiers*, e José Newton Garcia de Araújo, da Pontifícia Universidade Católica de Minas Gerais. Notícia desse evento pode ser encontrada em: http://www.ufsj.edu.br/noticias_ler.php?codigo_noticia=1848 (Acesso em: 8 maio 2023). Apresentações feitas nas mesas redondas foram publicadas em número especial dos Cadernos de Psicologia Social do Trabalho, volume 16, de 2013.

O TRABALHO COMO OPERADOR DE SAÚDE

os recursos dos trabalhadores para a promoção e proteção de sua própria saúde. A adoção do dispositivo do mapa de risco para a análise participativa das condições de trabalho sustentou, nas pesquisas e nas intervenções em colaboração com o movimento sindical, uma possibilidade de diálogo entre os saberes técnicos científicos e a experiência, como via de desenvolvimento de recursos para a ação (BRITO, 2004).

No capítulo "Diálogos entre a clínica da atividade e o campo da saúde do trabalhador no Brasil: uma crítica ao higienismo", Claudia Osorio e Cristiane Lisbôa da Conceição trazem a saúde do trabalhador como campo de ação política, para o qual a metodologia da clínica da atividade contribui, como recurso de desenvolvimento de suas práticas. A partir dos diferentes percursos e das controvérsias existentes entre os campos da saúde do trabalhador e da saúde ocupacional, as autoras discutem os conceitos de saúde que aí estão em jogo, bem como os riscos de deslizamento para práticas higienistas presentes nesses campos. Destacam, ainda, a importante influência do Movimento Operário Italiano na construção das práticas em saúde do trabalhador no Brasil, como campo de ação política, tomando essa aliança como fundamental para a posterior incorporação das abordagens clínicas de análise do trabalho no campo da saúde do trabalhador.

Em "Pensar a clínica como transofício: da multiplicidade que a compõe ao gesto que a caracteriza", Camila de Andrade e Luciana Albuquerque têm como foco a atividade clínica, discutindo a formação continuada que faz parte da tradição desse ofício, ou melhor, desse transofício. As autoras põem em questão a forma tradicional, hierárquica, de formação pela supervisão dos clínicos/as – psicoterapeutas – por um colega considerado mais experiente, legitimado como alguém mais capacitado para transmitir o(s) gesto(s) de ofício aos demais. Dão ênfase à importância de se estar em relação com outros clínicos, criando-se um coletivo não hierarquizado, em que o estar em relação possibilite a troca de experiências, abrindo caminho não para a transmissão da atividade, como mera imitação ou repetição, mas como espaço para a criação do novo. A clínica é apresentada aqui como um transofício, não sendo propriedade de uma profissão ou ofício específico, comportando – gesto que a caracteriza – a sintonia do afeto.

O capítulo "Trabalho e humanização em saúde: método e experiências de análise-intervenção no âmbito do SUS", de Maria Elizabeth Barros e Serafim dos Santos Filho, tem como objetivo apresentar o modo como as clínicas do trabalho foram, nas palavras dos autores, estratégias de intervenção na

Política Nacional de Humanização. Com essa Política, posta em prática no breve período do primeiro governo Lula, coloca-se em questão as formas hegemônicas de gerenciamento do trabalho em saúde, marcadas por uma exclusão dos trabalhadores na concepção e análise dos processos de trabalho.

Nesse modo de gestão, chamava a atenção a sistemática incidência de problemas de saúde, queixas quanto às condições de trabalho e o modo restrito como elas eram respondidas, impondo-se normas de (suposta) neutralização de conflitos. O desafio foi pensar dispositivos para desencadear intervenções ampliadas, com foco no processo de trabalho, de forma a abordá-lo no âmbito de sua análise coletiva. A direção seria outra: partir da compreensão de que o trabalho é algo que se faz coletivamente, que muda ao durar e que se reinventa pelos encontros que o constituem.

No capítulo "O coletivo como operador de saúde no trabalho: pesquisa-intervenção com oficineiros em um Centro de Convivência", de Ariadna Patrícia Alvarez, Roberta Furtado da Rosa, Juliane Chaves e Thaís dos Santos, o objetivo é compartilhar a experiência de uma pesquisa-intervenção realizada em um Centro de Convivência na cidade do Rio de Janeiro, dispositivo ligado à Rede de Atenção Psicossocial do SUS. Foi posta em análise a atividade dos oficineiros, trabalhadores que não têm uma ocupação regulamentada, mas que são atores fundamentais nas políticas de saúde mental, que realizam as oficinas de culinária, bordado, costura, música, mosaico e bistrô-restaurante, entre outras. Na discussão de algumas controvérsias do ofício, surgiu um personagem fictício, o "super-oficineiro", que passa por diversas situações muito desafiadoras. A partir da experiência nas três rodas de conversa, eles propuseram continuar o debate sobre o trabalho, em uma nova experiência.

No capítulo "A oficina de fotos: tessitura da atividade sobre a atividade", Karla Memória e Marianna Araujo da Silva apresentam um modo de experimentar a oficina de fotos, método ancorado na metodologia da clínica da atividade, realizada com as residentes em enfermagem obstétrica (REO), lançando mão da estratégia da fotocomposição. Ao observar seu fazer, o trabalhador tem a oportunidade de interrogar-se sobre os processos que vive, de dialogar sobre seus dilemas, feitos e desfeitos. Destaca-se que, ao desenvolver o poder de agir, o/a trabalhador/a lança mão de novos modos de ser e estar no trabalho, ou seja, compõe mundos que antes eram inusitados. No decorrer do processo de produção das imagens sobre a atividade de formação, as REO (LIMA, 2017) foram protagonistas na construção de seus modos específicos de aprender, de trabalhar e de produzir significados subjetivos e coletivos.

O texto intitulado "O Nutras – dispositivo de acolhimento dos territórios existenciais das/os pesquisadoras/es", escrito por Ana Armaroli, Naiara Duque e Noeli Godoy, versa sobre o funcionamento da orientação coletiva no grupo de pesquisa Núcleo de Estudos e Intervenções em Trabalho, Subjetividade e Saúde (Nutras), compreendendo-o como um dispositivo de cuidado importante para o trabalho de pesquisa de seus integrantes. O relato apresentado, por meio do diário de campo da pesquisadora, refere-se ao encontro entre esta, a narrativa do campo empírico e o grupo de pesquisa.

O funcionamento do Nutras está pautado no princípio "transformar para conhecer", e é usado pelos pesquisadores como um espaço para pôr em análise o pesquisar, tarefa que se entende como de cuidado com a atividade. Nessa dinâmica, o registro da pesquisa no diário de campo transformou-se em narrativa sobre o processo de pesquisar e foi usado, coletivamente, como fonte de conhecimento sobre o fazer pesquisa.

O artigo intitulado "Entre a história oficial e uma história do ofício no SUS", de Fernanda Amador e Daniel Fernandes, apresenta um debate sobre as disputas travadas pela contínua existência do Sistema Único de Saúde e o trabalho que se realiza no âmbito desse Sistema. Os autores atentam para a conflitualidade existente no ato de narrar uma história do ofício tecida por entre o trabalho como atividade, isto é, como microgestão dos processos de trabalho no enfrentamento das infidelidades do meio, conforme postulado por Canguilhem (2009). Buscam recuperar a dimensão de disputa por concepções de cuidado, trabalho e política no âmbito de um trabalho cuidador que se afirma nos minúsculos atos de trabalho.

O capítulo de autoria de Jorge da Rocha Falcão, Joeder Messias e Letícia de Andrade tem o título: "Trabalho formal, informal, precário e precarizado: nuances da atividade laboral contemporânea na gênese da saúde e do adoecimento". Os autores partem de uma premissa: é indispensável afirmar a centralidade da atividade de trabalho para o devir biopsicossocial do indivíduo-trabalhador e para analisar os contextos de atividade que propiciam tanto de desenvolvimento e saúde quanto de adoecimento. A proposta é de que o trabalho, seja ele formal ou informal, é passível de precarização. Buscam fazer evoluir o conceito de trabalho sujo para o de trabalho precário e, então, para a noção de trabalho precarizado. Nessa direção estabelecem bases de uma psicologia geral fundada sobre a perspectiva histórico-cultural para a devida análise da atividade de trabalho.

As autoras do capítulo "Trabalho e formação no SUS: uma experiência de pesquisa-intervenção", Juliane Chaves, Claudia Osorio, Ariadna Patrícia Alvarez e Naiara Brito, partem de alguns pressupostos da Política Nacional de Humanização (PNH) segundo os quais é preciso apostar em "tecnologias relacionais" para que haja alterações efetivas nos modos de produção de sujeitos e de saúde. Apresentam uma experiência de pesquisa-intervenção realizada em um hospital de assistência, ensino e pesquisa da rede do SUS do Instituto Nacional de Infectologia da Fundação Oswaldo Cruz/INI--Fiocruz. Os resultados da pesquisa indicam a importância de se ampliar o poder de agir de trabalhadores a partir de referenciais teórico-metodológicos da Clínica da Atividade e da Análise Institucional, o que viabiliza a produção de subjetividades protagonistas, cogestoras de suas atividades, implicadas com uma produção de saúde integral, não apartada da vida em sua multiplicidade.

As autoras Marianna Araújo da Silva e Cristina Rauter apresentam, no texto intitulado "Coletivo e multidão: diálogo entre a clínica da atividade e a filosofia spinozista", um diálogo entre a clínica da atividade e a filosofia spinozista, desenvolvido na tese de doutorado de Marianna Araújo da Silva, "Confiança e autonomia: a circulação de afetos na produção de coletivos autônomos: uma intervenção em clínica da atividade em um grupo de residência de enfermagem no Rio de Janeiro, Brasil" (SILVA, 2019). O objetivo do debate é ampliar as ferramentas teórico-metodológicas em clínica da atividade, em especial o conceito de coletivo. O texto busca pensar como o conceito de multidão em Spinoza pode desenvolver o conceito de coletivo de trabalho na clínica da atividade, possibilitando novos arranjos e novas potencialidades, e não visando a um desenvolvimento finalista.

O capítulo "Terapia ocupacional e clínica da atividade: intercessões nos debates da atividade de formação", de Roberta Furtado da Rosa, traz algumas contribuições da pesquisa de doutorado da autora, tendo como foco a formação do terapeuta ocupacional na perspectiva da atividade. A pesquisadora, que é também docente do Instituto Federal de Educação, Ciência e Tecnologia do Rio de Janeiro, acompanhou a atividade de formação que se desenrolava em um projeto de extensão do qual era tutora: o programa de educação pelo trabalho para saúde (PET Saúde Redes). Conjugando métodos de pesquisa-intervenção, como o diário de campo e o exercício de instruções ao sósia, ela costura uma robusta discussão teórica a partir do diálogo entre o conceito de atividade desenvolvida na clínica da atividade e o modo como a terapia ocupacional tem pensado este mesmo conceito. Assim, fabrica uma análise que parte das controvérsias emergidas na experiência do PET Saúde Redes para formar, e cuidar, tanto dos estudantes quanto da própria tutora, lançando mão de diversas estratégias que produzam estrangeirismos ou, ainda, que possibilitem habitar os espaços de formação/trabalho de formas não habituais.

Em "Diálogos e desenvolvimento: o manejo dos riscos de transmissão da tuberculose entre os trabalhadores de um hospital universitário", os autores Wallace Ribeiro, Claudia Osorio e Maria Elisabeth Barros destacam como dispositivos que ampliam o diálogo no e sobre o trabalho contribuem para o desenvolvimento do poder de agir de trabalhadores e trabalhadoras de um hospital universitário, diante dos riscos de transmissão da tuberculose entre eles. Concluem que os riscos e os recursos se sobrepõem, em um jogo contínuo de forças, no qual os riscos podem ser molas propulsoras na construção de recursos, especialmente nas situações em que a atividade dialógica é potencializada.

As autoras Emanuelle Aguiar, Alessandra Louback e Claudia Osorio relatam, em "Oficina de fotos como dispositivo para análise da atividade de coleta de lixo", uma experiência de análise da atividade dos trabalhadores da coleta de lixo na cidade de Niterói/RJ disparada por uma oficina de fotos. Apresentam alguns aspectos da atividade de coleta de lixo domiciliar e comercial, que requer grande esforço físico, além da repetição contínua dos movimentos, levando ao desgaste físico e psíquico. Com o método utilizado foi possível ampliar o conhecimento compartilhado da organização desse trabalho, possibilitando o diálogo sobre uma realidade coletiva, e promover o enriquecimento dos recursos para agir do coletivo profissional.

Em "Democracia e clínica da atividade: da potência de um método dialógico à estranha figura do clínico-militante", Cristiane Lisbôa da Conceição objetivou retomar uma experiência de pesquisa-intervenção com estudantes da área de saúde que, no momento da pesquisa, participavam do Programa de Educação pelo Trabalho para Saúde (PET-Saúde). Com o método clínico das instruções ao sósia, os/as estudantes puderam observar e discutir sua atuação como novatos/as. Destaca-se, nessa retomada, a motricidade do diálogo como um importante operador do retrabalho das normas compartilhadas e, por consequência, da recriação dos recursos para agir, o que leva à defesa do cultivo de uma política de relação com o outro que valoriza os conflitos pela via do seu desenvolvimento, sempre recolocando as disputas de uma nova forma. A autora afirma que, nesta prática clínica, é produzido um exercício democrático situado.

DIÁLOGOS ENTRE A CLÍNICA DA ATIVIDADE E O CAMPO DA SAÚDE DO TRABALHADOR NO BRASIL: UMA CRÍTICA AO HIGIENISMO

Claudia Osório da Silva
Cristiane Lisbôa da Conceição

No Brasil, experimentamos, desde a década de 1980-1990, uma espécie de campo de disputas de sentidos no que diz respeito ao modo de perspectivar e intervir nas questões que envolvem trabalho e saúde. Nesta disputa temos o campo da saúde do trabalhador (ST) e o campo da saúde ocupacional (SO) colocando em cena diferentes modalidades de prática, distintas tanto em seus compromissos ético-políticos quanto em suas escolhas teóricas e metodológicas. Com entrada mais recente, o conjunto de teorias das chamadas clínicas do trabalho traz novas questões, mantendo, no Brasil, o compromisso com os trabalhadores na luta contra condições de trabalho que são por eles próprios consideradas inadequadas e, assim, possibilidades de diálogo com o campo da saúde do trabalhador.

Este texto tem como objetivo discutir os conceitos de saúde que permeiam as práticas nos campos da saúde do trabalhador e da saúde ocupacional e colocar em questão se a clínica do trabalho ou, mais precisamente, a clínica da atividade, pode funcionar como um dispositivo de desenvolvimento do campo da saúde do trabalhador, ao provocar um debate entre conceitos e propor métodos de análise do trabalho, acentuando seu caráter processual. Propomos uma ampliação no uso do conceito canguilhemiano de saúde, possibilitando a proposição e o desenvolvimento de metodologias e métodos que visem à ampliação da capacidade normativa dos trabalhadores, aí incluídos psicólogos do trabalho e pesquisadores.

Apresentaremos os campos da saúde do trabalhador e da saúde ocupacional, considerando sua emergência histórica, numa breve revisão da sua caracterização, já presente na literatura. A partir dessa apresentação, seguiremos trazendo para o diálogo a clínica do trabalho, dando destaque à clínica da atividade.

Propomos pôr em análise a atividade dos clínicos da atividade, no que diz respeito às suas possibilidades de contribuir para o desenvolvimento do campo da saúde do trabalhador em seus propósitos de transformar as relações entre trabalho e saúde, em aliança com os trabalhadores.

Saúde ocupacional e saúde do trabalhador

Para melhor compreender esse quadro, vamos tomar inicialmente em consideração a emergência histórica dos campos da saúde do trabalhador e da saúde ocupacional.

A saúde ocupacional se constitui nas práticas de gerenciamento das grandes empresas dos países economicamente desenvolvidos, no período pós Segunda Guerra Mundial, enquanto herdeira da medicina do trabalho[4] e da higiene industrial. Já a saúde do trabalhador emerge no campo das lutas sindicais pelo direito à saúde e à vida e no campo acadêmico, na medicina social e na saúde coletiva, por volta dos anos de 1970, sem que essa nomenclatura – saúde do trabalhador – tenha ganho destaque nos países do hemisfério norte.

A saúde ocupacional surge como um campo de saber teórico-técnico especializado, em uma espécie de modulação produzida na medicina do trabalho. Apresenta-se marcado por um olhar biomédico, que reduz a saúde e a doença à sua dimensão orgânica e fisiológica, desprezando os determinantes sociais-políticos das doenças. Ou seja, pretensamente afastado das disputas políticas que serão valorizadas na saúde do trabalhador. No pós-guerra, o esforço de reconstrução do parque industrial dos países do hemisfério norte agravou um contexto de condições extremamente adversas e de intensidade extenuante do trabalho.

> Num contexto econômico e político como o da guerra e o do pós-guerra, o custo provocado pela perda de vidas – abruptamente por acidentes do trabalho, ou mais insidiosamente por doenças do trabalho –, começou a ser também sentido tanto pelos empregadores (ávidos de mão-de-obra

---

[4] Nos artigos que usamos como referência para a apresentação da distinção entre o campo da saúde do trabalhador e o da saúde ocupacional, a medicina do trabalho é também apresentada, fazendo uma tríade de diferentes modos de enfrentamento de más condições de trabalho. Neste capítulo, não daremos destaque à medicina do trabalho; consideramos que esta se coloca predominantemente no campo da saúde ocupacional, como uma ou a mais importante das disciplinas que compõem as abordagens interdisciplinares que a caracterizam. Pode também ser uma das disciplinas que compõem o campo da saúde do trabalhador, seguindo, neste caso, a lógica própria deste campo.

produtiva), quanto pelas companhias de seguro, às voltas com o pagamento de pesadas indenizações por incapacidade provocada pelo trabalho.

A tecnologia industrial evoluíra de forma acelerada, traduzida pelo desenvolvimento de novos processos industriais, novos equipamentos, e pela síntese de novos produtos químicos, simultaneamente ao rearranjo de uma nova divisão internacional do trabalho.

Entre muitos outros desdobramentos deste processo, desvela-se a relativa impotência da medicina do trabalho para intervir sobre os problemas de saúde causados pelos processos de produção. Crescem a insatisfação e o questionamento dos trabalhadores – ainda que apenas 'objeto' das ações – e dos empregadores, onerados pelos custos diretos e indiretos dos agravos à saúde de seus empregados.

A resposta, racional, "científica" e aparentemente inquestionável traduz-se na ampliação da atuação médica direcionada ao trabalhador, pela intervenção sobre o ambiente, com o instrumental oferecido por outras disciplinas e outras profissões.

A "Saúde Ocupacional" surge, sobretudo, dentro das grandes empresas, com o traço da multi e interdisciplinaridade, com a organização de equipes progressivamente multi-profissionais, e a ênfase na higiene "industrial", refletindo a origem histórica dos serviços médicos e o lugar de destaque da indústria nos países "industrializados". (MENDES; DIAS, 1991, p. 343).

Na expectativa, então, de dar conta das demandas convergentes de redução dos adoecimentos e acidentes frequentes, a medicina do trabalho busca se fortalecer, passando a se constituir predominantemente em uma relação de interdisciplinaridade com a engenharia de segurança e outras disciplinas. Assim, converte-se em saúde ocupacional, operando uma ampliação na atuação dos profissionais que, ao invés de direcionar-se apenas para o trabalhador, voltou-se para os ambientes de trabalho, como uma higiene industrial (MINAYO-GOMEZ; THEDIM-COSTA, 1997).

De acordo com a Organização Internacional do Trabalho, a saúde ocupacional tem como objetivos a promoção e a manutenção do mais alto grau de bem-estar físico, mental e social dos trabalhadores em todas as ocupações; a prevenção, entre os trabalhadores, de agravos à saúde causados pelas condições de trabalho; a proteção dos trabalhadores, em seus empregos, dos riscos resultantes de fatores adversos à saúde; a colocação e a manutenção do trabalhador adaptadas às aptidões fisiológicas e psicológicas. Em suma: a adaptação do trabalho ao homem e de cada homem à sua atividade.[5]

Em artigo até hoje largamente utilizado no debate das tensões entre saúde do trabalhador e saúde ocupacional, René Mendes (1988) faz um relato do surgimento, no Brasil, deste modo de atenção à saúde da população pela via da criação de serviços de higiene e segurança do trabalho, a partir das iniciativas de Oswaldo Cruz nos primeiros anos do século XX. A Reforma Carlos Chagas, de 1920, criou o Departamento Nacional de Saúde Pública (no Ministério da Justiça e Negócios Interiores), e em 1923 incluiu no âmbito da Saúde Pública as questões de higiene industrial e profissional, atribuindo regulamentação e inspeção à Inspetoria de Higiene Industrial. Mais adiante, em 1930, Getúlio Vargas criou o Ministério do Trabalho, Indústria e Comércio, e essas atribuições passaram ao novo ministério.

> Em 1934, é criada a Inspetoria de Higiene e Segurança do Trabalho, dentro do Departamento Nacional do Trabalho. Em 1938, a Inspetoria se transforma em Serviço de Higiene do Trabalho e, em 1942, em Divisão de Higiene e Segurança do Trabalho. Em 1964, a Divisão se transforma em Departamento Nacional de Segurança e Higiene do Trabalho, mais tarde Subsecretaria de Segurança e Medicina do Trabalho, e depois Secretaria (MENDES, 1988, p. 7).

As normas a serem seguidas pelas empresas brasileiras, no que diz respeito às condições de higiene e segurança do trabalho, são, a partir de então, definidas nas Normas Regulamentadoras do Trabalho (NRs) pelo Ministério do Trabalho,[6] que se encarrega da fiscalização de seu cumprimento, até este ser absorvido, em 2019, pelo Ministério da Economia. Até os dias atuais esse conjunto de normas vem sendo atualizado e se constitui como principal documento de referência para a fiscalização de ambientes de trabalho e definição de direitos previdenciários.

É interessante ressaltar que a higiene é uma disciplina médica tradicional, que, no século XIX, é "recuperada e travestida de uma ambição sociopolítico-médica de regulamentar a vida dos indivíduos" (CANGUI-

---

[5] Ver: JOINT ILO/WHO COMMITTEE ON OCCUPATIONAL HEALTH, Geneva, 1952. Second report Geneva, World Health Organization, 1953. 30p. (WHO Techn. Rep. Ser., 66) *Apud* MENDES, 1988, p. 11.

[6] Mais informações: https://www.gov.br/trabalho-e-previdencia/pt-br/composicao/orgaos-especificos/secretaria-de-trabalho/inspecao/seguranca-e-saude-no-trabalho/ctpp-nrs/normas-regulamentadoras-nrs. Acesso em: 8 mar. 2023.

LHEM, 2005, p. 42). Ela expressa, no âmbito da medicina, a exigência de racionalização, de cálculo, que emerge com as sociedades industriais. Desse modo, o discurso higienista caracteriza-se pelo interesse na prescrição de normas voltadas ao controle da saúde das populações e na construção de intervenções que garantam o estrito cumprimento dessas normas (CANGUILHEM, 2005, 2009). Subordinando o social ao biológico, como argumento para a prática política, exerce um poder de ordenação pela coerção, representando um controle político-científico autoritário do meio. "O higienista se esmera em gerir uma população. Ele não tem que se haver com indivíduos" (CANGUILHEM, 2005, p. 44). Ainda acompanhadas de Canguilhem, digamos que o higienista se dedica à salubridade dos ambientes, a controlar os ambientes de modo a evitar que fraquezas eventualmente se transformem em doença e em problema orçamentário.

Assim, como afirma Caponi (2009, p. 67-68),

> É preciso lembrar que a normalização das condutas e dos estilos de vida faz parte do próprio nascimento da medicina social. Desde o seu início, o âmbito do público e o âmbito do privado começaram a misturar suas fronteiras, fazendo com que as políticas de saúde se convertessem em intervenções, muitas vezes coercitivas, sobre a vida privada de sujeitos considerados "promíscuos", "alienados", ou simplesmente "irresponsáveis". [...]. Tudo parece indicar que é mais simples normalizar condutas do que transformar condições perversas de existências.

Do mesmo modo, a saúde ocupacional tem apresentado, como uma de suas principais estratégias, o condicionamento comportamental e a modificação de estilos de vida considerados inadequados ou de risco. Dando continuidade à tradição da medicina do trabalho, responde à pergunta "por que os trabalhadores adoecem?", qualificando-os como atores passivos na construção das práticas voltadas à saúde, a partir de um olhar individualizante (a população é objetivada como uma soma de indivíduos), que não coloca em questão a organização do trabalho ou o modo de produção.

Seguindo esta lógica, a saúde ocupacional, ao voltar sua atuação principalmente para a normalização das condutas, insiste em naturalizar os atuais modelos organizacionais de metas a curto prazo, não trazendo para suas análises os processos históricos que culminaram nos quadros analisados. Suas intervenções acabam por se restringir a questões pontuais e riscos mais evidentes, frequentemente alimentando uma perspectiva de responsabilização dos trabalhadores, quando eles se acidentam ou adoecem.

Já a saúde do trabalhador, com outros princípios norteadores e outros propósitos, esforça-se em consolidar uma via de produção, saberes e intervenções que tenham como norte o compromisso com mudanças no quadro de saúde da população trabalhadora. Em outras palavras, é pela via da transformação social que a saúde do trabalhador visa solidificar suas ações, buscando uma sociedade na qual as pessoas possam usufruir de condições de vida mais igualitárias. Afirma-se na escolha política pela aliança com os trabalhadores, contra a exploração (MACHADO, 1997; MINAYO-GOMEZ; THEDIM-COSTA, 1997; LACAZ, 2007; SOUZA *et al.*, 2017).

De acordo com Lacaz (1996 *apud* PORTO; MARTINS, 2019) o surgimento do campo ocorre já no final dos anos1970 com a consolidação do "novo sindicalismo",[7] ligado ao proletariado urbano. Sustentada numa conjuntura política de luta por direitos e de questionamento das políticas públicas de saúde até então vigentes, a saúde do trabalhador tem sido considerada um movimento que faz parte da reforma sanitária brasileira, processo que culminou na construção do nosso Sistema Único de Saúde (SUS), do qual é parte integrante (LACAZ, 1997; MINAYO-GOMEZ; VASCONCELLOS; MACHADO, 2018; PORTO; MARTINS, 2019).[8]

René Mendes e Elizabeth Dias (1991, p. 344) descrevem esse momento de questionamento e luta, em âmbito internacional:

> São os anos da segunda metade da década de 60 (maio de 1968 tipifica a exteriorização deste fenômeno), marcados pelo questionamento do sentido da vida, o valor da liberdade, o significado do trabalho na vida, o uso do corpo, e a denúncia do obsoletismo de valores já sem significado para a nova geração.

---

[7] O chamado "novo sindicalismo" surgiu da articulação entre variadas concepções em torno da bandeira de um sindicalismo de classe, autônomo e independente em relação ao Estado. Propunha uma ruptura com o passado, que teria sido predominantemente pautado pela" colaboração de classe", "conciliação", "cupulismo" etc., práticas às quais o novo sindicalismo se opunha fortemente. Esse movimento levou à criação da CUT – Central Única dos Trabalhadores – fundada em 1983.

[8] Nas discussões que estes autores fazem da história da saúde do trabalhador no Brasil há aproximações e divergências. Consideramos que a principal está na postura crítica de Lacaz, que afirma: "O próprio Movimento pela Reforma Sanitária no Brasil constituiu-se divorciado da luta dos trabalhadores pela saúde no trabalho, apesar da contemporaneidade de suas origens, questão esta que precisa ser analisada e enfrentada..." (LACAZ, 1997, p. 10). Para mais adiante, no mesmo artigo, ponderar: "A experiência acumulada nos estados e em alguns municípios com os PSTs nos anos 1984-86, permite a inscrição da saúde dos trabalhadores como atribuição do Sistema Único de Saúde (SUS) na Constituição de 1988..." (LACAZ, 1997, p. 11). A postura crítica, de assinalar uma inserção insuficiente do movimento dos trabalhadores e da organização formal das instâncias de atenção à saúde do trabalhador no SUS, vai se manter ao longo dos trabalhos publicados por Lacaz.

As exigências de participação dos trabalhadores nas decisões sobre seu trabalho acompanham os questionamentos do movimento social às hierarquias em diversos âmbitos. Assim,

> Contrariamente aos marcos da saúde ocupacional, em que os trabalhadores são vistos como pacientes ou como objetos da intervenção profissional, na visão da saúde do trabalhador eles constituem-se em sujeitos políticos coletivos, depositários de um saber emanado da experiência e agentes essenciais de ações transformadoras. A incorporação desse saber é decisiva, tanto no âmbito da produção de conhecimentos como no desenvolvimento das práticas de atenção à saúde (MINAYO-GOMEZ; MACHADO; PENA, 2011, p. 27).

Os conhecimentos advindos da experiência são valorizados, considerando-se a participação dos trabalhadores como fecunda e indispensável na luta pela saúde, produzida nas transformações dos processos, na busca por tecnologias menos danosas à saúde humana e/ou ao ambiente e na superação de condições precárias de trabalho

No que diz respeito ao estudo dos condicionantes da saúde-doença, a referência central é o conceito marxista de processo de trabalho (MARX, 2013), que permite considerar a dimensão social e histórica do trabalho e seus efeitos na saúde. De acordo com essa concepção, o processo de trabalho é, ao mesmo tempo, técnico, social e econômico; os instrumentos de trabalho são o resultado de determinadas relações de classe e do desenvolvimento científico-tecnológico alcançado.

> Porquanto, afirma-se que é no metabolismo entre o homem e a natureza que se dá a relação entre o processo de trabalho e o biopsíquico humano. Ao se apropriar da natureza, o Homem a transforma, e transformando-a, transforma a si mesmo de tal modo que esta ação, incidindo sobre o objeto de trabalho, por meio de uso de instrumentos, configura o próprio trabalho, com suas diferentes formas de organização e divisão como característica de cada formação social (MARX, 2013). Sustenta-se, portanto, a assertiva segundo a qual o trabalho não é absolutamente externo ao homem (LACAZ, 1996; LAURELL; NORIEGA, 1989). Agindo sobre a natureza (externa), ele modifica a sua própria natureza (interna). Decerto, não se trata de uma dualidade, visto que "não podemos transformar a nós mesmos sem transformar o que se passa a nosso redor" (HARVEY, 2013b, p. 114) e vice-versa (SOUZA *et al.*, 2017, p. 256).

Em cada situação concreta, o processo histórico determina um modo de trabalhar e, consequentemente, um padrão de desgaste e morbimortalidade (LAURELL; NORIEGA, 1989). Acompanhando essa fundamentação epistemológica e ética, o conceito de saúde adotado vai na mesma linha.

> Ressalte-se que, como lembra Laurell (1981), existe uma interação entre o trabalhador, o objeto e o grau de controle que se pode exercer. Consoante Lacaz (1996), a categoria saúde, na perspectiva do campo das relações saúde e trabalho, excede as fronteiras de uma visão restrita entre ambiente e seus agentes ou da interpretação da saúde como adaptação. Configura-se, assim, uma tradição de pensamento crítico sobre a relação saúde e trabalho, sucedida na linhagem do marxismo, na qual o trabalhador é considerado sujeito ativo de transformação da matéria e da história, não sendo passivo ante a organização e o sofrimento no contexto de trabalho (SOUZA *et al.*, 2017, p. 256).

Essa afirmação da referência marxista está presente em toda a literatura consultada, desde os escritos de Carlos Minayo-Gomez, Francisco Lacaz e René Mendes, na década de 1990, até escritos mais recentes (PORTO; MARTINS, 2019; SOUZA *et al.*, 2017; MACHADO, 2011).

Cabe destacar que o objeto central de intervenção das ações de vigilância em saúde do trabalhador é o processo de trabalho e sua relação com a saúde. A atividade de Visat [vigilância em saúde do trabalhador] deve estabelecer uma intervenção e negociação de controle e mudanças no processo de trabalho, em sua base tecnológica ou de organização do trabalho, o que virtualmente poderá eliminar o risco de acidentes e adoecimentos relacionados ao trabalho (MACHADO, 2011, p. 79).

A saúde do trabalhador implica compreender as relações entre trabalho e saúde-doença pela análise da determinação social do processo, privilegiando o trabalho, ressaltando o caráter histórico das relações trabalho-saúde. O campo define o trabalhador como agente de mudanças, com saberes e experiências compartilhados coletivamente. À concepção de trabalhador como um ser ativo, junta-se aquela que afirma que há um saber da experiência do qual uma análise situada do trabalho não pode prescindir. No que diz respeito ao método, a análise do trabalho busca propiciar tanto o diálogo entre diferentes saberes quanto a tomada pelos trabalhadores de uma posição de protagonistas das transformações desejadas.

O TRABALHO COMO OPERADOR DE SAÚDE

Na constituição deste campo, a experiência italiana teve uma grande influência, dando sustentação à politização do debate (ODDONE *et al.*, 2020; BERLINGUER, 1983). O trabalho de Oddone valorizou a pesquisa de métodos para acessar os recursos dos trabalhadores para a promoção e proteção de sua própria saúde. A adoção do dispositivo do mapa de risco para a análise participativa das condições de trabalho sustentou, nas pesquisas e nas intervenções em colaboração com o movimento sindical, uma possibilidade de diálogo entre os saberes técnicos científicos e os da experiência, como via de desenvolvimento de recursos para a ação (BRITO, 2004).

A aliança com o trabalho do grupo de Ivar Oddone e Alessandra Re tem importância fundamental, já que critica os processos de avaliação da nocividade que se referem a um homem médio, desencarnado, numa avaliação que ignora o modo como os trabalhadores experimentam o ambiente. O chamado Modelo Operário Italiano afirma outro modo de enfrentar as (más) condições de trabalho. Ele propõe dar um novo objetivo à investigação e privilegiar o julgamento do grupo homogêneo de trabalhadores, como portador de uma experiência validada coletivamente (ODDONE; MARRI; GLORIA; BRIANTE; CHIATELLA, 2020; VASCONCELOS; LACOMBLEZ, 2005, p. 39). Oddone e a sua equipe buscam meios que permitam assessorar os trabalhadores ampliando suas possibilidades de agir sobre o meio de trabalho e sobre si mesmos.

A partir dessa aliança com o movimento operário italiano, haverá adiante uma ampliação dos instrumentos de ação adotados, com a aproximação e inclusão no campo de várias correntes da clínica do trabalho.

Nas reflexões do grupo de Oddone e nas diferentes correntes de clínica do trabalho encontramos, como nas formulações da ST, a importância fundamental da participação dos trabalhadores nas análises e produção de mudanças nos processos de trabalho.

Mas a participação direta dos trabalhadores é pouco presente na organização do trabalho no Brasil e não se constitui em uma prática frequente nas ações de saúde do trabalhador, em que pese a valorização conceitual dos métodos como os do Movimento Operário Italiano. A noção de participação proposta no campo da ST é sobretudo aquela da representação dos trabalhadores organizados, principalmente em sindicatos e em diferentes conselhos e fóruns, em que aspectos técnicos e organizativos do trabalho são negociados. E hoje, com o agravamento da precarização do trabalho tendo como um de seus aspectos marcantes a flexibilização dos direitos trabalhistas, não só no Brasil, as formas de participação por representação e as tradicionais estratégias de luta por melhores condições de trabalho têm sido minadas e consistentemente desarticuladas.

A clínica do trabalho é composta de diferentes orientações, que têm sido tomadas como um conjunto que compartilha conceitos e perspectivas de ação importantes. As perspectivas clínicas do trabalho são caracterizadas pela ação, com o fim de transformar o trabalho para conhecê-lo, ou como condição para conhecê-lo.

> A clínica do trabalho não é uma escola, uma teoria, mas poderia ser um recurso e instrumento para a ação em um meio de trabalho, à condição que cuidemos de seu desenvolvimento. Ação cujos objetivos estão no enfrentamento das transformações [contemporâneas] do trabalho, incluído o tratamento social dessa questão que se tornou objeto ao mesmo tempo de preocupações agudas e de negações persistentes (CLOT; LHUILIER; BÉGUIN, 2010, p. 7-8, tradução das autoras).

Os autores que tratam do tema da clínica do trabalho (CLOT, LHUILIER, BÉGUIN, 2010; BENDASSOLLI; SOBOLL, 2011; LHUILIER, 2006) chamam a atenção para o fato de que um dos debates importantes está em se discutir o que se quer transformar, uma vez que nuances desse objeto e objetivo diferenciam as perspectivas que aí podem ser reunidas. Mais do que isso, além de discutir o que se quer transformar, consideramos importante discutir as relações entre transformar e compreender e também os modos como os clínicos e os trabalhadores estão considerados nestas ações que têm como objetivo transformações dos processos de trabalho.

Nas abordagens clínicas do trabalho, o conceito de saúde como possibilidades de criar um meio para viver/trabalhar tem forte destaque. E a noção de trabalho é tomada na sua acepção processual, como atividade humana, dando destaque a análises das situações concretas de trabalho (LE BRIS, 2017).

Clínica da atividade: o trabalhador em diálogo com seu trabalho

Vamos aqui focar numa escolha, que é sempre indispensável para que não venhamos a nos colocar em atividade impedida: tomamos como ferramenta, numa construção de um plano de coerência teórica e ética, a clínica da atividade e seus instrumentos metodológicos.

A clínica da atividade visa ao desenvolvimento do poder de agir dos trabalhadores sobre seu meio, já que considera, acompanhando o que já vinha sendo afirmado por Ivar Oddone, que as transformações desejadas só são consistentes se elas se dão por iniciativa dos próprios trabalhadores. Visa à construção de dispositivos que ampliam a atividade dialógica no trabalho e sobre os recursos de gênero de atividade profissional de que dispõe, e assim busca promover o desenvolvimento, ou seja, a possibilidade de utilizar os recursos de um gênero como instrumentos de ação, como instrumentos da atividade, seja para viver novas experiências, seja para enfrentar novas situações. Orienta sua atividade para os coletivos de trabalho, buscando revitalizar o gênero de atividade profissional, a instância transpessoal do ofício (CLOT, 2014a).

O exercício de uma clínica da atividade supõe a instalação de um dispositivo desenvolvimental: a organização de uma atividade de análise do trabalho se superpõe à atividade ordinária que se busca transformar e compreender, ou melhor, transformar como indispensável para compreender.

Para nós, a pesquisa repousa sobre o desenvolvimento da atividade e não apenas sobre seu funcionamento. Desse ponto de vista, é preciso não apenas compreender para transformar, mas também transformar para compreender. Compreender e explicar os mecanismos do desenvolvimento passa, então, por uma justa apreciação da potência dos diálogos nesse desenvolvimento.

Na nossa prática, eles são mesmo a mola do desenvolvimento da atividade, de sua história. Nosso objeto é, aliás, menos a atividade como tal do que o desenvolvimento dessa atividade e de seus impedimentos. A experiência profissional não deve apenas ser reconhecida, mas transformada, ou melhor, ela só pode ser reconhecida graças à sua transformação. Só a vemos quando ela muda de estatuto: quando ela se torna um meio para viver outras experiências. No nosso vocabulário, pode-se dizer que a transmissão da experiência, quando ela se realiza efetivamente, dá uma história possível a essa experiência. Reconhecê-la é implicá-la em uma história que a modifica. É torná-la disponível para uma outra história além daquela da qual ela sai, pois agir, e sobretudo aumentar seu poder de ação, é chegar a se servir de sua experiência para realizar outras experiências (CLOT; FAÏTA, 2016, p. 53-54).

A análise da atividade se constitui em um diálogo que se estabelece entre o trabalhador e seu trabalho e entre vários trabalhadores. O diálogo sobre o trabalho convoca um interlocutor virtual, o gênero da atividade profissional, constituído no coletivo de ofício. Variações nos modos de fazer em diferentes situações, pontos de vista pessoais e controvérsias próprias do ofício são então trazidas à cena, possibilitando uma gestão coletiva que usa o pensar diferentemente como motor do desenvolvimento. O gênero da atividade profissional pode ser definido como um instrumento simbólico para agir, um respondente profissional. É uma parte subentendida do trabalho que os trabalhadores daquele meio profissional conhecem, buscam e reconhecem, como um conjunto de regras sempre inacabadas, relativamente estabilizadas, que lhes é comum e que os reúne sob condições reais de vida; é aquilo que eles sabem que devem fazer, graças a uma comunidade de avaliações pressupostas, sem que seja necessário reespecificar a cada vez que a situação se apresenta. O gênero é permanentemente modificado pelos modos singulares como é tomado pelos trabalhadores. É objeto de renormatizações, de invenções que se fazem a partir do gênero de atividade profissional, renovando esse mesmo gênero. Na atividade, os trabalhadores experimentam variantes dos modos habituais ou já consagrados de agir, ampliando desse modo os recursos coletivos para a ação.

O objeto teórico e prático que buscamos apreender é precisamente esse trabalho de organização do coletivo no seu meio, ou antes, seus avatares, seus equívocos, seus sucessos e seus fracassos. Dito de outra forma, sua história possível e impossível. Há então, entre o prescrito e o real, um terceiro termo decisivo que designamos como o gênero social do *métier*, o gênero profissional, isto é, as "obrigações" que partilham aqueles que trabalham para conseguir trabalhar, frequentemente, apesar de tudo, às vezes apesar da organização prescrita do trabalho. Sem o recurso dessas formas comuns da vida profissional, assiste-se a um desajuste da ação individual, a uma "queda" do poder de ação e da tensão vital do coletivo, a uma perda de eficácia do trabalho e da própria organização (CLOT; FAÏTA, 2016, p. 35).

A análise coletiva da atividade como instrumento de gestão, em reuniões de equipe, fóruns profissionais e outros muitos formatos de encontros em que os trabalhadores põem em análise seu trabalho real, permite desenvolver recursos para a ação, desenvolvendo esse instrumento simbólico que é o gênero. Do mesmo modo, a análise da atividade pode se dar em situação de intervenção, ou de pesquisa-intervenção, nesse caso contando com o apoio de – melhor dizendo, com a aliança com – um clínico da atividade.

Ao afirmar o trabalhador como protagonista da análise, a clínica da atividade propõe como participação algo bem diferente da participação via representação política, embora as duas formas de participação possam coexistir. A clínica da atividade propõe uma análise feita em um diálogo entre trabalhadores, seu objeto de trabalho e o clínico da atividade, tendo ainda o gênero de sua atividade profissional como interlocutor de segurança.

Por um lado, a análise dialógica da atividade de trabalho revela o saber fazer de uma comunidade, de um gênero de atividade profissional, as estratégias históricas, coletivas e culturais de lidar com os desafios do trabalho, seus riscos e os seus recursos, que constituem uma fonte de experiências e toda uma sensibilidade forjada por uma comunidade, sua arte/ofício de viver. Por outro lado, dá visibilidade à forma como os trabalhadores imprimem sua subjetividade nos seus estilos singulares de realizar o trabalho. O gênero (CLOT, 2010b) é um instrumento coletivo da atividade, permitindo colocar os recursos históricos e coletivos acumulados em um ofício a serviço de uma ação atual. Quando na atividade de trabalho, o trabalhador agencia os recursos de uma profissão – o conjunto de seus conhecimentos historicamente consolidados, seus instrumentos concretos e semióticos – em função do ato presente, ele amplia seu poder de agir.

Isso será decisivo para que o trabalho seja gerador de saúde, para que os trabalhadores consigam promover em seu cotidiano novas relações com os seus objetos de trabalho, com os outros trabalhadores e com eles próprios, produzindo assim novos modos de viver o trabalho, de serem eles mesmos em seu ambiente profissional, um processo que é sempre transformável e inacabado. Para o trabalho funcionar como um operador de saúde, o trabalhador precisa construir seu próprio caminho, abrir sua própria via na história da profissão, mas com os outros, para entrar na história, sempre coletiva, da profissão. Ao produzir no trabalho seu meio para viver com os outros, ao dirigir-se a eles, ao fazer o que deve ser feito ou refeito com seus pares ou seus superiores hierárquicos, o trabalhador desenvolve seu poder de agir. "Essa é própria força motriz do desenvolvimento das capacidades e dos afetos" (CLOT, 2010b, p. 25-26). É na utilização da atividade dos outros – ora apoiando-se no que foi produzido por outros, ora afastando--se –, apropriando-se dela em sua própria atividade de trabalho – que o trabalhador mobiliza a força motriz da subjetividade.

Buscamos, por essa clínica, uma transformação ensejada a partir do diálogo entre o saber acadêmico, em seus diversos campos de conhecimento, e os saberes práticos dos sujeitos individuais e coletivos envolvidos numa situação, e não por uma correta aplicação de conhecimentos produzidos de acordo com os tradicionais cânones da ciência positivista.

Nessa concepção, o objetivo é transformar a organização do trabalho: criar situações que propiciem que os trabalhadores se constituam como protagonistas da transformação. Propõe-se que estes sejam pensados como os autores da transformação, e não os especialistas ou consultores em psicologia, ergonomia ou outros aportes teóricos. O clínico dá suporte a uma experiência que possibilita a transformação, não emite conselhos de como o trabalho deve ser feito, tendo como referência uma concepção científica asséptica.

Trabalho e saúde: o higienismo se renova

Ao tratar da história da medicina e de como surge a medicina social, Foucault (1979) nos apresenta uma medicina que se instala como um controle das populações, do corpo social, e só depois como uma ciência voltada ao corpo dos indivíduos. Ela surge na Alemanha, no início do século XVIII, como preocupação com o fortalecimento do estado nascente; no final do mesmo século, na França, o movimento de unificação e controle da urbanização se intensifica, com o dispositivo da quarentena. Só na metade do século XIX o corpo trabalhador passa a ser objeto de medicalização, na Inglaterra, onde o desenvolvimento industrial foi mais rápido e importante.

Com as mudanças que se dão no arranjo capitalista, na direção do capitalismo financeiro, novos modos de controle vão se instalar. As formas atuais de organização do trabalho, sem abandonar as formas arcaicas de dominação e exploração, criam modos de precarização do trabalho. Avolumam-se outras questões:

> A crise do pensamento intelectual na área vem junto com a decadência da representatividade dos órgãos sindicais e de sua capacidade de desencadear e acompanhar demandas relativas à questão saúde-trabalho. [...]. Um vasto mundo sem mediações políticas e sem registros publicamente discerníveis nas estatísticas convencionais para avaliar emprego e ocupações está exigindo a construção de um código do trabalho capaz de atender a demandas inadiáveis (MINAYO-GOMEZ; LACAZ, 2005, p. 801).

A noção de participação proposta no campo da ST, de participação de representantes dos trabalhadores organizados principalmente em sindicatos, enfrenta a fragilização desses modos de representação.

Com a intensificação do trabalho, o desemprego e os novos formatos de vínculos empregatícios, as doenças profissionais e os acidentes se tornam mais frequentes. No campo da saúde ocupacional, a reação é aumentar as prescrições quanto aos modos operatórios e às regras e equipamentos de segurança por meio da promoção de guias de "boas práticas", o que é nomeado como refordização parcial do trabalho (ASKENAZI, 2004 *apud* CLOT, 2007a, p. 83).

Na tirania de curto prazo que se instalou, as empresas propõem, como solução para o adoecimento e desgaste dos trabalhadores, tratá-los individualmente para reduzir seu estresse, quando o que é necessário é modificar as condições de trabalho e de sua organização, que, com muita frequência, está impedindo que o trabalho se dê dentro das exigências de qualidade que as normas de ofício definem.[9]

> O higienismo contemporâneo é, de início, essa transformação. Aqueles que trabalham são cada vez mais conduzidos a arruinarem sua saúde para conservá-la. E isto em nome de uma certa ideia a respeito do trabalho. As empresas obedecem muito facilmente a uma tentação: requalificar as situações de trabalho "frágeis" ou "vulneráveis" – saturadas do tipo de dilema organizacional que acabamos de evocar – em fragilidade ou vulnerabilidade pessoal. Essa tentação de "reformar" os comportamentos em vez de transformar as situações conduz ao desejo de "reparar' os trabalhadores para "pasteurizar" o real, purgá-lo dos seus conflitos. A gestão atual dos riscos psicossociais é particularmente significativa desta tentação higienista (CLOT, 2017, p. 116).

Desse modo, ao invés de discutir as contradições da organização e condições do trabalho, o caminho proposto, nos discursos higienistas presentes nas organizações, tem sido o de socorrer os trabalhadores, suprimindo os sintomas, ou o estresse e seus efeitos, provocados pelos conflitos do trabalho, ou seja, pelas divergências que o constituem e que precisam ser negociadas na atividade.

---

[9] Este impedimento é central para o aumento do adoecimento relacionado ao trabalho, nomeado de sofrimento psíquico, estresse ou *burnout*, já que reduz o reconhecimento dos trabalhadores no trabalho bem feito (CLOT, 2013a). A intensificação do trabalho, bem como outras ações que têm como finalidade reduzir custos e ampliar lucros, como a redução de qualidade de insumos, tendem a ter como resultado o impedimento do cuidado com a qualidade do trabalho e do produto definido pelo gênero de atividade, dada a sua história e os avanços tecnológicos disponíveis na sociedade contemporânea. Mas é sempre bom remarcar que este impedimento é parcial: de forma ínfima que seja, os trabalhadores renormatizam, (re)existem.

> O estresse é visto assim como um distúrbio de adaptação que ocorre quando a exigência profissional torna impossível a adaptação do indivíduo a seu meio. O estresse resulta de um desequilíbrio entre os recursos da pessoa e as demandas do meio. [...]
>
> Essa definição convencionada de estresse é bastante discutível. De início, por transpor o conceito de estresse do seu campo biológico inicial para o campo psicológico; mas, além disso, com muita frequência, como já o demonstramos (Clot, 2010), é o oposto que ocorre. É a organização prescrita do trabalho que carece de recursos para enfrentar as exigências dos operadores que insistem em fazer um trabalho de qualidade (CLOT, 2017, p. 121).

De maneira geral, podemos dizer que essas práticas higienistas, de compaixão e ortopedia (CLOT, 2010a), viabilizam, talvez, em alguns casos, ingenuamente, a precarização e a intensificação do trabalho, amortecendo seus efeitos deletérios.

Concordamos com Clot que propiciar a visão de um trabalhador vítima de um processo inexorável, sem possibilidade de agir sobre a situação em que se encontra, ao invés de ter como efeito a proteção do trabalhador produz mais um impedimento à sua atividade.

> A imagem do trabalhador, que se impõe quando se examina a literatura atual sobre os riscos psicossociais, é aquela de um operador vítima das "contraintes" de uma organização do trabalho que teria conseguido torná-lo um objeto. O saber dos especialistas deve servir a informá-lo, protegê-lo e finalmente a socorrê-lo. A crítica da organização do trabalho faz dela uma constelação de fatores de risco. Soma de fatores, a organização assume frequentemente os atributos de uma força tóxica que contamina a saúde dos trabalhadores. Os serviços de saúde no trabalho teriam então por missão fornecer os primeiros socorros, restaurando, inicialmente pela escuta, o precário equilíbrio psicoafetivo, indispensável para trabalhar. Este equilíbrio toma, cada vez mais, formas padronizadas de bem-estar mensurável as quais se acredita poder reduzir a saúde. (CLOT, 2010a, p. 41, tradução das autoras).

Assim, tenta-se intervir no rumo preconizado pela saúde ocupacional, renovando e redobrando os protocolos em um caminho que aponta para uma refordização aliada a uma vitimologia dos trabalhadores. Isso porque, mais uma vez, a fragilidade das situações de trabalho é entendida como

O TRABALHO COMO OPERADOR DE SAÚDE

fragilidade pessoal, alimentando um controverso mercado de especialistas do cuidado para acompanhar o sofrimento dos trabalhadores e reformar seus comportamentos.

Com a vaga produtivista, hipercompetitiva, de redução de custos e maximização de lucros hoje vigente, a qualidade do trabalho fica diminuída, impedindo que o trabalhador se reconheça em um trabalho que respeite a qualidade exigida pelas regras de ofício coletivamente estabelecidas.

O debate no campo da saúde do trabalhador, resgatando sua potência instituinte, ou, falando ao modo da clínica da atividade, resgatando as controvérsias desse campo, fazendo-o viver, torna-se urgente, para que possamos nos servir dele para viver outra história. Trazemos, nesse sentido, as palavras de Clot (2013a, p. 4-5):

> Se queremos nos livrar desse higienismo crescente, identificando outras possibilidades além dessa, devemos ser o mais precisos que pudermos. Até aqui, para lutar contra as doenças do trabalho, não encontramos nada melhor que a saúde. O higienismo tem como horizonte a erradicação da doença, e não a promoção da saúde. Mas a saúde não é de modo algum sinônimo de ausência de doença.

Aqui Clot faz uma aliança com Canguilhem, o que implica apostar que a principal característica do humano não é sua capacidade de adaptar-se ao meio, mas de criar um meio para viver, sendo a saúde justamente a possibilidade de fazer isso – criar e recriar um meio para viver. Seguindo este caminho, a busca de adaptar o homem ao trabalho não faz outro sentido senão o de ampliar as formas de dominação e adoecimento.

Diálogos entre a saúde do trabalhador e a clínica da atividade

É importante observarmos tensões que existem nas práticas que se inscrevem entre os campos apresentados, mas também no debate que se dá em cada um deles, fazendo coexistirem pensamentos e iniciativas com diferenças políticas nem sempre colocadas de forma nítida.

Os campos da saúde ocupacional e da saúde do trabalhador, bem como as clínicas do trabalho, têm como objeto a relação trabalho-saúde: que saúde?

Certamente os avanços técnicos no desenvolvimento de novas tecnologias e no conhecimento do efeito de vários insumos sobre a saúde humana são importantes nos diferentes enfoques aqui considerados. Mas enquanto a saúde ocupacional estabelece níveis de tolerância considerados aceitáveis para a presença de diferentes produtos tóxicos e outros riscos (MENDES; DIAS, 1991), a saúde do trabalhador afirma que a meta deve ser alcançar a eliminação dos riscos, em parceria com os trabalhadores, considerando a saúde e a vida valores inegociáveis. Já a clínica do trabalho não tem seu foco nos riscos de acidentes e doenças, e sim na ampliação da saúde como efeito das relações de trabalho.

Podemos identificar ao menos três modos de conceituar saúde nesse debate: o conceito de bem-estar da OMS, o conceito marxista de saúde/doença como socialmente determinadas e o de Canguilhem, de saúde como normatividade.

Canguilhem (2005, p. 42-43) aponta que

> A ampliação histórica do espaço no qual se exerce o controle administrativo da saúde dos indivíduos desembocou em uma Organização Mundial da Saúde, que não podia delimitar seu domínio de intervenção sem que ela mesma publicasse sua própria definição da saúde. Ei-la: "A saúde é um estado de completo bem-estar físico, moral e social, não consistindo somente na ausência de enfermidade ou de doença".

O conceito de saúde da OMS é fundamentado na noção de bem-estar, na ideia de equilíbrio e adaptação ao meio; já a de Canguilhem valoriza a possibilidade de enfrentar o risco, de lidar com o inesperado, de cair e levantar-se, de adoecer e se curar. O conceito de saúde em Canguilhem excede a capacidade de aceitação e se vincula à capacidade de ser normativo (CAPONI, 2009).

Tanto no campo da SO quanto no da ST, o objeto dos estudos e intervenções tem sido sobretudo o risco de acidentes ou de desgaste, o que levou alguns pesquisadores e profissionais deste último campo à busca de outros referenciais que favorecessem um deslocamento para a relação saúde-trabalho como objeto (OSÓRIO DA SILVA, 2014), tomando diferentes correntes da clínica do trabalho como possibilidades de produzir outros caminhos. Nestas, a conceituação de saúde como capacidade normativa possibilita caminhos que não sejam aqueles do higienismo, preconização de boas práticas a serem adotadas por trabalhadores passivos. Possibilita alianças de colaboração entre saberes da experiência e saberes altamente formalizados na tradição da ciência e da técnica, mesmo que esta colaboração se dê de modo a dar aos saberes da experiência o protagonismo na ação.

O TRABALHO COMO OPERADOR DE SAÚDE

Nos escritos que fazem parte do campo da saúde do trabalhador encontramos uma tensão: convivem a afirmação dos conceitos oriundos do marxismo e da aliança com a classe trabalhadora em situação de dominação (SOUZA *et al.*, 2017) e a via da afirmação do conceito de saúde de Canguilhem, sem prejuízo dos conceitos marxistas, também presentes na obra deste autor.

Esta segunda via é encontrada no campo da saúde do trabalhador e da saúde pública brasileira, sobretudo naqueles estudos que tomam a subjetividade como tema de destaque, em que correntes da clínica do trabalho têm uma presença importante (MINAYO-GOMEZ; MACHADO; PENA, 2011).[10]

Na clínica da atividade o conceito de saúde como normatividade é tomado para forjar uma atuação que rompe com o discurso da saúde ocupacional ou qualquer outra perspectiva higienista, deslocando o foco de luz do trabalhador para as situações de trabalho ou, mais especificamente, para a atividade de trabalho. Ao encarar o trabalho como atividade estamos entendo-o também como uma instância de saúde e subversão, na qual, para além de executar tarefas, instituem-se novas normas de trabalho e de vida. Normas essas que, aliás, são sempre e necessariamente forjadas por aqueles que exercem a atividade de trabalho nas situações concretas, inclusive às vezes se opondo àquelas prescritas pela organização do trabalho.

Nesse movimento normativo, os trabalhadores produzem uma experiência encarnada, do corpo, que é fonte e recurso tanto para a atividade deles quanto para a atividade de pesquisa. Esse é um ponto-chave que, mais uma vez, remete-nos à herança advinda do movimento operário italiano, apontando para o protagonismo dos trabalhadores, não só na produção de conhecimentos, mas especialmente na transformação dos ambientes de trabalho.

Esse protagonismo se torna possível a partir do momento que sustentamos a aposta clínica de mobilizar métodos de coanálise que tomem o trabalho como objeto de discussão, de controvérsia, no coletivo, ou seja, ao produzirmos uma atividade de pensamento sobre a atividade de trabalho.

---

[10] No livro *Saúde do Trabalhador na Sociedade Contemporânea* (MINAYO-GOMEZ *et al.*, 2011), que apresenta os resultados de um debate organizado pelo Grupo temático em Saúde do Trabalhador, da ABRASCO, há três capítulos que explicitam a referência à Georges Canguilhem: "O trabalho em saúde nos referenciais da política nacional de humanização: construindo uma metodologia de análise e intervenção", de Maria Elizabeth Barros de Barros e Serafim Barbosa dos Santos Filho; "Saúde mental e trabalho", de Milton Athayde; "A ergologia como perspectiva de análise", de Jussara Brito. Nenhum dos três faz menção à tensão que apontamos entre os dois conceitos de saúde que são apropriados no campo da ST.

> É esta atividade "exposta", jamais completamente previsível, jamais garantida a priori e também jamais totalmente anulada, que é o lugar dos encontros e separações possíveis ou impossíveis entre saúde e trabalho. À maneira de Tosquelles (2009) pode-se dizer que a cada vez que os assalariados conseguem introduzir algo de seu em seu ofício, as chances de desenvolvimento de sua saúde aumentam. E nada – nenhuma *expertise* – poderia saber completamente, antecipadamente, desse poder de agir. (CLOT, 2010a, p. 42, tradução das autoras).

Não há dúvidas de que, em clínica da atividade, não cabe ao clínico da atividade conhecer aspectos do trabalho do outro e emitir sobre ele enunciados em que diz o que é esse ofício, como é ou deve ser realizado. Do mesmo modo, ao clínico da atividade não cabe emitir conselhos técnicos sobre o que deve ser corrigido na prescrição e organização do trabalho posto em análise. Essa seria a função daquele que nomeamos expert, que, em outras perspectivas teóricas, com outros objetivos, é chamado a fazê-lo. Cabe, sim, ao clínico da atividade favorecer o debate sobre o trabalho, promovendo análises em que o trabalhador do ofício em foco ocupa o lugar de protagonista.

Essa posição implica, entre outras coisas, a construção de uma atitude de pesquisa-intervenção que irá radicalizar a ideia de interferência na relação entre analistas-clínicos e aqueles com quem se examina uma situação (de trabalho), considerando que essa interferência não é uma dificuldade da prática clínica e/ou de pesquisa, mas uma condição da própria produção do conhecimento, já que é o jogo dialógico, disparado pela intenção de falar do seu trabalho ora se dirigindo ao clínico, ora se dirigindo aos seus colegas de trabalho, que nos oferece a possibilidade de o trabalhador ver sua própria atividade pelos olhos dos outros. Situa-se nesse movimento a possibilidade de produzir algo de novo. Desse modo, o pesquisador faz uso dessa dissonância dialógica, dessas marcas que ele deixa com o trabalhador na atividade de pensamento, para produzir a análise.

Assim, como afirma Clot (2010a), a experiência dos trabalhadores, além de ser reconhecida, deve ser transformada; aliás, ela só pode ser reconhecida graças à sua transformação: de recurso para a atividade, torna-se fonte de desenvolvimento ao ser tomada como objeto de análise, ou seja, como objeto de cuidado. Cuidando do trabalho, os trabalhadores cuidam de si e produzem saúde no desenvolvimento de recursos para a ação.

Essas são as pistas que buscamos conjugar na construção dos nossos percursos metodológicos no Brasil.

Considerações finais

Do ponto de vista ético, a busca pela saúde como bem comum dá potência ao conjunto de referências teóricas adotadas nos trabalhos desenvolvidos na clínica da atividade, inserida ou não no campo da saúde do trabalhador. Nesse percurso colocam-se debates que convidam a psicologia do trabalho e os profissionais que militam nessa área, em especial aqueles que escolhem defini-la pela pluralidade e por contornos moventes e permeáveis. E que não estabelecem hierarquias entre saberes práticos e científicos. Nos diálogos com colegas pesquisadores, sobretudo da psicologia e da saúde do trabalhador, as diversas clínicas do trabalho têm sido o principal eixo de aproximação entre as práticas propostas, no campo da saúde do trabalhador, compartilhando a atitude de engajamento na transformação das situações. Essa aposta clínica vai no caminho de uma ética de estudo e intervenção em que a neutralidade não é um valor.

O trabalho nessa linha tem produzido confrontos, levando a pôr em análise algumas controvérsias que atravessam o campo da psicologia do trabalho no Brasil.

O enfrentamento das controvérsias abre possibilidades interessantes para pensar os rumos que um grupo de pesquisa está seguindo. Na clínica da atividade, com a forte interferência das leituras de Bakhtin (CLOT; FAÏTA, 2016) no modo de pensar os diálogos no trabalho, afirma-se a potência da controvérsia profissional como instrumento para a ampliação dos recursos de gênero para a ação.

Essa valorização da controvérsia como fonte de constituição de coletivos e instrumento de desenvolvimento do pensamento vale para os estudos e intervenções em psicologia do trabalho e certamente, também, para o desenvolvimento do ofício e dos recursos teóricos metodológicos na área que aglutina as psicologias do trabalho.

Outros autores, no campo dos estudos da epistemologia, também sugerem que a abertura das controvérsias é estimuladora da produção de conhecimento. De acordo com Dascal (1994), as controvérsias são o "contexto dialógico" natural em que se elaboram as teorias e se constitui o seu sentido. Também Latour (2005) afirma que o acesso pela controvérsia é um bom método de construir e de estudar a construção do pensamento científico. A controvérsia provoca o pensamento, e expor a controvérsia obriga cada pesquisador a explicar seu pensamento e o do outro, divergente do seu próprio.

Uma controvérsia interessante está na discussão do que pode ser de fato transformador das condições atuais de trabalho. Essa discussão se apresenta em uma crítica à clínica da atividade – talvez também a outras clínicas do trabalho –, segundo a qual esta não se realiza como uma resistência potente à dominação do trabalho pelo capital. Se de um lado os psicólogos organizacionais veem clínicos do trabalho como alheios às exigências ditas inegáveis da produtividade, às exigências de eficiência e eficácia, de outro lado alguns militantes em saúde do trabalhador os definem por um certo modo de negação da luta de classes, que acabaria por colocar os trabalhadores mais docilmente a serviço das exigências da classe dominante ou dos empregadores.

Ao perspectivar as intervenções e pesquisas que têm ocorrido tanto no campo da saúde do trabalhador quanto na clínica da atividade nos últimos anos, nos vemos confrontados com as potencialidades e os limites de nossa atuação frente aos novos cenários de trabalho que vêm se delineando. De todo modo, o que ainda parece ser um importante princípio ético é a busca pela saúde, não aquela idealizada por um especialista que emite seu parecer e prescreve normas, mas como uma construção coletiva sempre aberta à rediscussão e reconfiguração.

Desse modo, espera-se que as transformações situadas, as experiências locais, possam servir de recurso para transformações sociais mais amplas, resvalando seja na organização do trabalho, seja nas próprias políticas públicas. Assim, espera-se também afastar a tentação higienista que ronda o campo, convertendo em adestramento sanitário o conflito sobre a qualidade do trabalho.

Transformar como ampliar o poder de agir é um transformar a partir de uma perspectiva clínica na qual o horizonte não está dado de antemão. Trabalhar com essa incerteza nos lança para fora de uma perspectiva higienista que traz soluções prontas ou mira um horizonte preconcebido ou desejado.

A OFICINA DE FOTOS: TESSITURA DA ATIVIDADE SOBRE A ATIVIDADE

Karla Neves Memória Lima
Marianna Araujo da Silva

Apresentação

A oficina de fotos é um método concebido na trama metodológica da clínica da atividade a partir de trabalhos empreendidos no Brasil, com a colaboração de pesquisadores do Programa de Pós-Graduação em Psicologia da Universidade Federal Fluminense e do Programa de Pós-Graduação em Psicologia Institucional da Universidade Federal do Espírito Santo (OSÓRIO, 2007, 2010; OSORIO DA SILVA, 2011; GARRÃO, 2011; PACHECO, BARROS; SILVA, 2013; OSÓRIO; PACHECO; BARROS, 2013; SOUTO, 2016; LIMA, 2017; SILVA, 2019).

O uso desse método de fotos já foi experimentado com trabalhadores da área da saúde (OSÓRIO, 2007, 2010; OSÓRIO; MAIA, 2010; SILVA; BARROS, 2013; OSÓRIO; PACHECO; BARROS, 2013), da área de educação (ROSEMBERG; RONCHI FILHO; BARROS, 2011), de uma empresa de granito e mármore (OSÓRIO; PACHECO; BARROS, 2013), com profissionais de coleta de lixo urbano (LOUBACK, 2013), com eletricistas de uma concessionária de energia urbana (SILVA; ALVES, 2014), bem como com jovens da rede pública de ensino (SOUTO, 2016). Aqui nos dedicaremos a comentar as oficinas que analisaram a atividade de trabalhadores da área da saúde, e vamos expor a oficina realizada com Residentes em Enfermagem Obstétrica (REO).

Neste texto, apresentaremos a metodologia da clínica da atividade na qual o método que forjamos está ancorado, com a finalidade de mostrar como se construiu a oficina de fotos. Desse modo, apresentaremos, num primeiro momento, a metodologia da clínica da atividade, depois, como se constituiu o método da oficina de fotos, e, por último, como se utilizou desse método na intervenção realizada com as REO, lançando mão da estratégia da fotocomposição.

A metodologia da clínica da atividade

A metodologia da clínica da atividade é fundamentada na psicologia histórico-desenvolvimental, proposta por Vigotski (2007, 2014), tendo por princípio o método indireto. Isso significa dizer que o trabalhador é visto como protagonista da análise da atividade que é realizada juntamente com o analista do trabalho ou com o pesquisador, que também pode assumir a função de analista. Desse modo, o trabalhador é coanalista da análise do trabalho. Nesse referencial, entende-se atividade como conflito e encontros de ideias, experiências, corpos, num complexo de possibilidades que demandam escolhas e incluem valores. Assim, o exercício de uma clínica da atividade aposta na instalação proposital de um método desenvolvimental, nos termos da linguagem vigotskiana, ao criar instrumentos que visem ao desenvolvimento do sujeito e de sua atividade, apostando na ampliação do poder de agir dele, bem como em seus recursos psicológicos.

A partir dessa perspectiva, Clot e Faïta (2016) propuseram o método da autoconfrontação cruzada, utilizando a filmagem dos trabalhadores em situação de trabalho. Entretanto, Clot deixa claro que tanto a instrução ao sósia (ODDONE; RE; BRIANTE, 2015) como a autoconfrontação cruzada são instrumentos que encontram suas justificativas na análise situada e que colocam o trabalhador como protagonista do processo de investigação sobre a atividade de trabalho.

Desse modo, a análise do trabalho apresenta-se como uma possibilidade de intervenção clínica que tem como objetivo o restabelecimento do gênero, com isso intensificando as estilizações[11] por meio do diálogo sobre o trabalho. Nesses diálogos emergem a confrontação, o enfrentamento, o conflito e as controvérsias entre o eu, o outro e o objeto de trabalho que estão envolvidos com a ação laboral. Não só um outro explícito ou externo, mas também um outro que faz eco no trabalhador. Assim, é no diálogo que é possível que

---

[11] O gênero [da atividade profissional] se refere à memória transpessoal e coletiva que confere as maneiras de se comportar, de dirigir a palavra, de encetar uma atividade e de levá-la a termo, de conduzi-la eficazmente a seu objeto, formando um repertório de ação, um estoque de "disponibilização de atos". O gênero é um meio para agir com eficácia cuja estabilidade é sempre transitória. Frente ao imprevisto da vida, o sujeito renormatiza seu estoque, seu repertório, renovando-o. Esse movimento se refere às criações estilísticas, ou seja, o estilo produz uma estilização do gênero para manter a vitalidade dele, transformando-o e desenvolvendo-o.

O TRABALHO COMO OPERADOR DE SAÚDE

recursos coletivos para a ação se desenvolvam e enriqueçam a atividade. Com isso, os métodos de análise do trabalho discutidos aqui possibilitam que uma experiência vivida seja meio para se viver novas experiências.

Para alcançar tal objetivo, é importante que os dispositivos técnicos usados na análise do trabalho estejam de acordo com os fundamentos teórico-metodológicos da clínica da atividade, com a escolha de dispositivos que provoquem um deslocamento do trabalhador para a posição de observador ou analista de seu próprio trabalho – sendo ele o coanalista – e que provoquem o diálogo entre os trabalhadores. Deve-se propor também que a análise seja realizada em várias etapas sucessivas para que se amplie o diálogo por meio de um suporte mediador para essa análise. A característica da metodologia é garantir que o mesmo material seja analisado repetidas vezes, uma vez que um novo acesso ao material produz diferentes reflexões sobre o vivido, o que proporciona novas ações, ampliando as possibilidades de desenvolvimento da atividade. O dispositivo metodológico da clínica da atividade provoca, ao revisitar as atividades habituais, um novo contexto endereçado a novos destinatários, são eles o analista do trabalho ou pesquisador e os colegas de trabalho. Isso tem por objetivo incrementar o desenvolvimento da atividade, criar um olhar sobre a ação ao inserir no diálogo outros destinatários, constituindo-se em um dispositivo de instrumentação da ação.

Clot (2010a) propõe que a metodologia da clínica da atividade se produz em consonância com a concepção do método indireto proposto por Vigotski (2007), em que é necessário provocar o desenvolvimento para que seja possível estudá-lo. E isso não é acessível por métodos diretos de observação, somente por métodos indiretos. Não é viável o acesso imediato à experiência vivida como se ela fosse um objeto acabado e inalterável, passível de ser observado sem sofrer modificações. Seguindo a abordagem da psicologia histórico-desenvolvimental, Clot (2010b) assevera que a experiência não é diretamente acessível porque a ação de observá-la produz mutações na própria experiência, e também porque o que foi vivido foi o resultado de uma intensa luta entre atividades concorrentes. Com isso, é possível compreender que a experiência vivida contém os conflitos inerentes à atividade. Sendo assim, a análise da atividade é feita utilizando métodos indiretos que lançam mão de marcas do trabalho, tais como falas e imagens registradas em áudio, vídeos, fotos ou outros modos de inscrição dessas marcas (SILVA; SOUTO; LIMA, 2015).

Desse modo, no que diz respeito à análise da atividade, é necessário transformá-la para compreendê-la e também compreendê-la para transformá-la. Dito de outro modo, para entender o que se passa com a atividade é preciso provocá-la, mobilizá-la para depreendê-la. Ao mesmo tempo, ao compreender os conflitos, entraves e perspectivas que compõem a atividade, isso a coloca em movimento. A dinâmica do método de análise da atividade tem como diapasão a ideia de que "somente em movimento que um corpo mostra o que é" (VIGOTSKI, 2007, p. 68).

Sobre esse aspecto, Clot (2010b, p. 193) considera:

> Portanto, somente através de uma experiência de transformação é que a atividade psicológica pode revelar os seus segredos. Por conseguinte, o desenvolvimento não é apenas o objeto legítimo de uma psicologia particular – a da criança –, mas um método possível e necessário de uma psicologia geral.

A proposta da metodologia da clínica da atividade[12] é fazer com que o trabalhador tenha contato com um novo interlocutor que é leigo sobre o processo de sua atividade de trabalho, a saber, o analista do trabalho; assim, esse novo interlocutor passa a questioná-lo a fim de conhecê-la.

Clot (2010a) destaca, então, a importância do olhar estrangeiro, do outro que desconhece a atividade, abordando dois objetivos da presença do analista na coanálise da atividade. Um se refere ao analista que, ao ver o trabalhador em situação, busca compreender minimamente seu trabalho, os gestos, a maneira que o trabalhador imprime no seu fazer. O segundo objetivo é provocar uma mudança no trabalhador, que passa a se observar trabalhando. Para realizar a atividade, ele refletirá tendo o analista como um novo destinatário, organizando a atividade nesse novo cenário.

Assim, a presença desse estrangeiro provoca no trabalhador um diálogo renovado que se realiza como diálogo interior e também com os objetos, e com o analista do trabalho. O diálogo interior surge a partir do diálogo exterior com o analista, sendo central a função deste no que tange à remobilização do diálogo do sujeito consigo, convocando os sobredestinatários. A presença do estrangeiro provoca, então, no trabalhador uma atividade sobre a atividade e no analista a possibilidade de conhecer a atividade analisada.

---

[12] Para compreender melhor como se desenvolveu a metodologia da clínica da atividade, recomenda-se a leitura do artigo de Yves Clot "A Psicologia do Trabalho na França e a Perspectiva da Clínica da Atividade". *Fractal: Revista de Psicologia*, Niterói, v. 22, n. 11. p. 207-234, 2010a.

> Mas, além do destinatário direto, há o sobredestinatário, um terceiro invisivelmente presente – Deus, a moral, a ciência, entre outros –, que também conforma o enunciado produzido. Esta terceira pessoa tem primordial importância, pois é um elemento que reforça a influência das forças sociais sobre o modo de construção e de apreensão do discurso. Portanto, os enunciados de profissionais e dos pacientes/usuários do sistema de saúde não podem ser compreendidos em sua completude sem tomarmos a posição responsiva dos seus (sobre)destinatários (CORRÊA; RIBEIRO, 2012, p. 336).

No movimento dialógico do sujeito, se convoca o sobredestinatário (CLOT, 2010B). Entende-se que, na relação dialógica entre os observados e o analista, ocorrem modulações no discurso, que será necessário convocar um diálogo com a dimensão coletiva da atividade, sendo o sobredestinatário o patrimônio coletivo de recursos para a ação; é com ela que o trabalhador dialoga quando é convocado pelo analista a falar da sua atividade, enunciando a história coletiva do ofício que dá suporte para agir. Por isso, em alguns momentos observamos que o trabalhador, ao relatar a sua atividade, em vez de usar o pronome relativo "eu", utiliza o "nós"; esse "nós" caracteriza a dimensão coletiva da atividade. O diálogo provoca a restauração da função psicológica do coletivo do trabalho no que há de essencialmente dialógico.

Segundo Bubnova (2015), a mudança de contextos presume a expressão semântica. Nosso conhecimento e nossa interação com as obras do passado acontecem ao se levar em consideração seu enriquecimento histórico. Quando duas pessoas de culturas diferentes interagem, apresentam uma para a outra novas questões que antes não apresentavam; revelam novos aspectos, novas profundidades do sentido. Bubnova (2015) diz que, assim como explicado no texto intitulado *Por uma filosofia do ato* (BAKHTIN, 2003), os valores funcionam como motores do pensamento concebido como ato ético, valores esses abordados como presumidos do meio social, sendo os valores presumidos aqueles que organizam o comportamento e as ações e guiam as escolhas.

Nas escolhas que o trabalhador faz no curso da atividade, há um debate que ele trava com as normas estabelecidas e também com os valores presumidos e os individuais. Não se encontram os valores de modo igualitário no trabalho, pois cada um tem sua singularidade. Assim, a forma como os valores vão se encontrar dependerá muito do coletivo que se constituiu.

A arquitetônica do ato responsável proposta por Bakhtin (2003) se faz então com dois centros de valor que são participativos, o individual e o comum ao grupo, pois esse autor diz que, ao enunciar um discurso, ao efetuar uma ação, somos responsáveis por ela. Por isso, podemos afirmar que a filosofia da linguagem bakhtiniana tem por base o sujeito histórico e social, é o centro concreto de emanações de valores, de atos reais, de afirmações que mantêm relações dialógicas com outro centro de valores, de afirmações, de atos reais.

Bakhtin (2014) assevera que, ao dialogar, o sujeito fala consigo e com o outro. E é nesse processo que encontra a si e o outro, se defrontando com a diversidade de histórias, conceitos, valores. O movimento de realizar a atividade e ao mesmo tempo falar sobre ela possibilita o surgimento de contradições e conflitos, abrindo brechas para a criação de novos modos de agir. Nesse sentido, um dos objetivos da metodologia da clínica da atividade também é criar dispositivos que provoquem o diálogo sobre o trabalho, com a finalidade de reorganizar individual e coletivamente a atividade.

Com o intuito de ampliar a compreensão sobre esse ponto, recorremos a Espinosa (2014), na demonstração da proposição XXXIX da *Ética V*,[13] ao asseverar que, quanto mais o corpo é capaz de fazer muitas coisas, mais forte, mais potente é esse corpo, dependendo do grau em que se der esse aumento da potência. Nesse sentido, a metodologia da clínica da atividade, ao propor o método indireto, utiliza instrumentos que visam mobilizar a atividade, em busca de desenvolver as potencialidades dos corpos. Atualizam-se nos diálogos empreendidos na análise da atividade diversos enfrentamentos e conflitos, assim como os gestos realizados, as escolhas feitas para a ação. As experiências vividas, no conflito de valores e normas, criam possibilidades de ação e, assim, viabilizam novos recursos para a ação, aumentando o poder de agir dos trabalhadores, possibilitando o desenvolvimento dos indivíduos e dos coletivos.

A metodologia da clínica da atividade propõe que devemos criar espaços de discussão dentro de um coletivo de trabalho. A intenção é que no final da intervenção ele se torne efetivamente um coletivo ou que o

---

[13] "Quem tem um corpo capaz de fazer muitas coisas é menos tomado pelos afetos que são maus (pela prop. 38 da p. 4), isto é (pela prop. 30 da p. 4), pelos afetos que são contrários à nossa natureza. Por isso (pela prop. 10), ele tem o poder de ordenar e concatenar as afecções do corpo segundo a ordem própria do intelecto e, consequentemente, de fazer com que (pela prop. 14) todas as afecções do corpo refiram-se à ideia de Deus; o que fará com que (pela prop. 15) ele seja afetado de um amor para com Deus que (pela prop. 16) deve ocupar, ou seja, constituir, a maior parte da mente. E tem, portanto (pela prop. 33), uma mente cuja maior parte é eterna" (ESPINOSA, 2014, p. 235).

coletivo existente se fortaleça. E que esses espaços sejam um lugar em que se permita a construção da zona de desenvolvimento potencial, utilizando a noção de Vigotski, que se refere àquilo que não consigo fazer sozinho, só faço em colaboração, e aí se abre um espaço para a aprendizagem. É um caminho que vai do potencial ao atual, sendo esse último a autonomia, o fazer sozinho, entretanto, em relação com o coletivo. Essa construção só pode se realizar quanto mais encontros permitimos nosso corpo estabelecer, quanto maior a capacidade do meu corpo de afetar e ser afetado, o que possibilita que nosso corpo se componha com outros corpos com a intenção de expandi-lo (SILVA, 2019).

O objetivo da metodologia da clínica da atividade é transformar o trabalho para conhecê-lo e conhecer para transformá-lo, usando métodos indiretos que provocam o deslocamento do trabalhador ao apresentar novos interlocutores que o fazem olhar para sua própria atividade de outra maneira, promovendo diferentes e novos diálogos e debates sobre o trabalho.

Afirma-se que essa metodologia é meio e resultado (BONNEFOND; CLOT, 2018). É meio ao propiciar o desenvolvimento de uma experiência compartilhada em que suportamos falar dos problemas do trabalho sem os abandonar, mesmo aqueles que são complexos e difíceis de resolver. E resultado quando percebemos que modificações concretas nos postos de trabalho possibilitam a continuação do diálogo e debate sobre o trabalho, mesmo sem a presença do analista. Com isso, ao se deslocar do seu ponto de vista habitual, o trabalhador passa a refletir sobre seu agir e começa a revelar para si e para o novo interlocutor ações e perspectivas a respeito de sua atividade que, até então, não eram reveladas. Por esse motivo, a presença do analista do trabalho – o estrangeiro – e o registro das marcas do trabalho em fotos, vídeos ou outros meios são instrumentos para possibilitar o deslocamento do trabalhador, propiciando novos interlocutores, com o objetivo de provocar o diálogo, mostrar as tensões, os conflitos da atividade. Assim, um dos princípios da metodologia é propor um dispositivo que coloque a atividade em debate, que mostre o movimento da atividade e, com isso, crie possibilidades para a ampliação dos recursos para a ação.

O interesse central da clínica da atividade é o desenvolvimento humano, entendido como a capacidade de afetar e ser afetado, desenvolvendo o poder de agir do trabalhador (CLOT, 2010b). Como mencionamos anteriormente, a metodologia proposta tem o objetivo de provocar o diálogo sobre a atividade buscando esse desenvolvimento, uma vez que é no movimento dialógico que se possibilita a criação. Nesse sentido, a criação consiste na capacidade de inventar um meio de viver melhor. Pensando com Espinosa (2014), quanto mais o corpo afeta e se deixa afetar, maior é a sua capacidade de agir e criar formas de ser e estar no mundo, perseverando no ser. Isso é o que consideramos ser o principal fator gerador de saúde no trabalho.

Essa concepção está alinhada com as formulações de Canguilhem (2009). Para este autor, a saúde é a possibilidade de criação e recriação de mundos, a capacidade de instituir novas normas frente às adversidades da vida. Ao nos vincularmos a esse entendimento, podemos inferir que a criação é a condição de possibilidade para instaurar um modo de trabalho que seja vinculado à vida; portanto, que aposta na saúde dos trabalhadores. Ainda com Canguilhem (2009), compreendemos que a criação de novos possíveis está relacionada à perspectiva de engendrar novas composições entre o sujeito, o seu objeto de trabalho e o outro, e isso acaba por produzir a renovação das normas, ou seja, criar é também poder propor novas regras à atividade de trabalho. Há a renormatização da atividade, e isso reverbera no gênero profissional, concedendo-lhe vitalidade. Ao criar gestos, novos olhares, o trabalhador empreende seu modo de fazer, e isso se constitui no estilo que acaba por enriquecer o próprio gênero profissional. Seguindo as trilhas de entendimento que estamos traçando, podemos depreender que a análise da atividade, tal como empreendida nos diálogos realizados na contextura da oficina de fotos com as REO, produziu conhecimento e saúde, pois objetiva criar recursos para a ação e desenvolver a atividade. A seguir, passaremos a delinear algumas linhas de composição desse método.

A oficina de fotos

Em consonância com os demais métodos de análise do trabalho empreendidos no âmbito da clínica da atividade, a oficina de fotos se constitui como um dispositivo comprometido em intervir no meio de trabalho, de modo a contribuir para a criação de recursos à ação, incrementar o gênero profissional e produzir saúde (OSÓRIO, 2007, 2010; OSORIO DA SILVA, 2011; GARRÃO, 2011; PACHECO; BARROS; SILVA, 2013; OSÓRIO; PACHECO; BARROS, 2013; SOUTO, 2016; LIMA, 2017; SILVA, 2019). Para tanto, propõe-se que o trabalhador analise sua atividade fazendo uso da confecção de fotografias e dos diálogos que essas suscitam. Desse modo, o dispositivo oficina de fotos se configura em um meio em que o trabalhador se coloca no lugar de observador de sua atividade e tem a oportunidade de experimentar seu trabalho de diferentes modos (SILVA; SOUTO; LIMA, 2015).

A análise da atividade é forjada a partir do diálogo que se realiza entre o trabalhador e sua atividade, do trabalhador consigo e com colegas, bem como entre o trabalhador e o pesquisador ou analista do trabalho. Está presente nesses diálogos o gênero da atividade profissional que funciona como meio de ação. O gênero profissional é o modo genérico que faz o ofício funcionar (SILVA; BARROS, 2013).

A criação do método da oficina de fotos está relacionada com uma concepção de humano como ser em movimento, capaz de imprimir algo de seu naquilo de que participa e que intervém em sua história. Ao analisar a própria atividade, o trabalhador tem a oportunidade de mudar de perspectiva em relação à sua história e de experimentar uma abertura temporal que lhe permite ter acesso mais apropriado ao patrimônio que o gênero profissional lhe fornece.

A concepção de tempo da qual nos aproximamos é aquela que Bakhtin (2011) designa como cronótopo ao se dedicar ao estudo do tempo e do espaço na obra do proeminente escritor alemão Johan Wolfgang von Goethe. O cronótopo é a relação espaço-tempo que Bakhtin (2011) apresenta como imanente e específica, que se compõe e se apresenta no ritmo das experiências das personagens literárias. Vale a pena seguir o trecho de Bakthin (2011, p. 245) em que há a explanação sobre o assunto.

> [...] o poder desse tempo é um poder eficaz-criador. Tudo – desde a ideia mais abstrata até o fragmento de uma pedra à beira de um riacho – leva em si a marca do tempo, está saturado de tempo e nele ganha a sua forma e o seu sentido. Por isso tudo é intensivo no mundo de Goethe: nele não há lugares mortos, imóveis, paralisados, não existe fundo imutável, não existe decoração nem ambiente que não participe da ação e da formação (nos acontecimentos). Por outro lado, em todos os seus momentos essenciais esse tempo está localizado em um espaço concreto, marcado nele; no mundo de Goethe não há acontecimentos, enredos, motivos temporais que sejam indiferentes a um determinado lugar no espaço de realização, que possam realizar-se em toda a parte e em lugar algum (os "eternos" enredos e motivos). Tudo nesse mundo é *tempo-espaço*, cronótopo autêntico. (Grifos do autor).

Nesse sentido, o tempo não é cronológico, mas há a convivência de variados tempos no mesmo lugar. O cronótopo é engendrado por meio das experiências das personagens, forjando uma cartografia semiótica específica.

Fazemos uso do conceito de cronótopo para fazer avançar o método da oficina de fotos. Com isso, compreendemos que, por intermédio dos diálogos mobilizados pela análise da atividade, provocamos a circulação dos afetos, variados tempos podem se compor, e, assim, o trabalhador tem mais acesso ao patrimônio que herda de seu gênero profissional. Lançamos mão do patrimônio para com ele – e muitas vezes, contra ele – criar um estilo próprio e, com isso, enriquecer o gênero. Nesse sentido, a oficina de fotos pode ser vista sob a ótica do cronótopo.

A análise da atividade é considerada uma atividade sobre a atividade, em que é possível vislumbrar o processo de desenvolvimento do poder de agir dos trabalhadores (CLOT, 2010B; SILVA; BARROS, 2013). Sendo assim, depreendemos que o dispositivo da oficina de fotos possui uma dimensão formadora, pois visa a uma reapropriação do trabalho de todo dia, tendo como protagonista da análise o próprio trabalhador.

Filiamo-nos a uma concepção de formação seguindo o viés da análise da atividade. Ou seja, a formação como processo coletivo e singular, de criação e recriação das relações consigo, com o objeto de trabalho e com a atividade dos outros, mediadas pelo gênero profissional. Portanto, a formação não se limita à transmissão de informações nem à produção de técnicas e conhecimentos; ela inclui também a transmissão de subjetividades e modos compartilhados de trabalhar (MORCHEL *et al.*, 2011).

A metodologia da clínica da atividade tem contribuído para uma psicologia do trabalho que seja instrumento de mobilização subjetiva, pela via do desenvolvimento do trabalhador e dos coletivos profissionais. A oficina de fotos segue esse preceito metodológico ao propor discussões em torno do trabalho, empreendidas na análise da atividade. Essas análises têm a potência de criar situações de expansão do conhecimento e transformação dos trabalhadores e da atividade de trabalho utilizando os métodos indiretos.

A clínica da atividade de origem francesa emprega predominantemente os métodos da autoconfrontação cruzada e da instrução ao sósia (CLOT, 2010a). Já nos grupos brasileiros a oficina de fotos tem sido escolhida com frequência, a partir da necessidade de criar um dispositivo de coanálise do trabalho mais condizente com a realidade brasileira. Ou seja, uma pesquisa-intervenção viável em termos de manuseio do tempo de intervenção, bem como de fácil acesso a tecnologias para a confecção das marcas do trabalho, como no caso das fotografias (OSÓRIO, 2010; SILVA; BARROS, 2013). A oficina de fotos, tal como explicitado em estudos sobre esse método (OSÓRIO, 2010, 2014), vem sendo realizada como dispositivo de análise coletiva do trabalho em organizações de trabalho no âmbito público e privado.

Na oficina de fotos, os analistas do trabalho solicitam que os trabalhadores confeccionem fotografias que são entendidas como marcas ou vestígios do trabalho, forjadas com a finalidade de empreender diálogos internos e externos ao trabalhador. Com isso, a confecção e a análise das fotos fazem persistir os vestígios do trabalho que acionam mecanismos para o desenvolvimento do poder de agir (OSÓRIO, 2007, 2010; OSORIO DA SILVA, 2011).

Esse método segue o preceito da coanálise do trabalho entre os protagonistas da ação e o analista do trabalho. Nessa concepção, a pesquisa acerca do trabalho persevera no viés clínico, pois se dedica a transformar e conhecer o trabalho, de modo situado, comprometida em produzir efeitos de desenvolvimento de recursos para a ação. Tanto na fabricação quanto na análise das fotos produzidas, o trabalhador, cujo ofício está em foco, é o protagonista da análise. O pesquisador é o novo interlocutor, leigo, que, ao dialogar com o trabalhador, faz perguntas, tece considerações e se empenha em entender as dramáticas da atividade. Com isso, o analista do trabalho busca mobilizar a experiência estabilizada do trabalhador para que este possa se reapropriar de sua experiência como meio de viver novas experiências (SILVA; SOUTO; LIMA, 2015).

Mencionamos anteriormente que a metodologia da clínica da atividade objetiva desenvolver e conhecer os meios de ação do ofício pesquisado. Os meios de ação consistem no patrimônio coletivo e transpessoal dos trabalhadores, aquilo que corresponde ao gênero profissional (CLOT, 2010b). Esses processos de desenvolvimento dos meios de ação não são diretamente observáveis; por isso, os métodos indiretos de análise tornam-se necessários para conhecer e transformar a atividade, tal como a oficina de foto propõe. Esse método indireto convoca a criação de fotos confeccionadas pelos trabalhadores como marcas do trabalho (OSÓRIO, 2010; OSORIO DA SILVA, 2011) a serem analisadas coletivamente, como foi mencionado anteriormente.

Osório (2007, 2010), Osório e Maia (2010), Silva (2012), Silva e Barros (2013), Osório, Pacheco e Barros (2013) relatam o modo como foi experimentada, inicialmente, a oficina de fotos, como pesquisa e intervenção, em

2004, e realizada em parceria com a Comissão de Saúde do Trabalhador de um hospital da rede do Sistema Único de Saúde (SUS), na cidade do Rio de Janeiro. Tal experiência surgiu a partir da hibridação metodológica oriunda dos preceitos da clínica da atividade, da análise institucional francesa e dos estudos da área de Saúde do Trabalhador.

Essa oficina de fotos teve como objetivo criar caminhos para o enfrentamento dos acidentes de trabalho com instrumentos perfurocortantes e dos demais problemas de saúde comuns ao meio do trabalho hospitalar. O dispositivo esteve comprometido em criar estratégias coletivas que visavam à ampliação dos modos participativos de gestão do trabalho.

Osório e Maia (2010) ressaltam os aspectos do trabalho em saúde que precisam ser considerados ao se propor o dispositivo de intervenção.

O primeiro aspecto é que os trabalhadores lidam com o trabalho vivo em ato, fazendo uso das tecnologias leves do cuidado em saúde (MERHY, 2007), pois se deparam, principalmente, com o aspecto relacional do cuidado com o usuário dos serviços de saúde.

Deve-se considerar também que esses profissionais lidam com um trabalho de natureza fragmentada. Essa fragmentação exige um esforço específico para coordenar os diversos modos de compreensão, muitas vezes conflitantes, que cada ofício possui sobre o que é a saúde, a doença e o cuidado. Além disso, os autores destacam que é comum encontrar nos serviços de saúde a precarização do trabalho, a prática de baixos salários e horas excessivas de trabalho, dificuldades na manutenção das equipes, falta de infraestrutura e de insumos adequados e desatenção com a saúde do trabalhador.

Para o enfrentamento coletivo desses embaraços do trabalho, Osório e Maia (2010) propõem as fotografias coproduzidas em situação de trabalho como estratégias para fortalecer os coletivos de trabalho. Em estudo específico sobre a saúde do trabalhador, Santos e Lacaz (2012) asseguram que a circulação de conhecimento e experiência propicia maior vínculo entre os trabalhadores e benefícios à saúde.

Em 2009, outra oficina de fotos foi realizada, em que se colocou em análise a atividade de enfermeiras e técnicas de enfermagem do ambulatório de um hospital universitário, na cidade de Niterói (GARRÃO, 2011). Nessa experiência, a análise da atividade por meio das fotos levou à discussão sobre temas como: a equipe multiprofissional, a relevância da organização dos materiais no ambiente para garantir o trabalho bem-feito, as condições de trabalho para a limpeza de materiais.

A fotografia produzida nas oficinas a que estamos nos referindo é tomada como um vetor de reapropriação do vivido. Desse modo, o método se configura como um meio em que é possível usar a experiência de trabalho como fonte para novas experiências. Com isso, entendemos que o dispositivo de análise busca, mais do que analisar os modos de dominação e sofrimento existentes no trabalho, engendrar possibilidades para os trabalhadores criarem recursos coletivos para sua atividade profissional (SILVA; BARROS, 2013).

Seguindo essa linha de compreensão acerca da análise da atividade, queremos afirmar o potencial formador da oficina de fotos:

> [...] em nossa concepção, a análise do trabalho toma este sentido forte de ser também um dispositivo e formação dos trabalhadores, não se constituindo tão somente em uma forma de extrair o saber daqueles que laboram para aumentar o nosso poder de compreensão e de intervenção na realidade do trabalho. Intervenção e formação não mais se separam, uma vez que acreditamos que só transformando, ou seja, utilizando a experiência como fonte de novas experiências, é que tornamos potente o conhecer, na medida mesma em que fortalece o gênero da atividade e aumenta o poder de ação dos envolvidos na análise (OSÓRIO; MAIA, 2010, p. 50).

Já na oficina de fotos realizada com as REO (LIMA, 2017), ao longo de 2014, os vestígios ou marcas da atividade foram as fotos criadas, de modo peculiar, pelas REO, que fomentaram os debates sobre o vivido durante o curso de formação. Essa oficina se dedicou à análise de formação das REO. Como dissemos, a análise se constitui em uma atividade sobre a atividade, ou seja, a oficina de fotos como uma atividade que reflete, explora e questiona a atividade das REO. Experimentamos a oficina de fotos como um dispositivo de análise com seu potencial formador, entendendo formação como reapropriação da experiência para criar modos de ação. Formação como busca por caminhos que abram trilhas para o desenvolvimento da atividade das REO (MEMÓRIA-LIMA, OSÓRIO; ABRAHÃO, 2014). O que significa dizer que apostamos em um processo de formação que engendra aprendizagens, conhecimentos, técnicas, subjetividades, e faz desenvolver o gênero profissional.

Entretanto, em estudo sobre Vigotski, Tartas e Perret-Clermont (2012) sugerem que as diferentes situações de aprendizagem não garantem o desenvolvimento, porque é ainda necessário que aquele que aprende seja afetado pela experiência. Clot (2010b) nos alerta que os métodos de análise em clínica da atividade são dispositivos técnicos inventados e são métodos comprometidos em convocar os sujeitos para transformarem a sua experiência. Então, qual transformação estamos propondo quando trabalhadores estão engajados em métodos de coanálise do trabalho? Transformações que consistem em metamorfosear a

> [...] experiência vivida de um objeto em objeto de uma nova experiência. Isso com a finalidade de estudar a transformação de uma atividade em outra. É esse, então, o fundamento teórico de uma metodologia, ao mesmo tempo, histórica e histórica desenvolvimentista: permitir o sujeito transformar os funcionamentos realizados em objeto de um novo funcionamento, a fim de estudar o desenvolvimento real – possível e impossível – e seus princípios (CLOT, 2010b, p. 193-194).

As fotos são propostas com o intuito de levar o protagonista da atividade, ocupando o lugar de fotógrafo, à posição de observador de seu próprio trabalho (OSÓRIO DA SILVA, 2011). Já o pesquisador ou analista do trabalho serve como um interlocutor que abre espaço para estranhamentos e interrogações que surgem no decorrer da confecção e análise das fotos. Desse modo, cria-se a possibilidade de que diferentes modos de enfrentamento do real da atividade sejam colocados em debate, abrindo caminho para o desenvolvimento de recursos para a ação e para o enriquecimento do gênero profissional (SILVA; SOUTO; LIMA, 2015).

Na oficina, o processo de confecção das fotos convoca os participantes para tomarem decisões que só serão possíveis ao colocar o trabalho de todo dia em debate. O que será fotografado é definido com os participantes da oficina, e desse processo surgem modos diferentes de pensar e fazer a atividade que está em análise. Antes da confecção das fotos, o pesquisador ou analista do trabalho propõe as questões: o que fotografar? O que não fotografar? Como fotografar as situações selecionadas? Como expor o debate sobre a foto para os demais participantes ou para além da oficina de fotos? (OSÓRIO, 2007, 2010).

Alinhavos metodológicos na oficina de fotos com as Residentes em Enfermagem Obstétrica (REO)

A oficina de fotos realizada com as REO (Residentes em Enfermagem Obstétrica) tem a peculiaridade de ter sido fiada a partir de um duplo

O TRABALHO COMO OPERADOR DE SAÚDE

registro. Ela compôs uma pesquisa de doutorado (LIMA, 2017) e também se constituiu em uma ação de extensão universitária denominada Projeto Plural (MEMÓRIA-LIMA, OSÓRIO; ABRAHÃO, 2014). Esse Projeto tinha como um dos objetivos enriquecer a formação dos alunos da Escola de Enfermagem da Universidade Federal Fluminense, sendo coordenado pela psicóloga-doutoranda que atuou como analista da atividade na oficina com as REO. Aqui nos dedicaremos a expor os meandros da tessitura que imprimem relevo à pesquisa de doutorado.

Na oficina de fotos com as REO foi proposto um modo inovador para o protagonista da ação produzir as fotos sobre a sua atividade. Essa inovação foi um desdobramento do modo como vinha sendo experimentado o método (OSÓRIO, 2007, 2010; OSÓRIO DA SILVA, 2011; PACHECO; BARROS; SILVA, 2013; SILVA; BARROS, 2013; OSÓRIO; PACHECO; BARROS, 2013; SOUTO, 2016).

Compomos a oficina de fotos com as REO, do primeiro ano do curso, alinhavando os recursos metodológicos da clínica da atividade, o artifício da intervenção na imagem e a fotocomposição. Essa mistura surgiu a partir do feliz encontro com as formulações de Maurente e Tittoni (2007) sobre o uso da fotografia na pesquisa em psicologia. Essas autoras não utilizam a metodologia da clínica da atividade, e referenciam os estudos sobre os jogos de poder e verdade. Contudo, percebemos ressonâncias fecundas entre o modo como elas lidam com a fotografia na pesquisa sobre subjetividade e análise do trabalho e a metodologia usada nesta pesquisa. Aqui apresentaremos alguns aspectos do modo como foi experimentado esse dispositivo de análise da atividade.

Maurente e Tittoni (2007, p. 37) definem a intervenção fotográfica do seguinte modo:

> Temos denominado "intervenção fotográfica" como campo de possibilidades de produzir fotografias a partir de uma questão de pesquisa, que envolve o processo de produção da fotografia e sua análise, tomando o ato de fotografar e a fotografia como elementos de um mesmo processo.

Já a fotocomposição é uma especificidade da intervenção fotográfica, definida pela inscrição – seja em base digital, seja em papel – sobre a fotografia, a qual é tomada como um campo de inscrições (MAURENTE; TITTONI, 2007) das marcas da atividade. Marcas produzidas e fotos inventadas pelo trabalhador, posto como fotógrafo, criam a oportunidade de ele investir energia psíquica e tempo na análise coletiva da sua atividade.

De acordo com essa perspectiva, a fotografia não se configura na busca pela apreensão da realidade nem como fonte jornalística, mas é considerada como uma via para reflexão e produção da realidade pelos sujeitos. Maurente e Tittoni (2007) ressaltam que a fotocomposição e a intervenção fotográfica são feitas a partir de intervenções do sujeito na composição da foto, tais como: elaboração de cenários para deflagrar discussões; utilização de recursos digitais; e outros modos de compor e intervir na elaboração da imagem. Assim, entende-se que o processo de fotografar produz reflexões que se inscrevem na imagem fotografada.

Tittoni (2011) nos diz que as imagens constituem um solo fértil para as discussões sobre saúde e trabalho. A autora radicaliza o uso da fotografia na pesquisa-intervenção ao formular que

> [...] produzir *com* imagens e não *sobre* as imagens ainda é um inquietante desafio, importante na busca de novos modos de pesquisar que possam operar ética e esteticamente. De certa forma, a imagem pode tensionar as noções de ciência e arte, criando espaços híbridos de produção (TITTONI, 2011, p. 125, grifos da autora).

Na costura metodológica da clínica da atividade com a proposta de Tittoni (2011) sobre o uso da foto na pesquisa, nosso intento foi o de propor um dispositivo que investisse no desenvolvimento do poder de agir das REO, a fim de que as fotos produzidas – ou marcas do trabalho – entrassem no jogo dialógico, sustentando o tensionamento da atividade tanto de formação das REO quanto da pesquisa de doutorado. Em parte, a tensão corresponde ao fato de colocar em análise a experiência das REO como principiantes no ano do curso de residência. Como novatas no ofício da enfermagem obstétrica, elas colocavam em análise o que estava sendo vivido em ato, sem ainda terem domínio nem das prescrições nem das regras tácitas do ofício. Ao mesmo tempo, entendemos que as fotos – ou marcas do trabalho – eram um modo de acessar a experiência nascente das REO, ainda despida de certas capturas e amarras que poderiam ser encontradas na experiência de profissionais que estão mais tempo envolvidos com a assistência ao ciclo gravídico.

Outro tensionamento derivou de as proponentes da oficina de fotos serem servidoras da EEAAC-UFF e coordenadoras do Projeto Plural, onde as REO faziam o curso de Residência. A atividade de pesquisa, portanto, era feita por pesquisadores que fariam uma intervenção em seu ambiente

O TRABALHO COMO OPERADOR DE SAÚDE

de trabalho.[14] Era necessário sustentar a tensão de desenvolver duas atividades, pesquisa e trabalho, no mesmo ambiente. Com essa configuração do meio de pesquisa, decidimos sustentar o tensionamento lançando mão dos recursos de intervenção na produção das imagens na oficina de fotos.

Nosso propósito foi intensificar o processo de produção das imagens ao apostarmos na intervenção na foto e na fotocomposição. Preservamos, contudo, o potencial dialógico da experimentação. Fotos que fazem falar e falar com fotos (TITTONI, 2011). As REO, ao dialogarem com as imagens e com o diálogo inscrito na imagem, experimentaram um deslocamento de perspectiva importante para o desenvolvimento do poder de agir.

Reus e Tittoni (2012), fazendo uso do pensamento do filósofo francês Michel Foucault, realizaram investigação com a equipe de enfermagem do centro cirúrgico de um hospital de Porto Alegre, no Rio Grande do Sul. As autoras asseveram que o trabalho com a fotografia, utilizando a intervenção na imagem, possibilitou a criação de um espaço para discussão e análise dos modos de trabalhar da equipe de enfermagem, na relação com pacientes e outros profissionais de saúde.

Compreendemos a possibilidade de intervenção na imagem como um convite aos trabalhadores para desacostumarem o olhar, a criarem um olhar para o que é visto todo dia com a vista cansada. Podemos falar em uma oxigenação do olhar, uma vitalidade do olhar que leva o trabalhador a criar um olho. O novo olhar que produz um novo olho. É na ação de olhar que o novo olho surge e traz consigo outros modos de ver e de fazer o trabalho. Esse olho é sujeito e objeto, singular e coletivo. Tudo depende de como o olho vai compor as imagens com o seu meio de trabalho, com o que é o genérico da atividade, com as restrições e perspectivas que o olho vive. No nosso modo de ver, a oficina de fotos é um dispositivo de desenvolvimento de olhos, olhares, ações, modos de formação e relações consigo, com o próprio trabalho e com o trabalho dos outros. Por esse motivo, também entendemos a utilização do recurso de intervenção na imagem como "potência para a reinvenção de modos de pesquisar" (TITTONI, 2015, p. 189).

A oficina de fotos realizada com as REO seguiu um fluxo parcialmente predefinido, mas que comportou as modificações surgidas no decorrer dos acontecimentos. Esse planejamento foi tomado como a parte prescrita do método; contudo, deu lugar à variação da atividade tanto de pesquisa quanto

---

[14] Para maiores detalhes sobre este aspecto, bem como para ter acesso às fotos e análises produzidas nessa oficina de fotos, ver a pesquisa de doutorado de Lima (2017).

do ofício analisado. Sendo assim, foi um planejamento situado e movente. Do modo como experimentamos a oficina de fotos, o planejamento foi composto dos seguintes momentos:

1. exposição do projeto de pesquisa à coordenação da Residência em Enfermagem Obstétrica da EEAAC-UFF e à Direção da EEAAC-UFF;

2. autorização de chefias e gerências, aprovação da pesquisa no Comitê de Ética em Pesquisa e outras ações;

3. convite para as REO participarem da oficina de fotos;

4. negociação com as participantes sobre dia, hora, local, aspectos éticos e demais assuntos que precisaram ser acordados;

5. conversa sobre como cada residente faria as fotos, empregando os variados recursos de intervenção na foto digital, bem como sobre a confecção de cenários e demais artifícios de que quisessem lançar mão para produzir as imagens – cada residente usou seu celular pessoal para fazer as fotos;

6. realização de um jogo em que as REO eram convidadas a contar sobre o que faziam ou não faziam, gostando ou não de fazê-lo, no âmbito do curso de Residência;

7. decisão coletiva sobre o que iria ser fotografado, quais temas seriam abordados inicialmente e modo de fotografá-los – nesse ponto, surgiram questões como: mostrar ou não o rosto dos pacientes nas fotos? Quantas fotos seriam debatidas no grupo? Fazer fotos somente dentro da maternidade onde as REO trabalhavam?;

8. após as fotos confeccionadas, amplo debate suscitado pelas imagens;

9. ao final dos encontros da oficina, retomada dos momentos anteriores, promovendo-se uma reflexão sobre o que foi vivido.

Propusemos às REO que cada uma delas produzisse fotos explorando o processo de criação das imagens. Por isso, as convidamos a confeccionar as fotos usando variados artifícios tecnológicos, como aplicativos de celular, para manipulá-las. As fotos foram confeccionadas a partir de temas e questões sobre a atividade das REO, acordados coletivamente. Os pontos iniciais que serviram como orientação geral para a ação de fotografar foram:

a. quais sentidos que a fotografia confeccionada tem;

O TRABALHO COMO OPERADOR DE SAÚDE

b. elemento escolhido para ser fotografado e sua relação com a atividade de formação;

c. elementos que não foram escolhidos, mas que apareciam na fotografia;

d. elementos importantes que foram excluídos da imagem;

e. o que a residente gostaria de ter fotografado, mas não o fez;

f. como o cenário da fotografia foi elaborado;

g. quem ajudou ou impediu a confecção da foto;

h. reflexões sobre o ato de fotografar.

A oficina de fotos possibilitou o acompanhamento da experiência de criação de modos de agir, dos momentos de bifurcação do percurso da residência e dos movimentos da atividade de formação. Nessa perspectiva, a oficina de fotos revelou-se como um dispositivo de intervenção que cuida da formação e ensina a cuidar – no sentido que Clot (2010a) dá ao cuidar do trabalho para cuidar dos trabalhadores, afirmando que isso produz saúde e desenvolve o poder de agir dos protagonistas da atividade, enriquecendo o gênero profissional e criando outras possibilidades de existência. A atividade, assim como a vida, persevera.

Observamos que a oficina de fotos com as REO funcionou como uma caixa de ressonâncias, ampliando a duração e a intensidade da atividade de formação, ao propor a análise da atividade por meio da confecção das fotos e dos debates. Ela fez perdurar os ecos da atividade: ver, ouvir, falar, sentir de outros modos a atividade formadora. Consideramos que foi possível vivenciar a formação como processo ora no formato curso de residência e suas prescrições, ora em outros modos imprevisíveis. Uma formação como processo vivo em que é possível afirmar a potência de renormatização tanto do sujeito enredado nos conflitos de sua atividade quanto do gênero da atividade profissional. Formar-se no gênero e formar o gênero. É nesse sentido que falamos da oficina de fotos como um método comprometido com o desenvolvimento do poder de agir das REO, uma experiência de análise da atividade que propiciou o compartilhamento e a discussão do vivido na atividade de formação, que lançou luz sobre aspectos da atividade que não estavam no centro da cena e que expôs divergências e modos diferentes de vivenciar a atividade de formação. Também foi possível perceber que a experiência de análise da atividade teve a potência de investir na criação de recursos para a ação.

Ensejos finais: tramas e dobras

Em nosso modo de experimentar a oficina de fotos, construído com uma trama metodológica em que a variação e os diferentes modos de produzir a foto são convocados para produzir diálogos sobre o trabalho, consideramos que a atividade de fotografar faz uma dobra sobre a atividade de trabalho. Uma dobra que coloca o fotógrafo, simultaneamente, dentro e fora da ação do trabalho cotidiano. Uma dobra que engendra novas perspectivas, outros olhares do protagonista da ação sobre sua atividade. Ao observar seu fazer, o trabalhador tem a oportunidade de interrogar-se sobre os processos que vive, de dialogar sobre seus dilemas, feitos e desfeitos. É nesse sentido que é possível falar que a oficina de fotos é uma via para o desenvolvimento do poder de agir e para a produção de saúde. Aqui destacamos que, ao desenvolver o poder de agir, o trabalhador lança mão de novos modos de ser e estar no trabalho, ou seja, compõe mundos que antes eram inusitados.

Seguindo nosso referencial metodológico, podemos dizer que a pesquisa, ao utilizar a oficina de fotos, compõe um novo coletivo profissional, que se cruza com os já existentes no ambiente pesquisado, produzindo novas estilizações que realimentam o coletivo profissional do ofício em análise. Com isso, buscamos meios de assessorar os coletivos em formação na tentativa de manter e ampliar seus recursos para a ação (SILVA; ALVES, 2014).

Entendemos que a análise da atividade torna mais claro o processo de produção conjunta de saberes e permite que os protagonistas da ação visualizem a sua participação na construção do conhecimento e da sua própria formação (SILVA; ALVES, 2014). No caso da oficina de fotos que nos dedicamos a expor neste capítulo, à medida que as REO produziram imagens sobre a atividade de formação (LIMA, 2017), elas foram protagonistas na construção de seus modos específicos de aprender, de trabalhar e de produzir significados subjetivos e coletivos.

PENSAR A CLÍNICA COMO TRANSOFÍCIO: DA MULTIPLICIDADE QUE A COMPÕE AO GESTO QUE A CARACTERIZA

Camila Andrade
Luciana Gomes da Costa Albuquerque

Este trabalho é um recorte de nossa dissertação de mestrado "Supervisão coletiva: uma clínica da clínica", apresentada ao Programa de Pós-Graduação da Universidade Federal Fluminense (UFF), em 2014. O tema da dissertação era a supervisão coletiva do trabalho clínico. Partindo de uma abordagem transdisciplinar da clínica e nos apoiando em referenciais teóricos da clínica da atividade e da análise institucional, afirmávamos a supervisão coletiva como um dispositivo que promove o poder de agir dos clínicos. Como base para esta ideia, a dissertação propunha pensar a clínica como um ofício transdisciplinar que comporta um gesto clínico, gesto este que a caracteriza: a sintonia do afeto. Tomávamos a clínica como composta por uma multiplicidade de elementos, mas caracterizada, como transofício, pelo gesto da sintonia do afeto.

Tal proposição se construiu em meio aos encontros de pesquisa e orientação do Núcleo de Estudos e Intervenções em Trabalho, Subjetividade e Saúde (Nutras/UFF), onde alguns trabalhos já tinham abordado a análise da atividade clínica. A dissertação de Albuquerque (2010), por exemplo, acompanhou os encontros de supervisão clínica institucional de um Centro de Atenção Psicossocial (CAPS) como um espaço onde os próprios técnicos de uma equipe pública de saúde mental colocavam em análise seu fazer clínico. Buscando sustentar uma relação clara e ativa entre a dimensão política da clínica e a dimensão clínica da política, esses encontros foram tomados como espaços coletivos de coanálise, como uma clínica da clínica. Dessa experiência emergiu a proposição de um novo gênero profissional em construção: o trabalhador de saúde mental na reforma psiquiátrica. Tal gênero, independentemente das mais variadas formações profissionais dos trabalhadores que o compõe, seria essencialmente caracterizado pelo gesto clínico do cuidado num viés psicossocial transdisciplinar nos dispositivos da reforma psiquiátrica.

No presente texto elegemos dois conceitos utilizados em nossa dissertação que consideramos importantes para pensar as questões do trabalho como operador de saúde: os conceitos de transofício e gesto. Nossa pesquisa está voltada para a atividade clínica, apontando a dimensão transdisciplinar deste trabalho; no entanto, entendemos que esses conceitos não se aplicam apenas ao trabalho clínico, mas podem ajudar a pensar o trabalho de maneira mais ampla. Apresentamos esses conceitos a fim de sustentar a ideia de que há modos de fazer o/no trabalho que ajudariam o trabalhador a executar sua atividade de maneira potente, ressaltando a importância de se estar em relação com outros trabalhadores, criando-se um coletivo em que o estar em relação possibilite a troca de experiências subjetivas, abrindo espaço não apenas para a transmissão da atividade, como mera imitação ou repetição, mas também como espaço para a criação do novo. Como um acréscimo a esse recorte de nossa dissertação, trazemos uma breve contribuição da musicoterapia, a fim de apresentarmos a escuta como um exemplo do que chamamos de gesto clínico.

Dito isso, faz-se necessário nos determos em primeiro lugar sobre o que estamos entendendo por "clínica". Afirmamos que a clínica não está restrita a uma especialidade, a uma profissão. Seguimos a ideia de que não é necessário ter certa graduação para ser clínico, mas é preciso que algo se dê para que a clínica aconteça. Segundo Dutra (2004, p. 384), "não importa em que lugar ou espaço o ato clínico aconteça, seja no âmbito privado ou público, numa relação diádica, grupal ou coletiva", o que conduz a clínica é uma ética, e não referenciais endurecidos.

Na pesquisa de Albuquerque (2010), por exemplo, durante um encontro de supervisão, a discussão de um caso em que o motorista do CAPS teve uma grande participação e interferência clínica esbarrou na temática dos prontuários. Quem poderia usá-los? Quem poderia escrever num prontuário? O que poderia ser definido como acompanhamento clínico? As experiências do motorista ou da cozinheira com determinado usuário deveriam ser registradas? Concluiu-se que, independentemente da formação acadêmica, todos deveriam ser vistos como trabalhadores de saúde mental numa unidade psiquiátrica substitutiva ao hospital.

Assim, diferentes ocupações compõem o ofício clínico. Reconhecemos que nós, como pesquisadores, possuímos uma profissão, a de psicólogo, que nos atravessa e que tem influência no modo como pensamos; nosso objetivo é pensar uma clínica ampliada, não restrita a especialismos, e, a partir daí, avançar com um pensamento acerca da clínica que ultrapassa o pertencimento a uma única profissão, se tornando o que chamamos de um *transofício*.

Ao propormos a clínica como um ofício transdisciplinar, ou, como chamamos, um transofício, faremos uma discussão sobre diferenças entre profissão e ofício, mostrando como o ofício de clínico se constrói num entrelaçamento de saberes técnicos/teóricos com saberes mais "artesanais"[15]. Pensamos a composição desse ofício, com seus componentes pessoais, interpessoais, impessoais e transpessoais, dando destaque à sua dimensão transpessoal: o gênero. Falamos do gênero clínico, parte desse ofício, que é uma memória comum a todos do ofício, mas é também o que se abre para a transformação. É apostando num gênero clínico, cujo modo de composição se faz num grau de abertura para a criação muito elevado, que pensaremos nele como um gênero transdisciplinar.

Continuando com a ideia da clínica como transofício, buscamos pensar um gesto do clínico, a partir das discussões trazidas pela clínica da atividade a respeito do gesto de ofício. Como interlocutor nessa questão, trazemos Daniel Stern (1992) e o seu trabalho sobre o desenvolvimento do bebê, sendo nosso objetivo pensar a sintonia do afeto como o gesto clínico, o que permite que a clínica aconteça.

A clínica a partir de uma composição ética e a clínica da atividade

Iniciamos apontando o entendimento que temos da clínica pensada a partir de sua composição com a ética. Considerando as pontuações de Suely Rolnik (1995), tratamos de uma compreensão da ética atrelada a uma maneira específica de entender o que nomeamos de "o outro". Nesta direção, a ética estaria ligada ao plano do visível, ao plano das formas, ao que a consciência pode apreender. Em seu texto "À sombra da cidadania: alteridade, homem da ética e reinvenção da democracia", a autora afirma que:

> [...] numa primeira aproximação, mais óbvia, o outro é tudo aquilo (humano ou não, unitário ou múltiplo) exterior a um eu. Isso é o que se apreende no plano do visível, captável pela

---

[15] Chamamos "artesanal" os saberes singulares, adquiridos na prática, nos encontros, no diálogo do profissional com os conceitos que informam a prática. Acompanhando Clot e Prot (2003, p. 184): "De acordo com Vygotski existem duas maneiras de pensar: a partir da experiência, para agir, e a partir dos conceitos, para conhecer as propriedades do mundo. Esta diferença de natureza dá ao pensamento uma dupla raiz. Todo pensamento seja ele referido à atividade científica ou à atividade do operador em situação profissional".

> percepção: há nesse plano uma relação entre um eu e um ou vários outros (não só humanos, repito), unidades separáveis e independentes. (ROLNIK, 1995, p. 3).

No entanto, há também o plano do invisível, o plano dos fluxos, das forças. Nesse plano, as composições e as decomposições vão se fazendo, há um processo constante de diferenciação, que, ao alcançar certo limiar, pede a criação de novas formas, a fim de dar corpo para que essas mudanças se tornem visíveis. Quando damos passagem a essas forças, quando respondemos a essa diferenciação, nos tornamos outros. É uma dimensão diferente de outro com que estamos lidando. É a alteridade em nós.

Ao atentarmos para a dimensão do invisível, para a alteridade em nós, também deslocamos o sentido de ética. A ética não estaria mais ligada ao plano das formas, ou seja, a uma subjetividade entendida como individualidade, que supõe o outro como exterior ao eu interior.

Assumir uma postura ética requer que nos interessemos pelo plano do invisível. Ao nos voltarmos para os afetos, para as sensações, acessamos esse plano onde se dá a produção dos modos de subjetivação, onde os movimentos acontecem. A aposta é, então, na criação de sentido, na possibilidade de abertura, na construção de novos modos de existir tendo como critério ético a potência de vida.

Na clínica, acompanhamos o traçado das formas nos territórios constituídos, mas estamos, além disso, atentos para o que está se transformando e se diferenciando. Tratar-se-ia, então, de apreender e incitar o exercício da alteridade no percurso tecido na vida daquele que nos procura pedindo ajuda, mas, igualmente, no trajeto do clínico, criando uma relação analítica portadora de uma outra cumplicidade. Cumplicidade, agora, coletiva da produção da alteridade em nós.

Nessa perspectiva, podemos entender a clínica como acolhimento. E acolher é "considerar as subjetividades como constituindo-se num mundo em que as dimensões históricas, sociais e culturais exercem o seu papel no processo de subjetivação" (DUTRA, 2004, p. 385-386), e ainda,

> [...] significa pensar o mundo vivido e a realidade, nossa e a do outro que acolhemos, não só com a visão da provisoriedade da existência, mas também com o olhar da diversidade, da pluralidade e complexidade que constituem a natureza humana, porém sem perder de vista a singularidade que caracteriza a condição humana.

Se entendermos que a clínica se faz nesse tensionamento de não saber anteriormente o que será produzido, há uma aposta que é feita a cada encontro de que aquele será um bom encontro, de que novas possibilidades de vida podem ser construídas. No entanto, o que o clínico pode fazer é apontar as linhas de ruptura, os pontos onde os territórios estão se desfazendo, mas cabe ao clinicando escolher dar passagem ou não às linhas, investir na criação de novos territórios. A cada encontro faz-se uma aposta.

> Nessa perspectiva, entendemos que, além de uma atitude de acolhimento, expressa no inclinar-se em direção ao doente (klino), a clínica porta também esta dimensão de desvio criativo (clinamen), que faz do ato clínico uma relação intercessora, colocando-se no lugar de passagem, abrindo-se para o diferir que se produz neste encontro de corpos que, em interferência mútua, criam mundos possíveis, construídos na abertura do afetar e do se deixar ser afetado por esta experiência (BARROS; LOUZADA; VASCONCELLOS, 2008, p. 17).

O conceito de clinamen é usado aqui a partir do sentido que tem na filosofia grega para designar o desvio que permite aos átomos, ao caírem no vazio em virtude de seu peso e de sua velocidade, se chocarem, articulando-se na composição das coisas. A clínica se faz afirmando esse desvio (PASSOS; BARROS, 2001).

Esse tensionamento pode se constituir como força para enfrentar os problemas colocados pela diferença e sustentar o que emerge de novo, criando condições para que novos modos de subjetivação se produzam e que outras possibilidades de vida sejam inventadas. A clínica tem como função facilitar a relação entre os modos de subjetivação constituídos e os novos territórios, os mundos produzidos pelas diferenças.

Dutra (2004) diz que uma nova concepção de clínica implica a construção de um olhar no qual o sujeito seja pensado como aquele que se constitui no mundo, em relação a ele, mundo este que também está se construindo no processo.[16] Sob tal acepção não se comporta mais uma separação entre a clínica e a política,[17] ela exige da clínica um posicionamento ético e político.

---

[16] Ao se referir à atividade Clot (2010c, p. 23), diz que "o sujeito constrói aí seus instrumentos, além de se reconstruir não por viver simplesmente em seu mundo, mas por produzir um mundo para viver"; diz ainda que, "ao produzir seu meio para viver com, ou contra, os outros, ao dirigir-se a eles ou dar-lhes as costas, mas sempre em comparação com eles e em contato com o real, é que o sujeito se constrói".

[17] A necessidade de pensar a clínica com uma abordagem política vem sendo discutida por diversos autores, apontando para a concepção de que qualquer intervenção é política, "por mais insignificante que pareça, [...], uma vez que sempre provoca efeitos no coletivo e repercute no projeto como um todo" (NASCIMENTO; MANZINI; BOCCO, 2006, p. 15-16).

Sustentar uma prática clínica que se afirme como política é de grande importância se entendemos que nessa prática estamos lidando com processos de produção de modos de subjetivação,[18] com produção de realidades, pois estaremos numa posição de questionamento constante dessas formas tidas como concluídas. Para Barros (2005), a função da clínica é promover a "devolução do sujeito ao plano da subjetivação, ao plano da produção que é plano do coletivo" (BARROS, 2005, p. 23). Pensar dessa maneira nos torna comprometidos politicamente.

Como ressalta Clot (2010c), a clínica da atividade se encontra entre as clínicas do trabalho e, sendo assim, seu objetivo é pensar o trabalho e o trabalhador, ou melhor dizendo, a atividade, entendida como "movimento de apropriação de um meio de vida pelo sujeito, livre jogo - ou amputação - desse movimento. Em outras palavras, antes de mais nada, desenvolvimento, ou subdesenvolvimento real das relações com as coisas pela mediação do outro" (CLOT, 2010c, p. 6-7).

Ao ser questionado sobre o emprego da palavra "clínica" em uma entrevista, Clot (CLOT *et al.*, 2006) diz que essa ideia se baseia no fato de que a psicologia do trabalho parte da realidade do trabalho (campo) e volta para o campo, e que não é possível que se faça isso sem que haja transformação da situação de trabalho. Ele diz: "A concepção que tenho da 'clínica' é buscar a transformação. [...] A clínica não é apenas para conhecer, mas é um dispositivo de ação e do conhecimento para a ação, para a transformação" (CLOT *et al.*, 2006, p. 102).

Mais tarde, ao reportar-se aos motivos que o levaram a escolher falar de clínica do trabalho ao invés de psicologia clínica do trabalho, Clot (2010c, p. 12) liga novamente o sentido da clínica à ação, apontando dois objetivos. O primeiro é

> [...] atribuir um privilégio à ação – a clínica – a fim de transformá-la na mola propulsora de uma psicologia tout court, remontando aquém das oposições fixadas entre o social, o cognitivo e o afetivo que negligenciam justamente a atividade real (CLOT, 2010c, p. 12).

O segundo é aproximar a subjetividade do trabalho de maneira diferente do que até o momento se fez, por meio da renovação do conceito de atividade (CLOT, 2010c, p. 12).

---

[18] Já não cabe falar de uma forma acabada. O sujeito é essa forma, resultante de processos que não se concluem.

O TRABALHO COMO OPERADOR DE SAÚDE

A atividade, segundo Clot (2010c, p. 11), "vincula ou desvincula o individual e o social, [...], os sujeitos entre si e esses sujeitos com os objetos que os mobilizam". Ele considera a atividade a menor unidade do intercâmbio social. Entende que o sentido de uma clínica da atividade é o confronto com esses processos sociais a fim de que possam diferir dos "círculos viciosos que, atualmente, ainda são demasiadamente presentes" (CLOT 2010c, p. 11).

Outro ponto importante para o uso de clínica destacado por Clot na entrevista supracitada é a inclusão da dimensão da subjetividade. Ele diz que não é possível falar de atividade sem falar de subjetividade; para ele atividade e subjetividade são inseparáveis.

> Por isso que uso o termo "clínico": clínico do ponto de vista de meu engajamento, do lado da experiência vivida, do sentido do trabalho e do não sentido do trabalho; "clínico" do ponto de vista da restauração da capacidade diminuída [...] a "clínica" é a ação para restituir o poder do sujeito sobre a situação (CLOT *et al.*, 2006, p. 102).

É interessante destacar que, ao falar da questão da subjetividade (CLOT *et al.*, 2006), Clot não torna a clínica da atividade uma clínica individualizante; ele frisa que "na clínica do trabalho a questão do coletivo é o problema central" (CLOT *et al.*, 2006, p. 102), e em outro texto acrescenta que

> [...] as construções subjetivas nunca são nada além de re-criações, às vezes irreconhecíveis, dos conflitos que atravessam e circulam na atividade coletiva e individual. Sua origem se encontra, aliás, não propriamente no 'social' como tal, mas no que permanece inacabado nele e, portanto, deve ser produzido. [...] a possibilidade de fazer de outro modo o que já foi feito com os outros [...] A transformação coletiva do trabalho real dos sujeitos me dá a impressão de ser *o que há de mais produtivo para as construções subjetivas* (CLOT, 2010c, p. 24, grifos do autor).

Resumindo, podemos entender que para a clínica da atividade o sentido do conceito de clínica está ligado à intervenção, ao trabalho de campo, à ação.

Apesar de haver uma tensão entre os conceitos de clínica apresentados, acreditamos que eles não são antagônicos; mais que isso, apostamos que para sustentar o conceito de clínica como exposto anteriormente é fundamental a possibilidade de que uma clínica do trabalho do clínico aconteça. Como nos dizem Barros, Louzada e Vasconcellos (2008, p. 17):

A direção que indicamos para uma Psicologia construída na interlocução com a Clínica da Atividade é, assim, a de cartografar os processos de trabalho; construir novos sentidos que possam se constituir como linhas que fogem do modelo hegemônico proposto para os profissionais Psi, seu mandato social, criando outras direções e, nessa construção, efetuar uma cartografia com os trabalhadores acerca do trabalhar.

Para que o trabalhador da clínica possa, em sua prática, dar condições àquele que o procura de se aliar aos processos de subjetivação, devolvendo a ele a autonomia, é preciso que esse clínico tenha, ele mesmo, como desenvolver o seu poder de agir.

Fizemos todo esse caminho a fim de afirmamos uma clínica não centrada num especialismo, e sim uma clínica que é ampliada, por se constituir a partir de uma outra lógica, que comporta em si a possibilidade de uma clínica para a clínica. Tudo isso se faz a partir do entendimento de que o ofício clínico é um transofício, uma vez que atravessa e é atravessado por diferentes profissões e ocupações, e que também o gênero clínico é um gênero transdisciplinar.

A clínica como transofício

1. Para além de um especialismo – por um transofício

Como já dissemos, queremos pensar a clínica como um transofício. E, embora a clínica da atividade não se detenha numa diferenciação, nos interessa pensar que ofício não é sinônimo de profissão.

Utilizaremos a referência da sociologia das profissões para diferenciar o que chamamos de ofício do que se entende por profissão e, convocando a clínica da atividade, pretendemos pensar a clínica como um ofício que se constitui como uma multiplicidade, uma vez que é composto por uma variedade de elementos, um ofício transdisciplinar, ou, como chamamos, um transofício.

Há na sociologia das profissões diferentes linhas que pensam de maneira diversa o que é profissão; no entanto há pontos característicos que podem ser usados como invariantes nessas definições.

Podemos dizer que o que define uma profissão, para essas teorias, é "o domínio de uma *expertise* e a demarcação de fronteiras no mercado de trabalho que possibilitem certo monopólio no desenvolvimento de atividades que tenham como base essa *expertise*" (NASCIMENTO, 2007, p. 108). A profissão se liga, então, à construção de um especialismo.

São também características que definem uma profissão sua vinculação a um conhecimento técnico-científico; possuir uma autorização (o diploma) para ser exercida, uma regulamentação (código de ética), instâncias de proteção e vigilância (conselhos, associações) e uma exigência de estruturação (credenciamentos, cursos de ensino superior).

Um conceito interessante para pensar a questão das profissões é o de profissionalismo. O profissionalismo seria "um processo social desenvolvido por certas ocupações" (NASCIMENTO, 2007, p. 106), que vai dando legitimidade a estas e o poder de exercer o monopólio de práticas ocupacionais.

O profissionalismo cria não só *experts*, mas também leigos que vão depender do conhecimento destes experts (NASCIMENTO, 2007, p. 107).

> Para Freidson (1996), os elementos principais do profissionalismo são: a) a produção de saber abstrato, com monopólio sobre uma área especializada do conhecimento; b) a autonomia profissional para realizar diagnósticos; c) o controle do mercado através do credenciamento; d) a obtenção das credenciais no ensino superior (NASCIMENTO, 2007, p. 109).

Ele se relaciona com a criação de mecanismos que possibilitem o monopólio de uma prática profissional. Nesse processo a profissão passa a ter uma exigência de credenciais, e é o ensino superior o principal meio de consegui-las, ao menos no Brasil. Ela está ligada a um conhecimento específico.

Há também um caráter normativo das profissões. Elas, "a partir da *expertise* e do monopólio sobre esta", são autorizadas a dizer como a "sociedade *deve ser*" (NASCIMENTO, 2007, p. 111). Por isso uma análise das profissões deve vincular a questão do profissionalismo a outros processos sociais, assim como a participação do Estado na legitimação e manutenção do profissionalismo.

Mas o que diferencia uma profissão de um ofício?

Podemos dizer que as profissões estão ligadas às "artes liberais", a um trabalho intelectual, enquanto os ofícios estão ligados às "artes mecânicas" ou a trabalho manual.

O ofício estaria calcado num saber prático. Haveria um "mistério" nos métodos de trabalho, que seria passado no próprio fazer da atividade. O ofício "se aprende dentro do mercado de trabalho" (NASCIMENTO, 2007, p. 110), enquanto a profissão se aprende em instituições de ensino.

Resumindo, a diferença entre ofício e profissão, para a sociologia das profissões, residiria no fato de que o ofício se baseia principalmente em conhecimentos práticos. A experiência e o treinamento prático extensivo são as bases de como se compõem os ofícios. Já a profissão tem uma especialização que é fundamentada teoricamente (NASCIMENTO, 2007, p. 109).

Essa definição de ofício ainda é uma definição inicial, não aprofundada, no entanto entendemos que ela já nos apoia no exercício de pensar a clínica. Um dos pontos que nos chama a atenção é o fato de ela desvincular o ofício de um especialismo. Para nossa discussão é muito importante desvincular a clínica da ideia de uma especialidade de alguma profissão.

Então, quando nos propomos a pensar a clínica como um ofício, estamos apostando que é possível fazer ruir a ideia de que a clínica está restrita a uma única profissão, de que o clínico precisa de um diploma específico, um curso superior exclusivo.

Pensamos aqui o ofício clínico como um transofício. Um ofício que se compõe por uma multiplicidade de atravessamentos, comportando em si diferentes profissões e ocupações. Retomamos o que foi dito anteriormente sobre o ofício ter como base um conhecimento que se dá no fazer, "artesanal", mas destacamos que o ofício clínico não pode abrir mão de uma formação que abarque um pensamento mais cuidadoso, ou seja, um trabalho teórico sobre esse fazer.

Voltando à clínica da atividade, podemos dizer que as raízes do ofício se encontram nos "saberes da ação frente aos acontecimentos" (CLOT, 2010c, p. 282). Fazendo referência à psicopatologia do trabalho, ao citar Dejours, Clot (2010c) diz que é possível pensar um sentido de ofício como sinônimo de um coletivo de pertencimento. "O coletivo garante a socialização e a identificação a uma comunidade de ofício. Por último a profissionalização estabiliza as regras" (CLOT, 2010c, p. 282). De acordo com esse pensamento, o ofício vive a partir dos profissionais, mas os supera.

Essa superação se dá porque, apesar de ser necessário para que haja ofício fazer parte de uma "comunidade profissional" (CLOT, 2010c, p. 286), esta comunidade precisa ser capaz de se conservar, ela não pode funcionar

O TRABALHO COMO OPERADOR DE SAÚDE

apenas em uma única situação, mas ela precisa possuir uma história, uma memória coletiva, que é o gênero. O gênero inscreve o ofício em uma "história técnica, cognitiva e, até mesmo, corporal" (CLOT, 2010c, p. 287).

O ofício é, para cada um, "na atividade, um instrumento técnico e psicológico. Ele é relativo ao objeto do trabalho, a si mesmo e aos outros" (CLOT, 2010c, p. 287). E é por isso que, segundo Clot (2010c, p. 290), o ofício possui "várias vidas simultâneas", sendo no seu movimento que ele mostra o que é: "*ao mesmo tempo, pessoal, interpessoal, impessoal e transpessoal*" (grifos do autor).

Podemos dizer que as tarefas prescritas formam o impessoal, o que há de mais instituído.[19] O pessoal e o interpessoal são a parte instituinte do ofício, o "vivo" (CLOT, 2010c, p. 290). Por meio da motricidade dos diálogos (consigo e com os outros) sobre o real do trabalho, o ofício vai se transformando. É na atividade que, para realizar a tarefa, o ofício acaba sendo repensado coletivamente. O transpessoal é a memória profissional, a história, ou seja, o gênero, que atravessa a "todos e a cada um" (CLOT, 2010c, p. 290).

A atividade pessoal e interpessoal institui o impessoal e o transpessoal.

> O ofício absorve os conteúdos técnicos, cognitivos e afetivos, tirados de todo o contexto profissional em que ele se faz atualmente, alimenta-se deles e põe-se a designar, ao mesmo tempo, algo maior e menor do que está contido na sua definição geral considerada fora de qualquer contexto: mais porque o círculo de suas possibilidades se amplia em função do poder de agir efetivo em cada situação singular. [...] Se o ofício fornece o equipamento à atividade, em compensação, esta o modifica (CLOT, 2010c, p. 293-294).

Voltando à nossa diferenciação entre ofício e profissão, podemos dizer que as profissões se inserem no impessoal do ofício. Elas comportam o prescrito. Quando pensamos um transofício composto por diversas profissões e ocupações, precisamos reconhecer que há necessidade da existência de certas regras, que estão associadas ao que vimos como a regulamentação das profissões. Podemos também, retomando o que dissemos anteriormente sobre os gêneros, pensar a profissão como um gênero de técnicas, como "um gênero que instala as condições iniciais da atividade em curso, prévia a ação. Pré-atividade. Resumo protopsicológico disponível para a atividade

---

[19] Os conceitos de instituído e instituinte são usados aqui a partir dos referenciais da Análise Institucional. Para mais explicações sobre tais conceitos, ver Lourau, 1993.

em curso" (CLOT, 2010c, p. 124). E não só isso, também podemos incluir nessa dimensão a necessidade de se construir reflexões teóricas que também vão balizar o trabalho desse ofício.

Pensamos a clínica como um transofício, que se alimenta de uma via feita pelas profissões que o compõem, mas que carrega consigo um gênero clínico que é também ele transdisciplinar, que consiste em uma memória coletiva, uma história que constrói a partir das dimensões pessoal e interpessoal, ao passo que estas são as dimensões do movimento, da ação, nas quais é possível retomar a tarefa e repensá-la, modificando o próprio gênero – a dimensão transpessoal do ofício.

1.1 Os gêneros da atividade – a dimensão transpessoal do ofício

Quando nos referimos a um gênero clínico, estamos pensando em um gênero de atividade, um gênero transofício, que não apenas comportará a história de um gênero profissional, mas também será um gênero composto por múltiplos atravessamentos, por gêneros tanto discursivos quanto técnicos que compõem determinado meio social.

Faz-se necessário, portanto, conceitualizarmos o que estamos chamando de gênero de atividade. A clínica da atividade, com base no que propõe Bakhtin (2011), utiliza os conceitos de gênero e estilo para falar da atividade.

Bakhtin (2011), ao pensar a linguagem, aponta para a importância do diálogo, colocando o enunciado como a unidade de base da troca verbal. Ele vincula a palavra a um gênero discursivo. Os gêneros seriam um estoque desses enunciados previsíveis. De acordo com ele, "cada campo de utilização da língua elabora seus *tipos relativamente estáveis* de enunciados" (BAKHTIN, 2011, p. 262, grifos do autor): o gênero.

Os gêneros fixam o regime social de funcionamento de uma língua num determinado meio. Segundo Clot (2010c, p. 121), os gêneros são os "falares sociais em uso em uma determinada situação". Eles definem a participação em um grupo e como agir neles.

Os gêneros organizam a fala e são relativamente estáveis, ao mesmo tempo em que carregam consigo a necessidade de sua recriação.

Ao transpor o conceito de gênero para pensar a atividade, Clot (2010c, p. 121-122) entende o gênero como um arcabouço de saber que torna possível não ser preciso (re)especificar a tarefa toda vez que ela se apresenta.

Além dos gêneros discursivos, há, portanto, os gêneros de técnicas. Estes seriam um arcabouço de técnicas em uso num meio profissional e funcionariam criando uma "ponte entre a operacionalidade formal e prescrita dos equipamentos materiais e as maneiras de agir e pensar de determinado meio" (CLOT, 2010c, p. 123).

Conjuntamente, os gêneros discursivos e os gêneros de técnicas formam os gêneros de atividades. Os gêneros de atividades

> [...] são os antecedentes ou os pressupostos sociais da atividade em curso, uma memória transpessoal e coletiva que confere seu conteúdo à atividade pessoal em situação [...]. Essas maneiras de considerar as coisas e as pessoas em determinado meio de trabalho formam um repertório dos atos convencionados ou deslocados que haviam sido adotados pela história desse meio. Tal história fixa os previsíveis do gênero que permitem suportar – em todos os sentidos do termo – os imprevisíveis do real (CLOT, 2010c, p. 123).

A renúncia ao gênero é o início de uma desordem na ação, pois ele desempenha uma função psicológica, ao definir as atividades de maneira independente das características subjetivas dos indivíduos em particular, a partir de seu aspecto transpessoal. "Ele ajusta, não as relações intersubjetivas, mas as relações interprofissionais, ao fixar o espírito dos lugares como instrumento de ação" (CLOT, 2010c, p. 125).

O gênero não é só organização, é também instrumento, sendo constantemente submetido à prova do real. Ele é recurso a renovar e método a ajustar. Ele trata das regras de conduta, dos modos de agir e pensar.

Mas não se pode esquecer que ele é uma construção coletiva. O coletivo faz os recortes que são precisos, e, entendendo que "o meio profissional nunca é somente um meio social, mas sempre, de alguma forma, um meio histórico" (CLOT, 2010c, p. 87), o gênero se constrói a partir dessa história coletiva.

É no coletivo que o gênero clínico pode se constituir e é a partir do funcionamento do coletivo que se tornam possíveis os processos de estilização. Tomamos o coletivo não apenas como a reunião de um grupo de pessoas, mas como algo que diz respeito "a este plano de produção, composto de elementos heteróclitos e que experimenta, todo o tempo, a diferenciação" (BARROS, 2005, p. 23). No coletivo não se trata de "propriedade particular, pessoalidades, nada que seja privado, já que todas as forças estão disponíveis para serem experimentadas. É aí que entendemos que se dá a experiência da clínica: experimentação no plano Coletivo, experimentação pública" (BARROS, 2005, p. 23). É a possibilidade de encontro com a alteridade, de fortalecer os processos de diferenciação.

Dizemos, portanto, que o coletivo é esse meio[20] pelo qual os gêneros da atividade se constituem. E é pela existência dos gêneros que os estilos podem emergir.

Por ser sempre insuficiente, o gênero implica para o trabalhador a necessidade de correr o risco de perder-se, experimentar, enfrentar dúvidas, fazer escolhas mais ou menos arriscadas. Os gêneros são abertos, estão sempre imersos na diversidade.

Acentuamos esse caráter transversal dos gêneros. O gênero "saudável" é aquele que está sempre aberto para a transformação. Por isso os gêneros estão sempre em relação com a multiplicidade, eles estão sempre em relação com outros gêneros, com os múltiplos estilos.

Os processos de estilização se dão porque o gênero não se fecha, ele não se conclui numa forma imutável. Ele é sempre inacabado, possuindo uma estabilidade temporária, precisando ser plástico a fim de dar recursos para a mobilidade, para que seja normativo.

O gênero se encontra, na maior parte do tempo, implícito, subentendido. Só se tornando visível quando confrontado, e é a partir desse confronto que o gênero pode ser pensado e se renovar. Ainda que todos os gêneros comportem essa abertura para o diverso, consideramos que ela varia para cada gênero de atividade e em cada momento nos próprios gêneros. O que defendemos é que o gênero clínico, por ser parte de um ofício que é, ele mesmo, transdisciplinar, não pode abrir mão dessa relação com o plano da alteridade, com os encontros e confrontos. O gênero clínico é também, inevitavelmente, um gênero transdisciplinar, seu grau de abertura ao diferir precisa ser sempre potencializado. Por isso consideramos a importância de se investir em espaços de compartilhamento clínico.

Os processos de criação e recriação do gênero clínico dão-se no mesmo momento em que acontecem os processos de estilização. O estilo está ligado à criação e pode ser entendido como um "modo singular" de fazer funcionar o processo de renovação do gênero. Pelo domínio do gênero é possível fazer modificações nele; essas modificações acontecem de determinadas maneiras, que não se resumem a uma mesma coisa, mas guardam algo de uma repetição.

---

[20] Utilizaremos no texto as palavras "meio" e "território" no mesmo sentido. Ambas fazem referência a um plano coletivo, plano de produção desejante, da criação.

Entendemos que na atividade não é só o gênero do ofício (já ele mesmo transdisciplinar) que se apresenta, mas cada um que dela participa carrega consigo outros gêneros que compõem a sua história singular (um gênero do lugar de onde vive, de onde estudou, do seu grupo de amigos, um gênero familiar etc.), e esses gêneros – que contribuem para a formação de um estilo singular – também vão produzir um processo de estilização daquele próprio coletivo.

Tanto o fortalecimento do gênero quanto a estilização são processos que aumentam o poder de agir do trabalhador, dão a ele autonomia. Esses processos podem acontecer quando é possível para o trabalhador pensar, no sentido de se apropriar de sua atividade.

Quando fazemos o exercício de pensar uma clínica a partir do entendimento de que se trata de um ofício, que não está restrito a uma profissão, e que o gênero que o compõe também comporta essa abertura para a diversidade, surge uma questão: como é possível reconhecer que há um ofício clínico?

Tomamos a discussão levantada pela clínica da atividade a respeito do gesto de ofício (ou, como também aparece, o gesto do gênero da atividade), e, usando a contribuição do trabalho do psiquiatra e pesquisador Daniel Stern (1992), pretendemos pensar o que faz possível afirmar a existência desse transofício clínico e o que garante a sua continuidade, a partir do compartilhamento desse gesto clínico, que estamos considerando como a sintonia do afeto.

O gesto clínico

O gênero, como "diapasão profissional comum" (CLOT, 2010c, p. 161), a história de um meio de trabalho, comporta uma série de palavras, subentendidos e gestos. Os gestos caracterizam determinado gênero.

Clot (2010c, p. 160) destaca o gesto como um espaço de conflito entre gênero e estilo. Isso porque o gesto, em sua parte genérica, seria constituído pela memória de um coletivo, sendo aprendido pela entrada nesse coletivo. O autor sublinha que a simples imitação do gesto não garante que ele aconteça. Para que o gesto se torne efetivo, ele precisa fazer sentido para quem o executa, e é aqui que entra a porção estilística do gesto. É necessária uma apropriação do gesto por parte do trabalhador, a fim de que ele se torne seu. E esse movimento entre o que é genérico e o que é singular pode ser conflitante, mas são esses conflitos que mantêm o gesto do ofício vivo.

Essas questões se tornam muito pertinentes quando pensamos o gesto clínico. Afinal, há um gesto que possa caracterizar o gênero clínico? E como pensar a transmissão desse gesto?

Em grande parte dos ofícios e gêneros profissionais o gesto que os caracteriza é algo visível, diretamente observável; no entanto, quando consideramos o gênero clínico, essa visibilidade já não é tão clara. O que levanta a questão: o que estamos chamando de gesto clínico?

Temos afirmado a ideia de que a clínica é um transofício, não é propriedade de uma profissão. Há um gênero clínico que atravessa e é atravessado por diferentes profissões e ocupações e que vai compondo um ofício transdisciplinar. Um transofício que é composto e compõe um gênero clínico, ele mesmo também transdisciplinar. Essa ideia parte de certo entendimento da clínica que se relaciona diretamente com o que estamos considerando como o gesto clínico.

No texto "Clínica e biopolítica na experiência do contemporâneo", Passos e Barros (2001) descrevem a clínica como uma experiência de desvio. Segundo eles, o sentido da clínica

> [...] não se reduz a esse movimento do inclinar-se sobre o leito do doente, como se poderia supor a partir do sentido etimológico da palavra derivada do grego *klinikos* ("que concerne ao leito"; de *klíne*, "leito, repouso"; de *klíno*, "inclinar, dobrar"). Mais do que essa atitude de acolhimento de quem demanda tratamento, entendemos o ato clínico como a produção de um desvio (clinamen), na acepção que dá a essa palavra a filosofia atomista de Epicuro (1965). Esse conceito da filosofia grega designa o desvio que permite aos átomos, ao caírem no vazio em virtude de seu peso e de sua velocidade, se chocarem articulando-se na composição das coisas. Essa cosmogonia epicurista atribui a esses pequenos movimentos de desvio a potência de geração do mundo. É na afirmação desse desvio, do clinamen, portanto, que a clínica se faz (PASSOS; BARROS, 2001, p. 2).

Para que a clínica possa se fazer enquanto clinamen é necessário que o gesto clínico aconteça, e esse gesto passa pelo sentido de acolhimento da clínica, pela possibilidade de o clínico se "inclinar" àquele que o procura. Ao falarmos de clínica, falamos numa relação, tudo o que se passa na clínica se faz a partir da relação clínico-clinicando. A clínica acontece quando o

O TRABALHO COMO OPERADOR DE SAÚDE

clínico pode "sintonizar" com os afetos do clinicando e vice-versa. Pensando assim, o gesto clínico de acolher está ligado ao que chamaremos com Stern (1992) de "sintonia do afeto".

Sintonia do afeto – o gesto clínico

1. Daniel Stern e o mundo interpessoal do bebê

Muitos comportamentos poderiam ser considerados como o gesto clínico: a escuta flutuante, a interpretação, e assim por diante. Em nossa busca por estes gestos, nos demos conta de que eles já são a forma visível de um processo. Assim, concluímos que o gesto clínico é o próprio processo e que os comportamentos diversos são a parte final deste processo.

Nessas buscas nos encontramos com o livro *O mundo interpessoal do bebê* de Daniel Stern (1992). Livro que é, segundo o próprio Stern, "uma hipótese funcional sobre a experiência subjetiva dos bebês de sua própria vida social" (STERN, 1992, p. 2). Somo apresentados a etapas do desenvolvimento do bebê e como esse desenvolvimento está ligado à sua capacidade de relacionar-se intersubjetivamente. Em sua pesquisa, a partir da observação da interação entre cuidadores e bebês, Stern (1992) entende que o desenvolvimento está conectado com a possibilidade de relacionar-se, e que essa é uma experiência subjetiva e não apenas comportamental. Nos próximos parágrafos apresentamos de maneira resumida as ideias apresentadas por Stern (1992), considerando que o que ele nos traz liga-se ao que entendemos sobre as questões do transofício.

Ao se questionar sobre por onde "começar a inventar a experiência subjetiva dos bebês de sua própria vida social", Stern (1992, p. 3) toma como ponto central a existência de um senso de si.[21] Podemos dizer que o senso de si é o que experimentamos como um

> [...] corpo único, distinto, integrado; há o agente das ações, o experienciador dos sentimentos, o realizador das intenções, o arquiteto dos planos, o transpositor da experiência da linguagem, o comunicador e compartilhador do conhecimento pessoal. [...] Nós processamos instintivamente nossas experiências de uma forma tal que elas parecem pertencer a um tipo de organização subjetiva única, que comumente chamamos de senso de si (STERN, 1992, p. 3).

---

[21] Utilizamos aqui a expressão "senso de si" ao invés da expressão "senso de eu", que é como consta na tradução do livro que utilizamos (Stern, 1992), por considerarmos – a partir de estudos sobre o tema, assim como de nossa relação com outros referenciais teóricos – que a ideia de senso de si condiz com o que nos propomos a pensar.

É importante ressaltar que para o autor "o senso de si não é uma teoria cognitiva. Ele é uma integração experiencial" (STERN, 1992, p. 63).

Stern marca a existência desses sensos de si antes da aquisição da linguagem. Para ele, a entrada da linguagem e de uma autorreflexão revelam a existência desses sensos de si pré-verbais, assim como os transformam em novas experiências. Ou seja, o senso de si que percebemos como unidade vai se formando a partir de sensos de si que começam a se formar desde o nascimento, que tem uma continuidade e se transformam ao longo da vida.

Os sensos de si não são fases sucessivas do desenvolvimento; depois de formados eles permanecem funcionando e ativos por toda a vida, "todos continuam a crescer e a coexistir" (STERN, 1992, p. 8). Ele os descreve como domínios de si que se criam e se estabelecem.

Segundo Stern (1992, p. 61), há um senso de si nuclear, no qual o bebê apresenta um senso integrado de si próprio, assim como das outras pessoas, tendo-as como "interatuantes distintos e separados". Desde cedo o bebê possui um senso de si nuclear e de outro nuclear que lhe permite uma diferenciação dele e do outro.[22] Dessa forma, o estar com o outro constitui atos ativos de integração, o que Stern (1992, p. 89, grifo nosso) chama de "senso de si *com* outro". Na relação com o outro, o bebê vai regulando sua própria experiência, é o que ele nomeia como outro autorregulador.

Essa experiência do "estar com" não é apenas objetiva, ela é também subjetiva. Não só comportamentos são mudados, como também afetos. E, num certo ponto, o bebê adquire a percepção de que as "experiências subjetivas internas" (STERN, 1992, p. 89) também podem ser compartilhadas. É a formação de um senso de si subjetivo. Com a formação desse senso há a descoberta da possibilidade de uma experiência subjetiva mútua.

Esse relacionar-se intersubjetivo está ligado à capacidade de compartilhar os afetos, a uma interafetividade, entendida como a possibilidade de um outro saber que sentimos algo semelhante ao que ele sente, ou poder "entrar" na experiência subjetiva do outro e ele poder saber que isso acontece, sem que palavras sejam usadas.

Stern (1992, p. 124) se preocupa em sublinhar que a imitação de comportamentos não é suficiente para que um estado de sentimento seja reconhecido pelo outro:

> Para que haja uma troca intersubjetiva em relação ao afeto, apenas uma exata imitação então não funciona. Primeiro, o progenitor deve ser capaz de ler o estado de sentimento do

---

[22] Esse outro não precisa estar presente fisicamente, pode tratar-se de interlocutores ausentes.

O TRABALHO COMO OPERADOR DE SAÚDE

> bebê a partir de seu comportamento manifesto. Segundo,
> o progenitor deve realizar algum comportamento que não
> seja uma imitação exata, mas que não obstante corresponda,
> de alguma forma, ao comportamento manifesto do bebê.
> Terceiro, o bebê deve ser capaz de ler essa resposta parental
> correspondente como tendo a ver com a sua experiência de
> sentimento original e não apenas como uma imitação de seu
> comportamento. É apenas na presença dessas três condições
> que os estados de sentimento dentro de uma pessoa podem
> ser reconhecíveis para outrem e que ambos podem sentir,
> sem usar a linguagem, que a transação ocorreu.

Segundo o autor, para que isso ocorra, é preciso que uma nova categoria de comportamento passe a acontecer. Ele denomina essa nova categoria de comportamento como "sintonia do afeto" (STERN, 1992, p. 123). Para ele, a sintonia não é um comportamento "puro", ela se dá simultaneamente a outros comportamentos. "A sintonia do afeto está com frequência tão enraizada em outros comportamentos que exemplos relativamente puros são difíceis de encontrar" (STERN, 1992, p. 125), por isso ele apresenta exemplos. Um desses exemplos é o seguinte:

> Uma menina de dez meses consegue finalmente pegar uma
> peça de um quebra-cabeça. Ela olha para a mãe, levanta a
> cabeça para o ar e, com um forte impulso dos braços, ergue-se
> parcialmente do chão num ímpeto de exuberância. A mãe
> diz: "SIM, isso, garota." O "SIM" é entoado com muita ênfase.
> Possui uma elevação explosiva que ecoa o ímpeto do gesto e
> a postura da menina (STERN, 1992, p. 125).

Esse enraizamento das sintonias, para Stern, é tão comum que, a menos que se esteja procurando por elas, as sintonias passarão despercebidas; no entanto, são essas sintonias enraizadas que transmitem a impressão da qualidade do relacionamento (STERN, 1992, p. 126).

Podemos definir a sintonia do afeto como "o desempenho de comportamentos que expressam a qualidade do sentimento de um estado afetivo compartilhado, sem imitar a exata expressão comportamental do estado interno" (STERN, 1992, p. 126).

O foco das sintonias são os afetos, a qualidade dos sentimentos que estão sendo compartilhados. "A sintonia é a maneira predominante para comungar ou indicar o compartilhar de estados internos" (STERN, 1992, p. 127). Outro ponto importante a citar é que a sintonia ocorre de fora da consciência e automaticamente. Ela remodela a experiência em uma outra forma de expressão.

Procurando por evidências da existência da sintonia, Stern (1992) diz num primeiro momento que a demonstração de sua existência é, à primeira vista, uma impressão clínica, ou uma intuição. Ele busca identificar aspectos no comportamento das pessoas que pudessem ser igualados sem serem imitados e, com colaboradores, conclui que há três aspectos gerais de um comportamento que poderiam ser a base de uma sintonia: intensidade, *timing* (tempo) e forma (STERN, 1992, p. 130).

Como parte de sua pesquisa sobre as sintonias, Stern observou mães e bebês brincando, e usou esses aspectos descritos acima para examinar a natureza das sintonias do afeto.

Dentre os resultados obtidos, há também o que ele chamou de "más sintonias" (STERN, 1992, p. 132), que ele dividiu em dois tipos: as "más sintonias propositais" ou "sintonização". Elas ocorrem quando a mãe tem como propósito alterar o nível de atividade do bebê. Ela "intencionalmente" alterou a intensidade, *timing* ou forma comportamental do bebê, ainda que não o suficiente para quebrar a sintonia. O outro tipo de má sintonia é o que ele chama de "más sintonias verdadeiras" ou "não propositais" (STERN, 1992, p. 132), que ocorre quando a mãe, por não identificar a qualidade e/ ou quantidade do estado de sentimento do bebê, não é capaz de sintonizar com ela, o que também pode acontecer porque a mãe não encontrou nela o mesmo estado interno.

A partir dessas experiências, pode-se concluir que o processo da sintonia ocorre sem ser percebido. Como consequência das sintonizações e das más sintonias, determinou-se que o comportamento dos bebês era influenciado, podendo haver sua alteração ou interrupção. Já nas "sintonias de comunhão" (STERN, 1992, p. 133), depois de a sintonia ter ocorrido, a atividade dos bebês não é interrompida, o que demonstra, segundo Stern, que a sintonia se introduz e suas consequências são psíquicas.

O autor explica, ainda, que as sintonias funcionam porque é possível que diferentes expressões comportamentais, que ocorrem de maneiras diferentes e em diferentes modalidades sensórias, sejam intercambiáveis. Esses intercâmbios acontecem por causa das propriedades amodais.

A percepção amodal é uma capacidade dos bebês de tomarem

> [...] a informação recebida em uma modalidade sensorial e de alguma maneira traduzi-la para uma outra modalidade sensorial [...] A informação provavelmente não é experienciada como pertencendo a qualquer modo sensorial particular.

> Mais provavelmente, ela transcende o modo ou canal e existe em alguma forma desconhecida supramodal [...]. Os bebês parecem experienciar um mundo de unidade perceptual, em que eles podem perceber qualidades amodais em qualquer modalidade de qualquer forma de comportamento expressivo humano, representar essas qualidades abstratamente e então transportá-las para outras modalidades (STERN, 1992, p. 45).

As propriedades amodais são essas qualidades/propriedades que estão presentes em todas as modalidades de percepção, ou na maioria delas. Dentre as propriedades amodais, três foram determinadas por Stern (1992) como critérios para se evidenciar que uma sintonia aconteceu: a intensidade, a forma e o tempo (*timing*). Isso é importante para pensar que a sintonia é um processo ininterrupto, ela não precisa que um afeto específico aconteça para que ela se dê. Ela pode funcionar com qualquer tipo de comportamento.

No entanto, as sintonias também possuem limitações. Como dito mais acima, se a pessoa que faz a sintonia não tiver nela mesmo, por razões diversas, o mesmo estado interno, ela não será capaz de sintonizar com certo afeto. Além disso, Stern lança uma importante questão ao perguntar se é possível uma pessoa sintonizar com uma raiva que é dirigida a ela. De acordo com o autor, ainda que seja possível experienciar a qualidade e o nível de intensidade do sentimento que está ocorrendo no outro e lhe é direcionado, não se pode dizer que se está "compartilhando" esse sentimento, uma vez que isso desperta na própria pessoa sentimentos com os quais precisa lidar.

Por fim, podemos pensar que a sintonia é uma "uma remodelação, uma recolocação de um estado subjetivo" (STERN, 1992, p. 142). O comportamento manifesto é uma das muitas manifestações possíveis de um referente, que é o estado subjetivo. Essas manifestações podem ser substituídas até certo grau e continuar permitindo que o seu referente seja reconhecido. Ressaltamos que tudo isso se dá por modos não-verbais.

Embora Stern (1992) esteja se referindo ao que se passa com bebês, consideramos que tudo o que ele diz a respeito da sintonia pode ser pensado em relação aos adultos. Isso a partir do que ele mesmo diz acerca dos sensos de si: eles não são fases do desenvolvimento, que vão sendo superadas ao longo do tempo, mas permanecem por toda a vida. Ou seja, o senso de si subjetivo continua a existir, e junto com ele a capacidade de estar com o outro, de sintonizar.

Escuta como gesto clínico – uma breve contribuição da musicoterapia

Ao falarmos de escuta, principalmente em musicoterapia, precisamos ter um certo cuidado. O trabalho musicoterapêutico se faz a partir da música, e o musicoterapeuta tem uma expertise musical; já o clinicando nem sempre terá uma formação musical, será afinado ou tocará algum instrumento. Sendo assim, o musicoterapeuta precisa cuidar para que seu apreço pela música "bem executada", ou tocada/cantada de forma correta, não passe a ser seu foco.

Ao abordar esse ponto, faz-se necessário esclarecer que há entre os musicoterapeutas a discussão a respeito do lugar da "estética musical" na musicoterapia. Siqueira-Silva (2012) trata de forma muito interessante essa discussão, apresentando alguns trabalhos grupais que se transformam em grupos musicais. Nesses casos, a estética musical passa a ter importância central, mas esses grupos não perdem seu sentido terapêutico. A partir disso, entendemos que a preocupação pode ter sentido no trabalho clínico, quando pensada a partir da singularidade de cada caso, sem perder o caráter terapêutico.

Em seu texto, Barcellos e Santos (1996, p. 16) dizem que "o indivíduo escuta com o ouvido de sua cultura, sua época". O musicoterapeuta não escapa disso, então é preciso que a escuta musicoterápica passe por um trabalho atento para que não seja direcionada apenas por esse "ouvido cultural", mas que esteja aberta para o que se vai produzir no encontro com o clinicando. Bruscia (2000, p. 156 *apud* SIQUEIRA-SILVA, 2012, p. 128) afirma que "também é importante perceber que a música pode ser uma experiência estética independente de processo e produto atingirem os padrões artísticos convencionais estabelecidos por músicos e críticos profissionais".

Quando nos referimos a uma escuta clínica, estamos apontando para um gesto clínico de atenção ao que se passa na situação do atendimento, a uma observação atenta e participante do que se dá ali.

> A escuta clínica – norteada pelos critérios estéticos da Gestalt-Terapia – tem como centro o campo ou situação (ALVIM, 2010). Trata-se da implicação do fundo da experiência como suporte para o aparecimento da forma. Com isso, o terapeuta, ao assumir riscos e problematizar a posição de "saber-poder" ou de neutralidade, se responsabiliza em compor a situação clinicamente. Adotando um lugar de inter-locução com uma

> postura admirativa para o que acontece e, principalmente, como acontece, aqui e agora, o terapeuta dá notícias de algo que emerge do campo (ALVIM, 2010). Tal como pretendemos destacar, é a partir da situação, como um campo comum, que o terapeuta estabelece contato com o cliente para iniciar o processo de escuta (CABRAL, 2019, p. 73).

No trecho anterior, Cabral (2019) define a escuta clínica se utilizando da teoria da Gestalt-Terapia, mas podemos estender essa definição para qualquer prática clínica.

Em sua tese, Barcellos (2009), faz uma aproximação do que seria a escuta do musicoterapeuta com o que Freud nos apresenta com o conceito de "atenção flutuante". Ela cita Laplanche e Pontialis para apontar o que esses conceitos teriam em comum.

> Segundo Freud, (ao) modo como o analista deve escutar o analisando: não deve privilegiar a priori qualquer elemento do discurso dele, o que implica que deixe funcionar o mais livremente possível a sua própria atividade inconsciente e suspenda as motivações que dirigem habitualmente a atenção. [...] Consiste numa suspensão tão completa quanto possível de tudo aquilo que a atenção habitualmente focaliza: tendências pessoais, preconceitos, pressupostos teóricos, mesmo os mais bem fundamentados (LAPLANCHE; PONTIALIS, 1996, *apud* BARCELLOS, 2009, p. 82).

Na musicoterapia a escuta está sempre envolvida, a escuta do próprio clinicando ao ouvir o terapeuta, um som proposto etc., o próprio terapeuta que escuta tudo o que está a sua volta durante os atendimentos. No entanto,

> A escuta do musicoterapeuta volta-se para o cliente numa atitude empática relacionada às experiências de cada um – "onde", "como" e "no tempo" em que ele estiver – passando, muitas vezes, pelos caminhos das resistências, transferências e contratransferências, fazendo-se escuta musicoterápica. Uma escuta que integra a escuta musical e a escuta clínica no sentido de (des)velar o "indizível na clínica" (RUBINI, 1997), possibilitando ressignificar, transformar (PIAZZETTA; CRAVEIRO DE SÁ, 2005, p. 1294).

O musicoterapeuta usa sua escuta para estar atento às mudanças de ritmos, de velocidades, de tons, de intensidade, e assim por diante. Isso não será feito apenas com o objetivo de corrigir o que o clinicando está fazendo, para que ele melhore sua execução.[23] Também não se trata de fazê-lo entrar no ritmo correto, nem nada do tipo. Essa postura do terapeuta tem como fim usar o que escutou para pensar o que se passa com aquela pessoa, como isso diz do modo de ela de estar no mundo e, a partir daí, fazer as intervenções necessárias.

Como citado anteriormente, o gesto clínico seria composto por essa capacidade de "se inclinar" para o outro, que estamos entendendo por essa potência de fazer a sintonia do afeto. Tudo o que Stern descreve como acontecendo na relação de sintonia entre cuidador e bebê, pode ser aplicada nessa relação.

No entanto, como nos dizem Passos e Barros (2001), a clínica não se resume apenas a esse inclinar-se, ela comporta também a dimensão do clinamen. Por isso entendemos que a sintonia não só conecta o clínico ao afeto do outro, mas, ao pôr clínico e clinicando em relação, ela torna o clínico um "outro autorregulador" do clinicando.

O outro autorregulador permite que o bebê e, em nosso caso, o clinicando, possa ir regulando sua própria experiência. Não é o clínico que faz as transformações e nem o clinicando sozinho. Na relação, quando o clínico pode sintonizar com o que o clinicando sente, abre a possibilidade para ele acessar o seu próprio sentir e transformar sua experiência. Essa transformação é o que entendemos como a dimensão do desvio, da diferenciação.

Em sua pesquisa de doutorado, Barcellos (2009) aponta que as narrativas construídas pelos pacientes em musicoterapia estão ancoradas na história clínica e sonoro/musical deles, e expressam o seu mundo interno. O musicoterapeuta, a partir da sua escuta, vai "interagindo ou fazendo as intervenções que considerar necessárias para facilitar o desenvolvimento do processo terapêutico" (BARCELLOS, 2009, p. 75).

Consideramos que a musicoterapia é um espaço privilegiado para que a sintonia aconteça e, desse modo, para que a clínica se dê.

Entendemos que é a partir da escuta que todas as interações e intervenções podem ser pensadas e propostas.

Mais uma vez citamos Barcellos (2009, p. 110), que marca a importância de entendermos que "há uma correspondência entre as experiências internas e a expressões observáveis do paciente" e que

---

[23] Cabe ressaltar que neste texto nos debruçamos sobre a via clínico-terapêutica da musicoterapia; sendo assim, tratamos de uma "escuta clínica". No entanto, a musicoterapia pode estar inserida em outros contextos, como o pedagógico, por exemplo, onde uma "escuta pedagógica", de ensino, pode ser um dos sentidos do trabalho.

O TRABALHO COMO OPERADOR DE SAÚDE

> [...] um musicoterapeuta que observe e tenha uma escuta cuidadosa de seu paciente poderá, guardando-se as devidas proporções, encontrar expressões características a partir das quais ele poderá inferir as experiências internas do paciente. Estas expressões características apresentam-se como padrões recorrentes que, em terapia, muitas vezes podem resultar de aspectos patológicos, como, por exemplo, as estereotipias sonoras de um paciente autista.

Na continuação de seu texto, Barcellos (2009) cita um trabalho de Bruscia publicado em 2001, no qual o autor considera a escuta uma "competência fundamental" (BARCELLOS, 2009, p. 114) para os musicoterapeutas, já que é a partir dela que eles podem entender o que o paciente está expressando e responder a ele. Esse pensamento está em consonância com o que pensamos a respeito da escuta clínica como gesto.

Partilha de experiências e construção coletiva do gesto clínico

Ao discutir a questão do gesto profissional, Clot (2010c) lança determinadas perguntas, algumas delas referindo-se à possibilidade de transmissão do gesto e, caso ela ocorra, ao modo de torná-la manifesta.

Há um ponto em que tanto Clot (2010c) quanto Stern (1992), ainda que falem de assuntos distintos, nos ajudam a pensar: é o fato de esse gesto não ser da ordem de uma imitação. Dessa maneira, o clínico não vai imitar o que o clinicando faz, assim como também não vai imitar o que vê outros clínicos fazerem.

Clot (2010c) ressalta que a transmissão do gesto não deve ser tomada como uma interiorização de um gesto por parte de um imitador. Mesmo sendo "tomado de empréstimo" de um outro, o gesto precisa se tornar apropriado para quem o faz, isso significando que ele precisa fazer sentido para quem o executa, na própria ação que se exerce. Sendo assim, podemos assumir que a transmissão do gesto não é a passagem de uma técnica, e que se apropriar desses gestos não é apenas repeti-los. O gesto transmitido se transforma. Gostamos de pensar que o que ocorre é uma partilha do gesto, um contágio.

Ponto importante a se considerar é que nada disso pode se dar de forma solitária. "Na maior parte das vezes, ao se misturar às diferentes maneiras de fazer o mesmo gesto em determinado meio profissional, é que, pelo jogo de contrastes e comparações entre pessoas, o gesto se decanta" (CLOT, 2010c, p. 160).

A construção e transmissão do gesto se fazem coletivamente. Ao mesmo tempo em que ele se transmite, não apenas a partir do meio presente, mas também dos interlocutores indiretos, ele também passa pelos processos de estilização, em que um clínico se apropriará do gesto, tornando-o seu. E aqui retomamos Clot (2010c, p. 163-164), que diz:

> De fato, a experiência coletiva não se transmite; mas ela resiste e perdura sob a forma de uma evolução ininterrupta. Ela pode também perder-se. Mas, seja como for, ninguém recebe, como partilha, uma experiência pronta a ser usada; de preferência, cada um toma lugar na corrente das atividades e dos gestos. Mais exatamente, o gesto pessoal constrói-se apenas dentro e contra essa corrente, apropriando-se dos *enigmas* do gênero. Mas esse último, longe de ser um sistema abstrato de normas, sempre igual a si mesmo, está submerso na ação compartilhada e dilacerado pelas contradições vivas do meio de trabalho para reaparecer enfim, eventualmente, suturado de variantes e sobrecarregado de matizes, com uma estabilidade invariavelmente provisória.

Podemos pensar em vários "gestos" que acontecem na clínica, mas entendemos que os comportamentos diretamente observáveis só podem ser tomados como gestos clínicos se forem a forma visível de uma sintonia afetiva. Isso é possível porque, como dito, isso que é sintonizado pelo clínico tem propriedades amodais, não possui uma forma dada, e pode se expressar de maneiras diversas, no comportamento de sintonia.

O importante, portanto, é que se acesse esse plano afetivo, criado porque há um meio coletivo, onde clínicos e clinicandos, ou companheiros de transofício,[24] se conectam. Pois é acessando esse meio que pode haver qualquer experiência de transformação, que pode ser pensada como a criação de uma zona de desenvolvimento proximal (VYGOTSKY, 1991), em que o afeto é compartilhado, mas por ser amodal, vai ser vivido e transmitido por cada um de maneira singular (o que se liga com o que já falamos sobre estilo). Quando o clínico entra em contato com esses outros modos singulares/estilos de outros clínicos, abre-se para ele um leque de possibilidades de como ele próprio pode vir a viver tal afeto, operando, também nele, uma transformação.

É essa transformação (a passagem do que ainda não tem forma, ou que só pode ser sentido/feito de determinada maneira, para uma forma

---

[24] Chamamos aqui "companheiros de transofício" outros clínicos com os quais o clínico se relaciona em seus espaços coletivos, como supervisões, reuniões de equipe, entre outros.

O TRABALHO COMO OPERADOR DE SAÚDE

constituída ou para outros modos de fazer) que nos ajuda a pensar o sentido de clinamen da clínica, que é o de produzir desvio, a possibilidade daquilo que ainda não é vivido com o que pode vir a ser.

Retornamos aqui ao objetivo deste livro, a saber: o trabalho como operador de saúde, e lembramos que neste texto usamos o trabalho clínico como um exemplo para apresentar os conceitos de transofício e gesto, os quais, segundo entendemos, não se restringem apenas ao universo da clínica, mas nos ajudam a pensar as questões do trabalho e da atividade de modo mais amplo. Dito isso, concluímos que pensar a existência de transofícios e de gestos que os caracterizem nos aponta para a forma como isso repercute na saúde do trabalhador. Os espaços coletivos tomam um lugar de importância, já que é neles que o trabalhador poderá estar em relação com seus pares, podendo experimentar essa dimensão de sintonia do afeto, transmissão do gesto.

Quando falamos em espaços coletivos, não estamos nos referindo a um espaço físico apenas, nem a um ajuntamento de pessoas, mas propondo modos de relação em que os trabalhadores estejam conectados subjetivamente e sintam-se acolhidos para expor suas dificuldades e transmitir suas "invenções" na atividade. Acreditamos que quando esse coletivo acontece não só o trabalho se potencializa como também o próprio trabalhador se transforma, pois há uma mudança subjetiva. Como visto com Stern (1992), não é um desenvolvimento no sentido tradicional, como evolução, de superação de fases que deixam de existir; trata-se de uma transformação que fará parte do trabalhador, aumentando seu poder de agir.

O trabalho pensado a partir dessa dimensão transdisciplinar, feita na composição de elementos múltiplos, coloca o trabalhador em relação com a alteridade, conecta-o com outros modos de agir/pensar, o que dá a ele a possibilidade de criação de conflitos, de inquietação, o que geraria a chance de transformação, diferenciação, que é o que consideramos como produção de saúde.

4

TRABALHO E HUMANIZAÇÃO EM SAÚDE: MÉTODO E EXPERIÊNCIAS DE ANÁLISE-INTERVENÇÃO NO ÂMBITO DO SUS

Maria Elizabeth Barros de Barros
Serafim Barbosa Santos Filho

O ano era 2003. Um grupo de pesquisadores e militantes do SUS iniciaram um trabalho em rede que visava criar estratégias para pensar modos concretos de operar os seus princípios, tomando como desafios as realidades vividas nos serviços, em meio a muitos avanços, mas também muitas lacunas (BRASIL, 2008). Dentre os muitos aspectos delineados para se tratar nas políticas de saúde no país,[25] foram observadas várias questões desafiadoras na abordagem do trabalho em saúde, tornando-se aspectos a serem remetidos ao âmbito da relação trabalho e subjetividade. Foi se delineando um campo de intervenção/interferência no campo da saúde pública que demandava a construção de uma abordagem coletiva de análise dos modos de trabalhar, que se atualizavam no cotidiano dos serviços de saúde no Brasil. Por onde começar? Perguntávamo-nos.

Acompanhando pistas indicadas por Deleuze e Parnet (2004), entendemos que estamos sempre no meio dos processos e não importam tanto as entradas, mas principalmente as múltiplas saídas a serem criadas. Apostar que estamos sempre no meio leva-nos a considerar a dimensão dos movimentos que experimentamos quando percorremos trilhas dos acontecimentos. Dizer das múltiplas saídas lança-nos às imprevisíveis conexões de toda ordem ao viver/trabalhar. A direção que afirmávamos era, então, a de que o trabalhar em saúde constitui uma prática incessante, processual, um modo de compartilhar inquietações que o cotidiano porta, criando estratégias e

---

[25] Aqui nos referimos às questões tomadas como desafios na construção da Política Nacional de Humanização da Atenção e Gestão no SUS (PNH), abordada neste texto, e na qual foi articulado um conjunto de publicações refletindo as temáticas nela trabalhadas. Os materiais oficiais produzidos para o Ministério da Saúde encontram-se disponíveis em: https://redehumanizasus.net/acervo-digital-de-humanizacao/. Acesso em: 8 maio 2023.

investidas nas políticas de saúde e trabalho. Assim, perseveramos, sempre à espreita dos acontecimentos, num exercício delicado de fazer reverberar e alçar conexões insuspeitas, de forma a esgarçar as mais insólitas situações vividas no chão dos serviços. Não estávamos na busca de indícios, culpados ou responsáveis pelo que acontecia na rede naquele momento. O que nos (pre)ocupava era focar nos imprevisíveis que todo trabalho porta. (Pre) ocupavam-nos os movimentos em curso nos serviços. Essas pistas nos lançaram ao esforço coletivo na formulação de uma Política Nacional de Humanização/PNH (BRASIL, 2008), que tomou o trabalho do ponto de vista da atividade[26] como direção privilegiada.

Convém ressaltar que nosso intento primordial não foi, jamais, fornecer qualquer tipo de modelo de experiência ou de protocolo replicável a ser repetido por profissionais; antes, buscamos a indicação e a experimentação de coconstrução de itinerários, apostando no incansável exercício de análise coletiva do trabalho realizado em situação concreta.

Algumas questões nos acompanhavam: que política queremos construir? Como está sendo feita? O que ela pode? Como não sermos engolidos pela máquina do Estado? Como construir uma política de saúde efetivamente pública? Íamos traçando linhas que davam corpo ao nosso trabalho no âmbito da PNH ao mesmo tempo em que a Política ia se constituindo, sempre partindo das situações concretas, das especificidades regionais, num país de dimensões continentais e extremamente rico nas suas produções culturais.

Formulação conceitual e intervenções nos serviços eram indissociáveis. As experiências concretas alimentavam a construção de operadores conceituais. Ensaiávamos afirmar territórios experienciais nos quais se forja uma história aberta e inconclusa de encontro com os trabalhadores e trabalhadoras da saúde, o que servia de baliza à experiência micropolítica na qual apostávamos, e lembrando que toda política é necessariamente macro e micro, como nos indica Deleuze e Parnet (2004). A dimensão micropolítica pode provocar mudanças em conjuntos maiores, estabilizados. A dimensão molecular da política está em ligação permanente com a dimensão molar, macropolítica, dos regulamentos e normativas produzidos pela máquina do Estado. Apostávamos na potência micropolítica das intervenções como um campo de intensidades que não cessa de agitar e remanejar os segmentos

---

[26] Em artigo de Brito e Athayde (2003, p. 65), os autores afirmam: "Parece-nos que a definição dos objetivos de uma pesquisa em saúde e trabalho exige inverter o sentido da abordagem: deve partir do campo, ou seja, deve privilegiar o ponto de vista da atividade". Tal afirmação nos indica a importância de partir do ponto de vista da atividade na análise situada das práticas laborais.

O TRABALHO COMO OPERADOR DE SAÚDE

macropolíticos. Uma micropolítica das rodas de conversa, dos dispositivos de análise do trabalho, que continuamente poderiam modificar os grandes conjuntos binários ou polares, operando um esvaziamento da distinção entre o social e o individual, os gestores e os trabalhadores, estabelecendo uma diferença crucial entre o campo molar das representações, sejam elas coletivas ou individuais, e o campo molecular das crenças e dos desejos, onde a mesma distinção perde o sentido.

Esse não era um desafio pequeno. Trilhávamos a tênue linha entre máquina de Estado, políticas de governo e políticas públicas. Buscávamos desfazer polaridades e aglutinar diferenças, e isso foi possível a partir de uma forma de lutar e trabalhar na qual se davam amplos movimentos de diálogo e participação dos atores envolvidos no campo da saúde no território brasileiro. Privilegiávamos o encontro como forma de superação de atitudes prescritivas ou de especialismos, como nos indica formulações da Análise Institucional de linhagem francesa;[27] a direção do trabalho se pautava na construção de um sujeito coletivo como espaço polifônico e de ampliação cada vez maior de nossa potência de agir. Um processo incessante de experimentações ia se fazendo em constitutivas atitudes problematizadoras, que privilegiaram uma experiência de política pública e não uma política de governo apenas. Perseguíamos uma postura que indagava incansavelmente os modos instituídos de trabalhar, pois, como nos indicou Foucault (2013, p. 356): "Uma crítica não consiste em dizer que as coisas não são bem como são. Ela consiste em ver em que tipos de evidências, de familiaridades, de modos de pensamento adquiridos e não refletidos repousam as práticas que se aceitam [...]".

A política pública, como dimensão de mundo comum, afirmada como capacidade de expansão de uma vida, implica a presença menor do Estado, de forma a deixá-lo como plano de formas instituídas; valoriza e persegue exercícios de composição locais, situados, que possam ampliar as forças de transformação de um estado de coisas, pensando-se no campo da saúde pública no Brasil. Almejávamos uma política pública que afirmasse a democratização da gestão com destaque para a participação social, isso posto em cada gesto, em cada intervenção institucional nos estabelecimentos de saúde.

---

[27] Especialismo aqui não se identifica com especialidade, mas indica uma hierarquização dos saberes que atribui aos saberes científicos hegemonia sobre outras formas de saber, desqualificando o que não está baseado na produção acadêmica do conhecimento. Os especialismos indicam o embate saber-poder sinalizado por Foucault em suas obras (FOUCAULT, 2013). Sobre essa temática, consultar Barros (2004).

Tomamos como fio condutor a indissociabilidade entre pensar-fazer-dizer-trabalhar, mostrando que saúde não se reduz a uma problemática pessoal, individual; trata-se, antes, de uma condição indissociável dos processos de viver e trabalhar. Esse caminho implicou a constituição de exercícios normativos, tentando desestabilizar uma lógica normalizadora prescritiva. Normativos, já que consideramos que a vida acontece a partir da normatividade própria dos vivos, como nos indicou Canguilhem (2009). Assim, a PNH ia se tornando uma atitude normativa, criando um conjunto heterogêneo de dispositivos capaz de inscrever o poder nas lutas minoritárias[28] no campo da saúde. Retomando a máxima socioanalítica (LOURAU, 2004a), buscamos transformar, para conhecer, as situações concretas de trabalho nos serviços, criando dispositivos de análise pautados na conversação como produção de grupalidade, compartilhamento coletivo de experiências, criação de interesse, construção de redes afetivas e, principalmente, de metodologias e processos formativos que partissem do concreto das experiências, por excelência.

Um outro âmbito de desafio em meio ao instituído na saúde: afirmávamos a distinção entre gestão e gerenciamento,[29] da mesma forma como se distinguem os processos de contágio e de convencimento. O contágio, no sentido proposto por Tarde (2003), é processo de propagação de crenças e desejos em um campo de abertura e de afinidades construídas em relação; é muito mais que convencer. Podíamos convencer os trabalhadores e trabalhadoras a participarem das intervenções propostas para seus locais de trabalho, mas desejávamos muito mais que os convencer. Almejávamos partilhar com eles sonhos e desejos de tal forma que também abraçassem a proposta e produzissem estratégias para continuar participando, dispondo-se a conversar sobre suas experiências com a finalidade de também produzirem deslocamentos nos modos habituais de trabalhar/viver. O contágio compreende essa abertura que se dá no plano comum, no qual há a intensificação, o fortalecimento das linhas que constroem um coletivo heterogêneo. O processo de contágio diz do engendramento de uma relação, da efetivação da intervenção na qual não há efeitos prontos e conhecidos.

---

[28] Minoritárias aqui não se referem a pequenas ou irrelevantes; ao contrário, minoritário refere-se ao que escapa das forças que padronizam modos de subjetividade a partir de um metro padrão. Lutas minoritárias expressam uma dimensão molecular, micropolítica, das lutas que interrogam e fazem tremer as formas instituídas do fazer no âmbito da saúde.

[29] Aqui fazemos uma distinção entre gestão e gerenciamento: gerenciamento refere-se à função dos secretários, diretores e chefias, e a gestão é o que é realizado por todos os trabalhadores, e não apenas pelos gerentes. Essa gestão faz-se atuante no cotidiano das relações impressas pelos trabalhadores em ambiente laboral e está conectada à ação e à tensão em jogo durante o desenvolvimento de suas atividades.

O TRABALHO COMO OPERADOR DE SAÚDE

O que há no contágio é uma dupla implicação dos sujeitos e do movimento que se empreende para produzir mudanças. Esse movimento é cocriação: por meio dele se afirma um modo de agir conjunto, a efetivação em ato de relações de trabalho. Falar em contágio, portanto, é falar de um modo de formação de trabalhadoras e trabalhadores para a análise das situações de trabalho que não se antecipam. Trata-se de um agenciamento[30] que é produzido pela comunicação entre crenças e desejos, pela construção conjunta de um modo de produção de políticas públicas que demanda tempo, que demanda diálogo e também a constituição de um plano comum que viabilize, por sua vez, a construção de um plano de afetação, de sensibilidade e abertura, de engajamento e conexão. O contágio é produção, movimento que não cessa e continua afetando e movendo os sujeitos na direção desses desejos construídos no coletivo. Contágio como um processo que permite partilhar sonhos, sempre enfatizando o plano comum do trabalho em suas articulações de diferenças, invenções singulares, formas de cuidado elaboradas e geridas coletivamente, produção de confiança, corresponsabilidade e protagonismo, a fim de alçar a lateralização[31] entre as diferentes posições dos sujeitos envolvidos nos processos de trabalho no campo da saúde.

Destarte, a meta era a constituição de grupos-sujeito (GUATTARI, 2004), que pudessem ancorar uma rede de encontros, uma rede de saberes, de maneira que a análise coletiva do trabalho pudesse tornar-se o próprio processo formativo dos trabalhadores. Uma aposta incondicional na capacidade explosiva da vida. Esse era o ethos que nos dava suporte, de forma a contestar o modo como a discussão do trabalho em saúde hegemonicamente se realiza, buscando não obstruir a potência de renormatizar como possibilidade de transformação do vivido em situações de trabalho. Um modo de trabalhar que não pode eximir a organização do trabalho de suportar deslocamentos e modificações. Trata-se, portanto, de pensar políticas públicas do coletivo para o coletivo (SANTOS FILHO; BARROS; GOMES, 2009) e, nessa direção, analisar-realizar intervenção como gesto clínico que desmonta atitudes prescritivas e se lança na invenção de dispositivos a serem construídos com as(os) trabalhadoras(es).

---

[30] O que é um agenciamento? Podemos considerá-lo um encontro entre corpos, que opera a criação de um acontecimento. Agenciamento é, portanto, um acontecimento, que "é uma multiplicidade que comporta muitos termos heterogêneos e que estabelece ligações, relações entre eles, através das idades, sexos, reinos – de naturezas diferentes" (DELEUZE; PARNET, 1996, p. 84). Assim, a única unidade do agenciamento é o cofuncionamento: é a simbiose, uma "simpatia".

[31] Concepção trabalhada em todo o marco teórico-político da PNH, podendo ser conferida nas produções que constam dos sites mencionados: http://www.saude.gov.br/bvs; www.saude.gov.br/humanizasus

No percurso, muitas interlocuções teórico-político-estético-sociais foram construídas e possibilitaram afiar ferramentas de intervenção. E foi perseguindo esses objetivos que as clínicas do trabalho foram privilegiadas.

As clínicas do trabalho[32] como estratégias de intervenção

Como já indicamos, nosso objeto neste texto é o trabalho em saúde a partir dos princípios e estratégias da Política Nacional de Humanização/PNH. Dentre os princípios destacamos aquele que nos diz que a qualidade da assistência está ligada, de forma indissociável, às condições de trabalho e ao modo como ele se organiza (BRASIL, 2008; SANTOS FILHO; BARROS, 2007). Essa era uma pista importante, uma vez que acendia o alerta sobre as formas hegemônicas, autoritárias e verticais de modos de gerenciamento, marcadas pelo autoritarismo e por uma tradicional exclusão dos trabalhadores na concepção e análise dos processos de trabalho, um modelo que contribui para uma degradação do trabalho em saúde, tantas vezes denunciada.

Relações institucionais precarizadas, normas rígidas para a realização do trabalho, baseadas em prioridades não compartilhadas e em cobrança de produtividade; isolamento e sensação de solidão na realização das tarefas; complexificação das demandas e necessidades da população, muitas vezes agravadas pelos contextos de intensa vulnerabilidade social, como dificuldades de acesso a bens e serviços (inclusive de saúde) e aumento de comportamentos violentos a que ficam expostos os trabalhadores nos locais de atendimento; falta de suportes variados para o desenvolvimento das ações. Esse era o quadro com o qual nos deparávamos e que ainda hoje é uma questão para o SUS, do qual se destacavam as dificuldades quanto à "oportunidade de discutir o trabalho com os superiores, cooperação na equipe e qualidade de comunicação entre os profissionais" (LIMA JÚNIOR; ALCHIERI; MAIA, 2009), aspectos essencialmente relacionados à esfera da gestão.

Nessas circunstâncias, chamava-nos a atenção a sistemática incidência de problemas de saúde, queixas quanto às condições de trabalho e o modo restrito como elas eram respondidas, isto é, por meio de intervenções reduzidas a adequações focadas em abordagens individuais (tratamento

---

[32] Em que pese as diferenças de orientação conceitual-metodológica, estamos nomeando como Clínicas do Trabalho aquelas que nos permitem afirmar uma direção que põe em questão os processos pelos quais são produzidos modos de pensar, sentir e agir, explorando os modos como, na experiência do trabalho em saúde, expandimos nosso poder de ação no mundo.

O TRABALHO COMO OPERADOR DE SAÚDE

dos casos) ou de medidas legislativas e de higienização dos ambientes de trabalho, almejados como isentos de conflitos ou impondo-se normas de (suposta) neutralização de conflitos.

Nesse estado de coisas, nosso desafio foi pensar dispositivos para desencadear intervenções ampliadas,[33] com foco no processo de trabalho, de forma a abordá-lo no âmbito de sua análise coletiva. Embalados por essas pistas, priorizamos a construção de um método, partindo da premissa de que o paradigma técnico-burocrático, pautado na chamada racionalidade gerencial hegemônica ou gerencialismo (CAMPOS, 2013, 2003), centrado em uma lógica eficientista, é insuficiente frente ao que, na compreensão do trabalho como atividade, sempre escapa à potência do que no trabalho é experiência coletiva. Perspectivávamos, assim, produzir uma inflexão nas fragmentações operadas pelo modo de gerir um suposto labor estático, estável e controlável. A direção seria outra: partir da compreensão de que o trabalho é algo que se move, que se faz coletivamente, que muda ao durar, e que se reinventa pelos encontros que o constituem (BARROS; BENEVIDES, 2007). Assim, não tomamos o trabalho como algo da ordem do dado, mas como um processo que vai se modulando a partir das marcas que os trabalhadores e trabalhadoras imprimem no curso da atividade industriosa (SCHWARTZ, 2000b).

A PNH foi se instituindo como uma política que não pode ser confundida com ações pontuais, como programas em setores específicos da saúde, pois, como política pública, buscava criar, transversal e coletivamente, condições efetivas de modos de gerir-cuidar. Portanto, considerava que nada estaria garantido, pronto. Essa dimensão pública de uma política se expressa, exatamente, no incessante exercício de sua constituição, não é dada desde sempre nem, muito menos, para todo o sempre.

Os dispositivos criados pretendiam reunir os sujeitos, todos protagonistas, para repensar a produção de normas, convocando-os na sua habilidade de produzir saberes locais, de criarem normas que preenchessem as lacunas normativas dos protocolos, pois, à luz (SCHWARTZ, 2007), viver em saúde é jamais aceitar determinações sem avaliar seu uso – viver em saúde é não se tornar puro instrumento de injunções. Visávamos a metodologias que pudessem promover a ampliação do poder de agir dos diferentes sujeitos e coletivos de trabalhadores, perspectivando o protagonismo dos sujeitos e autonomia corresponsável (CLOT, 2010c).

---

[33] Aqui se toma por referência os conceitos propostos por Campos (2003, 2013), alinhando-se à noção de clínica ampliada, pela qual se provoca a abertura/ampliação da compreensão dos objetos e finalidade do trabalho em saúde, não se os reduzindo à esfera das práticas assistenciais destinadas ao outro (usuário), mas também mirando os aspectos organizacionais e os vínculos subjetivos e sociais que permeiam a relação trabalhadores-gestores-usuários.

A análise do trabalho como atividade foi nossa opção, uma vez que por essa concepção se afirma a impossibilidade de os humanos executarem de forma automática os procedimentos que são formulados previamente (os prescritos), premissa que nos interessa muito especialmente no campo da saúde e do SUS. Como indica Schwartz (2000b), sempre há "usos de si", e não somente execução mecânica de procedimentos. Há de se considerar que valores, saberes e atividades se mesclam num processo incessante. Viver, para Schwartz (2010), é produzir valor, é produzir história. Toda experiência é encontro (SCHWARTZ, 2010): confrontação de um ser vivo com as normas, com valores antecedentes, de forma que, nas situações concretas, renormatizações são sempre gestadas. Os trabalhadores produzem inúmeros modos de lidar com a variabilidade dos meios de trabalho, que abrangem processos históricos, políticos, econômicos, culturais. A atividade industriosa não se presta a nenhuma legibilidade dócil (WISNER, 2004). É sempre um ser vivo histórico que constrói o seu meio em função do complexo de valores, que põe à prova normas que antecedem situações concretas e que são insuficientes para lidar com o que se apresenta em cada experiência. É a incapacidade de fazer o trabalho sempre da mesma maneira que marca os humanos. A atividade humana, portanto, é potência transgressiva em todas as dimensões da vida (SCHWARTZ, 2000a).

Seguindo essa direção, a PNH, também conhecida como HumanizaSUS, construiu estratégias de intervenção que consideram a gestão do trabalho como potência inventiva do trabalhador, como espaço de problematização dos acontecimentos, como momento de planejar e avaliar as interferências produzidas. "[...] Uma ideia de trabalho que, [...] seria capaz de libertar (da natureza) as forças criativas que dormem em latência no seu seio" (BENJAMIN, 2013, p. 16). Seguindo Benjamin, entendemos que é possível, a partir do imprevisível que baliza as situações de trabalho, avaliar o cotidiano, abrindo-se a outras perguntas, a fim de expandir a possibilidade de análise das situações laborais, considerando o trabalho uma atividade industriosa (SCHWARTZ, 2000b).

Destacamos, então, os chamados aspectos subjetivos nos processos de trabalho, indicando a inseparabilidade entre trabalhar e subjetivar. Tais aspectos não estão pautados em substancialismos que partem de um indivíduo já constituído, com uma natureza sempre já dada e essencial, incapacitado de se defasar em relação a si próprio. Ao contrário, parte de uma concepção de subjetividade comprometida com a invenção de novas possibilidades de existência e de existencialização. O sujeito não é, aqui, um dado, nem um ponto de partida que teria uma essência imutável e uma identidade estável fixa, mas efeito de um processo no qual emergem sujeito e meio. Nesse contexto, as relações de trabalho são uma dimensão fundamental nos processos de subjetivação, o que remete tal discussão à esfera da cogestão, uma importante diretriz da PNH (CAMPOS, 2013; BRASIL, 2009), que se efetiva como arranjo ético-político que potencializa as mudanças na direção de expansão do viver. E, se assim é, há que se considerar o plano das mutações subjetivas que movimentam as práticas em saúde e, então, provocar variações naquelas que tentam silenciar a vida, recusando-se, assim, o impiedoso desejo de tutela que constitui muitos discursos e práticas nesse campo.

A partir desse arcabouço conceitual-metodológico, a PNH afirmava, também, que o processo de constituição subjetiva não se faz por um sujeito-trabalhador isolado, uma vez que subjetivação implica processo coletivo. Ao não se supor que o indivíduo seja um ponto de partida imediato, mas que se constitui no agir coletivo, na ação conjunta, na pluralidade de vozes, na esfera pública (VIRNO, 2004), considera-se a força de agir que se intensifica nas produções coletivas. Assim, essa teia conceitual toma a noção de coletivo como um plano de forças em permanente luta. Não se trata de reduzir o coletivo de trabalhadores a um conjunto de pessoas, como coletivo profissional, portanto. Aqui a noção de coletivo não é apreendida como oposição a indivíduo.

Com isso, o foco passa a ser a organização do trabalho nos serviços, a violência das condições de trabalho e também entre colegas ou profissionais e usuários, o modo como se relacionam no trabalho e como sentem seus efeitos. O objetivo era gerar uma provocação, ao instalar outros modos de análise que implicava o reencontro dos trabalhadores com sua experiência; reencontro com suas palavras, considerando nas falas de cada um a encarnação de muitas outras vozes ruidosas. Um trabalhador que se enuncia no trabalho como "multiplicidade conectiva" (DELEUZE; PARNET, 2004). Tal direção fala, concomitantemente, de uma problemática pessoal, mas também interpessoal, impessoal e transpessoal[34] (CLOT, 2010a). O trabalhador, ao não ser tomado como um corpo-autômato, se reconfigura a partir de novas composições e forças em processos de análise que se efetivam no e pelo trabalho, quando de forma ousada sai do isolamento. Nessa esteira, as estratégias metodológicas que a PNH trazia em seu arsenal implicavam a

---

[34] Aqui fazemos uma pequena inflexão no modo como Yves Clot (2010a) indica as quatro dimensões de um ofício.

criação de dispositivos que visavam escutar esses trabalhadores que sentem à flor da pele os efeitos de formas degradantes da organização do trabalho em saúde e, assim, se veem sozinhos no enfrentamento das adversidades e imprevistos que o cotidiano porta. Não se visava "ditar o" caminho, mas apostar na coemergência de protagonismos e de um pensamento analítico que advém de um movimento participativo de encontros, com produção de objetivo comum e de experiência partilhável.

Esse processo ia se fazendo no curso de nossas intervenções por meio de algumas estratégias, tais como a convocação daqueles que militam no SUS, num movimento de inclusão para discutir o serviço (inclusão dos trabalhadores, gerentes e usuários), assim como incluir variáveis que constituem os serviços, com elas se efetivando uma análise do processo de trabalho e possibilitando a emergência dos vetores que produzem os modos de ser e fazer nos estabelecimentos.

Tais estratégias estavam sustentadas por referenciais metodológicos das clínicas do trabalho, a partir da constituição de Comunidades Ampliadas de Pesquisa/CAP (nomenclatura forjada por pesquisadores brasileiros), como método para orientar as práticas no campo das relações de saúde e trabalho. As CAPs têm suas bases nas enquetes operárias da primeira metade do século XIX nos países europeus. Apoiadas na premissa de que os trabalhadores são capazes de falar das situações que vivenciam, as enquetes visavam ao conhecimento das condições de trabalho, de modo a conduzir os trabalhadores a um pensamento crítico diante delas, bem como sua articulação com os processos capitalistas de produção. Ivar Oddone (2020) e um grupo de pesquisadores criaram o Modelo Operário Italiano de Luta pela Saúde (MOI), movimento sindical italiano, com a proposta das Comunidades Científicas Ampliadas (CCAs), inspirações da metodologia CAP em terras brasileiras. Foi essa a inspiração para as intervenções da PNH, e, a partir dessa pista metodológica, criou-se um dispositivo nomeado PFST/Programa de Formação em Saúde e Trabalho[35] (BRASIL, 2011a), inspirado nas CCAs e compondo o conjunto de recursos que se articulava na perspectiva da análise coletiva do trabalho.

Seguindo os autores de referência (SCHWARTZ, 2012; CLOT, 2010), este era o nosso entendimento: a atividade de trabalho é sempre marcada pela relação dramática entre autonomia e heteronomia. Trabalhamos sempre em meio a negociações, escolhas e arbitragens, nem sempre conscientes, que

---

[35] Sobre o PFST ver cartilha da PNH (BRASIL, 2011a).

O TRABALHO COMO OPERADOR DE SAÚDE

consideram o tipo de inserção de cada um e de todos que compartilham aquele meio de trabalho, mas também as políticas de saúde, os valores e as práticas instituídas, as relações de forças e de poderes presentes em cada situação. Enfim, todos nós somos corresponsáveis pela gestão das situações de trabalho e temos potencial para ajudar a transformá-las ou mantê-las como estão.

Esse vetor do nosso fazer reafirmava a inseparabilidade entre atividade e subjetividade, conforme propõe Clot (2010c), de modo a constituir uma análise em que esses dois termos estejam intrinsecamente relacionados. Nas palavras do autor: "De um lado, o risco de uma atividade sem subjetividade e, de outro, de uma subjetividade sem atividade. Podemos dizer que a clínica da atividade busca ultrapassar essa dificuldade" (CLOT, 2010c, p. 226-227). Nessa direção, o processo de trabalho em situações concretas não se resume ao que se materializa em produtos ou ao que é visível, mas abrange também "[...] aquilo que não se faz, aquilo que não se pode fazer, aquilo que se busca fazer sem conseguir – os fracassos –, aquilo que se teria querido ou podido fazer, aquilo que se pensa ou que se sonha poder fazer alhures [...]" e, ainda, o "[...] que se faz para não fazer aquilo que se tem a fazer ou ainda aquilo que se faz sem querer fazer" (CLOT, 2006, p. 116).

Ainda acompanhando o autor, nas situações de trabalho sempre existem culturas tácitas, construídas por um coletivo, que orientam a atividade do sujeito. Além das prescrições dos serviços, há vários acordos implícitos que os sujeitos fazem e que são transmitidos entre os membros das equipes. Tais combinações dão suporte à atividade dos trabalhadores, determinando os modos característicos de agir daquele grupo.

Em seus âmbitos de (pre)ocupação, a PNH trazia, então, o desafio de pautar que não basta ter como direção a gestão participativa dos serviços se essa diretriz se operacionaliza como prescrição verticalizada de modos de fazer ou de metas a serem alcançadas. Em muitas situações na saúde, o habitual é desejar um produto e não se dar muita importância ao modo de sua viabilização. O processo de trabalho fica reduzido ao produto (SANTOS FILHO, 2010). A PNH dava relevo à importância de se (re)organizarem os processos de trabalho para mudar a oferta de serviços, priorizando o modo de se discutir, pensar e articular essa organização em equipe; o "que fazer" não pode suplantar o "como fazer".

Essa foi a base de constituição-intervenção da PNH, convergindo em um vetor de provocação-convocação para a articulação dos diversos agentes e setores do SUS, de modo a fortalecer um sujeito coletivo, a abrir espaço polifônico agitado por uma crítica permanente que, no referencial de Foucault (2013), trata-se de um meio de produção de saúde no trabalho e meio de compreensão do trabalho em saúde. Esse foi o exercício no qual nos jogamos, no rastro da premissa de indissociabilidade entre produção de serviços e produção de sujeitos. E nas experimentações muitos efeitos foram produzidos, muitas pistas ficaram abertas, e o movimento HumanizaSUS ainda pulsa, valendo-se da própria compreensão de que a humanização (como política) não se prende a nenhuma estrutura organogramática e endurecida no interior de um governo, mas como ética que põe os coletivos em movimento. Por isso, ainda pulsa com potência de permanente tensionamento do instituído no SUS. A experiência sintetizada a seguir ilustra essa força, que se expressa em um projeto recente cujo desafio é funcionar como dispositivo de implementação de uma política sanitária em novos modos de se instituir como pública, dos coletivos. Vale dizer que a breve descrição da experiência a seguir articula-se ao objetivo deste texto: o de pôr em relevo os eixos metodológicos que se transversalizavam na PNH como base para focar o trabalho em saúde como seu objeto privilegiado. Assim, a experiência ajuda a atualizar os referenciais trazidos até aqui, formulados em 2004.

De como os referenciais da humanização têm sido atualizados nas práticas do SUS

Em uma publicação recente, Pasche (2020), um dos atores-chave na articulação da PNH às políticas setoriais do SUS nos momentos de sua estruturação no Ministério da Saúde (MS), afirma que uma das investidas ou desdobramentos mais relevantes da PNH ocorreu no campo da Saúde da Mulher. Pasche (2020) destaca essa aproximação, lembrando que os principais projetos ou subpolíticas da Saúde da Mulher, entre elas a Rede Cegonha, não vinham com mera pretensão de organização em busca de eficácia na atenção e gestão, buscando mudar seus rumos, mas instaurando certo modo de fazer política e intervenção no campo e tomando a PNH como bastião ético e referência metodológica para o processo de mudança que passa a patrocinar. Tal referencial teria especial relevância na Rede Cegonha, pelas suas potencialidades para colocar em análise o complexo cenário da atenção obstetriconeonatal no SUS, extrapolando seu âmbito técnico e trazendo à tona os elementos ético-políticos que o perpassam. Assim, a humanização comparece como base para análise e intervenção, como

O TRABALHO COMO OPERADOR DE SAÚDE

princípio e método, cujo pilar principal é a busca de inclusão dos diferentes atores, o respeito e a valorização do contraditório, operando, como enfatiza Pasche (2020), com a confrontação generosa entre sujeitos e suas diferenças para a reinvenção corresponsável de novos fazeres. É desse cenário que se derivou um projeto de âmbito nacional, abrangendo a rede de hospitais de ensino do país, firmado em uma pactuação interfederativa, e envolvendo as três esferas de gestão do SUS e os hospitais aderidos (BRASIL, 2017). O projeto teve uma universidade federal à frente de sua execução, em parceria com as instituições de ensino, os hospitais vinculados e outras entidades afins. Teve como foco a saúde da mulher, com todos os complexos temas afins à sexualidade, planejamento reprodutivo, abortamento, situações de vulnerabilidade e violência, e com um olhar especial para o modelo de atenção obstetriconeonatal.

Mas, para seguir no rumo deste texto, interessa-nos aqui, mais do que ressaltar os focos desse projeto, destacar seus modos de implementação, identificando os elementos que o afirmam em novas bases de relações institucionais de trabalho (SANTOS FILHO, 2020). Em primeiro lugar, o próprio objetivo do projeto já trazia em si um desafio que sempre será muito caro à perspectiva da PNH, isto é, propunha uma mudança paradigmática, desbravando estratégias para tensionar o modelo tradicional de atenção em um campo científico hegemônico, num paradigma obstetriconeonatal marcado como hospitalocêntrico, medico-centrado e carregado de procedimentos invasivos e destituidor ou inibidor do protagonismo da mulher como principal sujeito do processo que se estabeleceria como ato de cuidar. Aqui vale lembrar que nesse campo de atenção o (des)equilíbrio entre protagonismo da mulher/protagonismo dos profissionais da saúde é atravessado pela forte presença médica, trabalhador/categoria profissional que aí prevalece com um saber e prática tradicionais, o que intensifica a assimetria tanto na relação trabalhadores-usuário (mulher) como entre os diferentes trabalhadores. Há, portanto, que se ressaltar que ainda se depara no próprio SUS – sistema que valoriza um conjunto de princípios de autonomia – com um predominante modelo de exclusão e de desvalorização de vários âmbitos de saberes e experiências, tanto das mulheres como dos diferentes profissionais que militam no campo em questão. Não bastassem esses aspectos que caracterizam o trabalho em tal campo, há que se ressaltar importantes repercussões e agravantes a eles associados, como os ainda altos índices de mortalidade materna e a crescente exposição das mulheres a violências nos próprios serviços de saúde. Vale lembrar que esses indicadores não refletem apenas importantes problemas na saúde da mulher, mas são a expressão de questões mais gerais dos modelos de atenção e de gestão ainda predominantes no SUS, por isso o tema/projeto ganha relevância num sentido transversal e como objetos emblemáticos da esfera da humanização. Por outro lado, a rede que o projeto abrange – os hospitais de ensino no SUS – assume inquestionável protagonismo e ainda vários desafios na discussão de modelos assistenciais e de formação profissional.

Pois bem, tomando o projeto nessas dimensões, mais do que constatar os paradoxos ou contradições do SUS, ele abriu-se ao enfrentamento dessas questões, e por isso o arsenal da PNH se fez presente, ancorado na força dos dispositivos de análise coletiva do trabalho. Isto é, mais do que a lógica padrão de formulação centralizada de um projeto no âmbito ministerial/governo e de sua imposição ou prescrição para os serviços cumprirem em ações e metas, em uma lógica de planejamento e avaliação verticalizados, foi operado em outros modos de fazer (SANTOS FILHO, 2020). Assim, o projeto pôs em prática a principal premissa da PNH, ao afirmar que "política pública é aquela que se constrói nos coletivos" (BENEVIDES DE BARROS; PASSOS, 2005, p. 12), rompendo com a tradição prescritiva dos governos, tensionando a própria máquina pública, onde o projeto estava situado. Buscando uma outra direção, o projeto veio convocando um novo tipo de parceria, pressupondo-a em necessária inter-relação entre o nível local e o nível geral, operando-se com a movimentação dos atores interinstitucionais. Envolvia, especialmente, os sujeitos do trabalho cotidiano, disputando e misturando seus (diferentes) interesses e rearticulando-os na produção de um comum. Nesse contexto, inovou-se, ao não se limitar à tradição ministerial de portarias e recursos físicos e financeiros, e, mais especialmente, na pactuação intergestores-equipes operada pela estratégia de apoio institucional[36] (CAMPOS, 2003; BRASIL, 2014), que visava avaliar os processos instituídos nos serviços e a corresponsabilização, com mudanças nas práticas de atenção, gestão e ensino. Almejava-se, como finalidade principal, uma mudança de práticas, finalidade que nos instigava à evocação de referenciais que fizessem dialogar trabalho e subjetividade.

Foi assim que se deslanchou o projeto, contando com uma equipe de apoiadores institucionais em agendas de campo com os serviços, tendo um grupo local (em cada hospital) como interlocutor permanente, consti-

---

[36] O apoio institucional foi uma das principais estratégias adotadas pela PNH. Campos (2003) o propõe como um modo inovado de fazer gestão, perseguindo a criação de grupalidade, montando redes de coletivos organizados para a produção de saúde, ampliando a participação de gestores, trabalhadores e usuários.

O TRABALHO COMO OPERADOR DE SAÚDE

tuído pelas chefias dos setores estratégicos e representantes do corpo de profissionais (também incluindo residentes e alunos). As frentes de ações (com seus alvos e horizontes almejados) foram estruturadas a partir dos grandes focos do projeto, mas a metodologia de trabalho induzia que se as tomassem como desafios de experimentações, respeitando-se as singularidades locais, seus estágios de avanços e lacunas no modelo de atenção e suas tradições de gestão e organização do trabalho. Assim se perseguia a desejada indissociabilidade, já mencionada, entre formulação político--conceitual e intervenções nos serviços, em que as experiências concretas alimentariam a construção de operadores conceituais. Para seguir nesse caminho, tomaram-se de empréstimo da PNH todos os seus elementos sustentadores, como se destaca a seguir.

Embasando-se na humanização como política, ao projeto não interessava apenas lidar com seus focos-alvos em sentido restrito ou isolado; abria-se para indagar e explorar analiticamente o trabalho-atividade que subsiste ao ato de realização das ações, procedimentos e práticas naquele campo assistencial. Neste caso, pondo em relevo o trabalho subsistente ao ato de cuidar, de gerir e de formar no complexo campo obstetriconeonatal e fazendo-o dialogar com os temas mais amplos da saúde da mulher. Esses três âmbitos – cuidado, gestão e formação – constituíram os componentes do projeto e, inspirando-se na PNH, foram tomados como indissociáveis, daí abrindo-se o caminho para a reflexão sobre o trabalho que os perpassa e postos como alvos de análise-intervenção. O "objeto trabalho" tornou-se um vetor e pano de fundo no desenrolar do projeto, uma vez que, não obstante as mudanças perspectivadas, tratava-se de uma área de grande disputa de interesses, expressos em modelos de serviços/práticas que põem em conflito vários aspectos que extrapolam as questões técnico-assistenciais. É um campo onde convivem, em meio a "ruídos e silêncios", vários tipos de práticas, tanto as indicadas atualmente pelo embasamento em evidências quanto as consideradas desnecessárias, invasivas e inadequadas. Entretanto, as 'escolhas' e as prevalências de uma ou de outra não podem ser explicadas apenas por despreparo técnico ou objeções de ordem individual. No campo obstetriconeonatal e nos espaços dos hospitais de ensino cruzam-se múltiplos sujeitos de interesse e múltiplos valores perpassando o âmbito científico: envolve mulheres (e homens), família, alunos e trabalhadores (várias categorias, várias funções, diferentes cenários formativos e históricos de experiências etc.), a organização geral e seus múltiplos setores, os movimentos sociais, os de gênero, a igreja e seus dogmas em relação a várias temáticas, o Estado/governo e seus princípios expressos em normativas que nunca são autoimplementáveis etc. Entre os profissionais, observa-se acentuada assimetria de poderes entre as diferentes categorias, entre os trabalhadores e suas chefias e entre todos esses e os usuários. Por outro lado, como o trabalho na saúde em geral, esse trabalho acontece em meio a vários tipos de transformações atuais no sistema produtivo e reflexos nos processos organizativos locais, com crescente incorporação tecnológica, expansão da farmacomedicalização, adoção excessiva de protocolos, hipercodificação e padronização da prática, muitas vezes enrijecendo a relação assistencial, e com as tentativas de limitar a autonomia dos próprios trabalhadores no exercício e controle do seu fazer (SANTOS FILHO, 2018). E é nesse cenário que se disputam modelos de atenção, convivendo em meio a interesses diversos, disputas de sentido, em que múltiplos atores argumentam e agem a partir de diferentes lugares e também diferentes orientações tecnocientíficas e ético-políticas.

Nesse complexo cenário, quais os desafios de se trabalhar no cuidado, de se trabalhar na formação das pessoas e de se trabalhar na sua gestão? E como não fazer essa discussão nesse campo de trabalho? Ou, ainda, quais as consequências de se restringir a discussão – sobre a formação, a gestão, o cuidado – apenas à habilitação (tecnoprática) para o exercício profissional? Vale lembrar que o projeto induzia a uma ampliação dos espaços de discussão sobre os modos instituídos em que tal trabalho se efetiva, lembrando que, em sua fragmentação, uma de suas principais marcas é o fato de que ele se aprende, se executa, se reproduz centrado em procedimentos, manobras etc., num viés centralmente instrumental (habilitações necessárias, mas insuficientes para nortear um modelo de cuidado). Essas foram questões a nortear a análise e deixá-la sempre como pano de fundo do projeto, no sentido de um horizonte de vigilância em não se reduzir a discussão a uma "simples prescrição e/ou preparação profissional/institucional para um determinado tipo de prática". Não se trata disso, porque se assim o fosse bastaria a existência de diretrizes e regras para se garantir uma determinada prática. Na saúde da mulher esse âmbito de análise (e alerta) pode ser facilmente ilustrado quando se observa, por exemplo, que o Ministério da Saúde, como instituição formuladora e reguladora das ações na saúde/SUS, desde muito tem um conjunto de políticas e normativas sobre o ("bom") modelo que propõe e, não obstante, na realidade dos serviços se observam várias práticas inadequadas e o não seguimento das diretrizes (SOUZA; SANTOS FILHO, 2020).

O TRABALHO COMO OPERADOR DE SAÚDE

Por isso, a perspectiva do projeto foi a de contribuir com uma ampliação e deslocamento de movimentos, o que canalizamos como perspectivas de análise-intervenção, nos referenciais trazidos neste texto. Deslocamento especialmente na ótica de se promoverem oportunidades para uma abordagem com as equipes dos modos instituídos das práticas, seus modos de estar em trabalho e (re)invenções necessárias à luz de uma ética do cuidar. A ideia de intervenção se operou na perspectiva de criação de espaços coletivos, participativos, de análises da realidade e construção conjunta das condições necessárias à mudança/melhoria dos processos de trabalhar na gestão-ensino-cuidado. Tratou-se de um desafio nos próprios modos de aproximações com os hospitais/equipes, possibilitando-se, no caminho, o enfrentamento de muitas objeções que foram sendo ressignificadas, muitas brechas sendo abertas nos espaços e processos de trabalho e, sobretudo, nos rumos de ampliação de conversas. Nessas bases o projeto foi na direção do trabalho como encontro (SCHWARTZ, 2012) e bem cabendo na concepção das comunidades ampliadas de pesquisa, agregando múltiplos atores/equipes e compondo uma rede de cerca de cem hospitais, num movimento transversal de análise e intervenção em seus próprios fazeres. A matriz metodológica dessa experiência está indicada nas referências mencionadas (SANTOS FILHO; SOUSA, 2018; SANTOS FILHO, 2020) e em toda a sua cartografia em processo de sistematização neste momento.

Concluindo: de como afirmar a utilidade da humanização em tempos de crise no sistema de saúde

Com tais horizontes de implementação de projetos, constata-se o desafio instituinte que estes trazem em seu bojo, dispondo-se ao tensionamento dos modos estabelecidos de operacionalização da gestão, dos processos e das práticas de cuidado no SUS. Assim, se afirmam como dispositivos de intervenção no trabalho. Isso implica assumir que não bastam projetos para implementar ações de mudanças – os projetos, em si, não as viabilizam ou as garantem necessariamente –, é preciso que eles mesmos se instituam como ferramentas de inovação das relações de parcerias institucionais, e portando dispositivos que possibilitem colocar o trabalho em análise, mobilizando os sujeitos para que possam (des)construir práticas, processos e subjetividades, criando condições de mudanças no que está instituído.

Esse é um desafio aprendido com a PNH, que entendemos ainda válido, ou ainda mais válido, nestes tempos de crise vividos na saúde pública brasileira. Em recente edição da Revista Ciência e Saúde Coletiva, dedicada aos 30 anos do SUS (ABRASCO, 2018), os autores fazem um balanço dos seus avanços e lacunas, servindo como alertas e denúncias às ameaças por que passa o sistema/SUS na atualidade. Além dos vetores de desinvestimento e de desmonte governamental do SUS, o Sistema não conta com o apoio de setores e movimentos considerados essenciais para sua sustentação, tendo como agravantes a desmobilização e a oposição de parte dos profissionais e da mídia e os interesses financistas próprios do mercado empresarial da saúde. A precarização do trabalho é sua face mais explícita e perversa, por representar "descuido" com os sujeitos que fazem a máquina funcionar no cotidiano. O SUS, portanto, não só permanece como reforma sanitária incompleta e aberta, como marca de uma política pública (assim avaliada no momento de construção da PNH), mas agora avaliado como em risco de regressão e desmonte. Nesse contexto, aqui se defende que o referencial ético-político da humanização não somente se mostra atual, como necessário e urgente para se articular no enfrentamento das adversidades conjunturais.

No momento em que escrevemos este texto, o Brasil passa pela pior crise sanitária de sua história, com as ameaças da Covid-19 e a total negligência e mesmo o ataque governamental às medidas que mitigariam a situação (CAMPOS, 2020). O trabalho em saúde ocupa o centro da situação, das ameaças, das (pre)ocupações, do sofrimento, do risco e mesmo do trágico efeito de morte a reboque das insuficientes e precárias condições de trabalho dos estabelecimentos de saúde. Obviamente deveria ser imediata a discussão da infraestrutura básica, como os insumos e equipamentos de proteção para os profissionais, mas isso, de modo apenas pontual, não reverte a precarização nem soluciona as complexas questões do mundo do trabalho na saúde, sendo então necessário fazer comparecer as crônicas questões de sua organização. E esta é uma pauta essencial da PNH, primando por remeter a discussão a um âmbito de valorização do trabalho numa dimensão ampliada de valor, como aumento de participação, de inclusão, emancipação, de reconhecimento dos diferentes saberes e experiências e redução das assimetrias nas relações de saberes e poderes na hierarquia institucional e entre os sujeitos nos espaços de convívio profissional (SANTOS FILHO; BARROS, 2007). Nesse sentido, é preciso reafirmar a premissa da PNH de reconhecer o estado de coisas desfavoráveis e opressivas no trabalho e, ao mesmo tempo, não compactuar com posições de vitimização ou de passividade que às vezes trabalhadores e/ou gerentes assumem mediante o contexto, não raro idealizando "soluções a virem de fora ou do outro" ou por meio de simples "programações de mudanças" (SANTOS FILHO; BARROS; GOMES, 2009). Isso (essas expectativas idealizadas) seria uma via oposta às perspectivas da PNH, e nesse crônico estado de coisas, com problemas ainda mais intensificados na atualidade, a ideia e as ferramentas da humanização se fazem necessárias por sustentarem a produção de envolvimento dos coletivos em busca do aumento de suas capacidades de análise e de intervenção, assim se engajando em novos modos de organizar e reinventar o trabalho.

Reforçando o desafio que aí se articula, evocamos aqui uma máxima que se anunciou no momento de nascimento da PNH, quando Benevides de Barros e Passos (2005) afirmaram que era preciso compreender que o paradoxo (e desafio) é/está no funcionamento de uma máquina pública que precisa experimentar uma relação de tensão ou mesmo de repulsão frente à coisa pública. No momento atual do SUS, é o próprio Estado que vem disparando atos que buscam não somente inviabilizar as mudanças necessárias à consolidação e aprimoramento do sistema/trabalho, mas também ferir seus princípios e bases estruturantes, o que nos exige, portanto, uma presença do ideário da PNH nos rondando e nos mantendo em vigilância ativa de nossa própria capacidade de resistência ou de re-existência, como indica a própria PNH.

O COLETIVO COMO OPERADOR DE SAÚDE NO TRABALHO: PESQUISA-INTERVENÇÃO COM OFICINEIROS EM UM CENTRO DE CONVIVÊNCIA

Ariadna Patrícia Alvarez
Roberta Furtado Rosa
Juliane Chaves
Thaís Silva dos Santos

I - O cenário: considerações preliminares

O objetivo deste texto é compartilhar o percurso de uma pesquisa-intervenção realizada com oficineiros de um Centro de Convivência e Cultura (CECO) na cidade do Rio de Janeiro, considerando-se o coletivo como operador de saúde neste espaço de trabalho. Os CECOs são serviços do Sistema Único de Saúde (SUS) que compõem a Rede de Atenção Psicossocial, no âmbito da saúde mental, mas que fundamentalmente trabalham em uma lógica intersetorial. As questões norteadoras da pesquisa foram: de que se trata o ofício dos oficineiros em um CECO e como esse trabalho pode operar saúde para eles?

Os movimentos que geraram a invenção e a construção do SUS se deram concomitantemente aos movimentos da luta antimanicomial no final dos anos 80 no Brasil. É possível considerar que a reforma sanitária e a reforma psiquiátrica se apoiam em um mesmo princípio constitucional: o de que a saúde é direito de todos e dever do Estado. As forças que visavam destruir os manicômios, instituições totais de segregação e violência contra os asilados, também buscavam construir outras maneiras de lidar com a loucura e o sofrimento psíquico na sociedade.

Em 06/04/2001, com a aprovação da Lei nº 10.216 – a chamada Lei da Reforma Psiquiátrica brasileira –, a reorientação do modelo assistencial que já estava em curso é legitimada no âmbito das políticas públicas. A Lei prevê que o tratamento em saúde mental aconteça preferencialmente na comunidade, e a internação deve ser usada apenas como último recurso. Com isso, ocorre no país uma redução de mais de 19 mil leitos psiquiátricos em menos de 10 anos – de 51.393 em 2002 para 32.284 em 2011 (DUARTE; GARCIA, 2013).

Sai de cena o modelo hospitalocêntrico-manicomial, em que as longas internações ceifaram centenas de vidas, pelos maus-tratos, pelas violações dos direitos humanos e aniquilação subjetiva. O holocausto brasileiro caminha para seu fim. Começam a brotar nas pequenas e grandes cidades do país novas maneiras de cuidar em liberdade. Em vez de ter o hospital psiquiátrico como resposta única e total para as questões advindas do sofrimento psíquico, uma Rede de Atenção Psicossocial se torna responsável pelo cuidado. Um jargão do campo da saúde mental sintetiza esse acontecimento: "Quem tem rede, não precisa de leito!". Observamos, com isso, que se estabelecia cada vez mais uma relação de complementariedade – não de preponderância – entre estratégias extensivas e intensivas. As estratégias extensivas, aquelas pautadas em mudanças de ordem macropolítica, não se efetivam sem as mudanças no concreto, no plano micropolítico de processos que visam a alterações ético-estético-políticas nos modos de conceber a saúde e o cuidado. A noção de intensividade aqui empregada se refere a um campo de afetabilidade, constituinte dos processos de composição que aumentam ou diminuem a potência de vida nas relações.

As redes temáticas de atenção à saúde se configuraram no SUS a partir dos anos 2010, e a visão de integralidade passou a ser definida como "arranjos organizativos de ações e serviços de saúde, de diferentes densidades tecnológicas, que, integradas por meio de sistemas de apoio técnico, logístico e de gestão, buscam garantir a integralidade do cuidado" (Portaria nº 4.279/2010 – BRASIL, 2010a). São elas: Rede Materno-Infantil; Rede de Atenção às Urgências; Rede de Atenção à Saúde das Pessoas com Condições Crônicas; Rede de Cuidados à Pessoa com Deficiência e Rede de Atenção Psicossocial (RAPS).

Em 2011, por meio da Portaria nº 3.088 (BRASIL, 2011b), é instituída a RAPS, cuja finalidade é a criação, ampliação e articulação de pontos de atenção à saúde para pessoas com sofrimento mental e com necessidades decorrentes do uso de crack, álcool e outras drogas, no âmbito do SUS. Os componentes da RAPS estão organizados nos eixos Atenção Básica; Atenção Psicossocial Estratégica; Atenção de Urgência e Emergência; Atenção Residencial de Caráter Transitório; Atenção Hospitalar; Estra-

O TRABALHO COMO OPERADOR DE SAÚDE

tégias de Desinstitucionalização; Estratégias de Reabilitação Psicossocial. Na perspectiva da atenção à saúde integral, a coordenação das ofertas da rede deveria ser sediada na Atenção Básica ou Atenção Primária à Saúde, a qual, por integralizar as necessidades e singularidades em cada território, teria capacidade para uma visão sanitária complexa sem a qual a integralidade do cuidado não é possível. Embora territorializada, a RAPS ainda está fortemente centrada nos Centros de Atenção Psicossocial (CAPS) e nas consultas psiquiátricas. O cuidado em saúde mental na Atenção Básica está atualmente dependente da especialidade, e as unidades básicas têm enormes dificuldades, frequentemente não conseguem ocupar o seu lugar de responsabilidade sanitária e de coordenação do cuidado almejado pela estratégia da Reforma Psiquiátrica.

Entre os diversos componentes da RAPS, nos interessa o trabalho realizado nos Centros de Convivência e Cultura, unidades em que são oferecidos espaços de sociabilidade, produção e intervenção na cultura e na cidade à população em geral. Esses espaços passam a ser

> [...] estratégicos para a inclusão social das pessoas com sofrimento mental, incluindo aquelas com necessidades decorrentes do uso de crack, álcool e outras drogas, por meio da construção de espaços de convívio e sustentação das diferenças na comunidade e em variados espaços da cidade (Portaria nº 3.088/2011 – BRASIL, 2011b).

Neste texto nos dedicaremos ao estudo do trabalho em um dos Centros de Convivência da cidade do Rio de Janeiro, o Polo Experimental.

O Polo Experimental e os oficineiros

Anteriormente denominado Centro de Convivência Pedra Branca, o Polo Experimental de Convivência, Educação e Cultura iniciou seu funcionamento como CECO no ano de 2011, em Jacarepaguá, no bairro Colônia. O dispositivo está ligado ao Museu Bispo do Rosário[37] de Arte Contempo-

---

[37] Arthur Bispo do Rosário (Japaratuba (SE) 1911 - Rio de Janeiro (RJ) 1989). Artista visual. Em 1925, muda-se para o Rio de Janeiro, onde trabalha na Marinha Brasileira e na companhia de eletricidade Light. Em 1938, após um delírio místico, apresenta-se a um mosteiro, que o envia para o Hospital dos Alienados na Praia Vermelha. Diagnosticado como esquizofrênico-paranoico, é internado na Colônia Juliano Moreira, no bairro de Jacarepaguá, no Rio de Janeiro. Entre 1940 e 1960, alterna os momentos no hospício com os períodos em que exerce alguns ofícios em residências cariocas. No começo da década de 1960, trabalha na Clínica Pediátrica Amiu, onde vive em um quartinho no sótão. Ali, inicia seus trabalhos, realizando com materiais rudimentares diversas miniaturas, como de navios de guerra ou automóveis, e vários bordados. Em 1964, regressa à Colônia, onde permanece até a sua morte. Cria por volta de 1.000 peças com objetos do cotidiano, como roupas e lençóis bordados. Em 1980,

rânea (mBrac). Essa ligação tem uma história com o Instituto Municipal de Assistência à Saúde Juliano Moreira (IMASJM).

> Com a reformulação do mBrac, novas discussões surgem sobre a estruturação das práticas de cultura e geração de renda desenvolvidas pelo IMASJM. Se antes elas aconteciam de forma isolada e pouco integradas, foi preciso criar uma estratégia de imprimir mais potências a essas práticas. O Programa de Lazer (atividades culturais), o Programa de Geração de Renda (oficinas e serviços que geram renda) e o Atelier Gaia (espaço de produção de obras de artes) são transferidos para um prédio comum, designado *Polo Experimental de Convivência, Educação e Cultura*, e ficam subordinados ao mBrac para terem o mesmo direcionamento de trabalho. Algumas resistências aconteceram, mas, desde o início de 2015, o mBrac passa a funcionar como 'um grande guarda-chuva' para abrigar todas as ações culturais e de geração de renda do IMASJM. As ações são abertas aos usuários, familiares, profissionais e a comunidade do entorno (ARAUJO, 2018, p. 55, grifos do autor).

A ação do museu se dá para além do espaço expositivo e tem três linhas de ação: 1) preservação do acervo do Bispo do Rosário; 2) exposições e programações culturais; 3) Escola Livre de Artes (ELA). É na Escola Livre de Artes que se desenvolvem três direções de trabalho:

1 - Oficinas de Geração de Trabalho e Renda

São cinco oficinas: Mosaico; Costura e bordado; Cantinas; Restaurante Bistrô Bispo; e Cozinha experimental, que são conduzidas pelos oficineiros e contam com a participação de aproximadamente 55 usuários.

2 - Formação

Ateliê Gaya; um espaço de arte e criação que, por meio da construção de um pensamento estético, estimula a prática artística e profissional de seus frequentadores.

---

uma matéria de Samuel Wainer Filho para o programa Fantástico, da TV Globo, revela a produção de Bispo. Dois anos depois, o crítico de arte Frederico Morais inclui suas obras na exposição "À Margem da Vida", no Museu de Arte Moderna do Rio de Janeiro (MAM/RJ). O artista tem sido enfocado em filmes de curta e média-metragens; em livros, como *Arthur Bispo do Rosário: o Senhor do Labirinto*, de Luciana Hidalgo; e ainda em peças teatrais. Em 1989, é fundada a Associação dos Artistas da Colônia Juliano Moreira, que visa à preservação de sua obra, tombada em 1992 pelo Instituto Estadual do Patrimônio Artístico e Cultural - Inepac. Sua produção está reunida no Museu Bispo do Rosário, denominado anteriormente Museu Nise da Silveira, localizado na antiga Colônia Juliano Moreira.

Casa B - Residência Artística; um programa de domicílio de artistas visitantes no qual os participantes são acolhidos no Polo Experimental para o desenvolvimento de pesquisas poéticas por meio do diálogo com a comunidade e com outros programas desenvolvidos pelo mBrac.

3 - Programa Cultural e de Lazer

São ações coordenadas por um núcleo composto por usuários e trabalhadores do espaço. São ações culturais: Ioga, Pilates, Dança, Música, Canto, Violão, Banda 762 (em referência ao número da linha do ônibus que passava na região Madureira-Colônia), Bloco Império Colonial e Rádio Delírio Cultural. O programa organiza passeios, festas e viagens, com o objetivo de incentivar a apropriação dos espaços urbanos e reforçar a ideia do direito ao lazer e ao pertencimento, buscando estimular a vivência crítica, cidadã e criativa, para a transformação social.[38]

Os oficineiros nas políticas de saúde mental

Em relação aos oficineiros, é importante salientar que a ocupação de oficineiro não é formalizada na Classificação Brasileira das Ocupações (CBO).[39] A Portaria nº 336/2002, que regulamenta os CAPS, afirma que os profissionais com ensino médio que compõem a equipe mínima são: técnico e/ou auxiliar de enfermagem, técnico administrativo, técnico educacional e artesão. No texto da Portaria não aparece o termo 'oficineiro'. Contudo, na linguagem cotidiana, não se fala em técnico educacional, ou em artesão, mas sim em oficineiro.

Já na Portaria nº 396/2005, publicada para regulamentar os CECOs, o termo oficineiro aparece. Em relação à equipe, a Portaria diz:

> As equipes dos Centros de Convivência e Cultura são integradas por *oficineiros*, artistas plásticos, músicos, atores, artesãos, auxiliares administrativos e de limpeza. A gerência do serviço poderá estar a cargo de profissional de nível superior do campo da saúde. A equipe mínima do Centro de Convivência e Cultura deverá estar assim constituída: 1 gerente e 3 *oficineiros* (nível médio e superior, grifos nossos).

---

[38] Informações extraídas da apresentação realizada na mesa "Experiências", por ocasião do I Encontro de Geração de Trabalho, Renda e Cultura, que aconteceu na Uerj em 09.05.2018, e do website http://museubispodorosario.com/polo-exp/o-polo-experimental/. Acesso em: 4 set. 2019.

[39] No site (http://www.mtecbo.gov.br/cbosite/pages/pesquisas/BuscaPorTitulo.jsf) encontra-se artesão, artista, cuidador como ocupações classificadas. Acesso em: 23 mar. 2019.

É importante destacar que a Portaria nº 396/2005 foi revogada e não houve a criação de nova norma federal para o funcionamento, financiamento e implantação de CECOs, o que fragiliza a sustentação deles ao mesmo tempo em que abre a possibilidade de infinitos modos de fazer na criação dos CECOs.

Os oficineiros que trabalham nos CAPS e nos CECOs da RAPS do Rio de Janeiro são contratados por Organizações Sociais (OS) que administram parte dos serviços de saúde da cidade. Há diversas Organizações Sociais da Saúde (OSS)[40] nas diferentes áreas programáticas do município, e, em alguns casos, nos contracheques deles vem escrito como função a palavra oficineiro, embora na carteira de trabalho o cargo seja outro. Uma questão que nos ocupa é: o que dá ao oficineiro uma função específica? O que diferencia a função de um oficineiro da atividade de outros profissionais – psicólogos, terapeutas etc. –, quando estes também fazem oficinas? Na pesquisa realizada investigamos a atividade do oficineiro nos CECOs como um agenciador de convivências. Seria ele um "conviveiro", um trabalhador que facilita o conviver, além de realizar oficinas?

Os oficineiros que compõem as equipes dos CAPS e dos CECOs na RAPS do Rio de Janeiro são trabalhadores, em sua maioria, com ensino médio, que usam de habilidades artísticas para exercer suas funções. Em 2016 a prefeitura do Rio de Janeiro publicou 7 diretrizes para a atuação dos oficineiros:

1. Os oficineiros devem desenvolver atividades direcionadas ao campo do trabalho, da geração de renda e do desenvolvimento ou resgate de habilidades, assim como atividades artísticas, de cultura, esporte e lazer.

2. O trabalho dos oficineiros visa promover saúde por meio de ações voltadas à inclusão social, circulação e ocupação da cidade. Os oficineiros devem executar atividades com os usuários e demais interessados na sua Unidade; e, no mínimo, um turno por semana, fora da mesma.

3. Os oficineiros também devem executar atividades em parceria com o Centro de Convivência e Cultura da área ou dispositivo que funcione como tal. Deverão reservar um turno por semana para estas atividades.

---

[40] Para compreender melhor o funcionamento das OSS, consultar MORAIS, H. M. M. de *et al.* (2018).

O TRABALHO COMO OPERADOR DE SAÚDE

– RAPS Zona Oeste: Centro de Convivência da Zona Oeste (5.2)/ Polo Experimental (4.0)

– RAPS Zona Norte: Centro de Convivência e Cultura Trilhos do Engenho (3.2)

– RAPS Centro Sul: Núcleo Intervenção Cultural IMPP (2.1)

4. As atividades dos oficineiros devem ser compatíveis com a demanda dos usuários dos serviços de saúde mental.

5. Os oficineiros devem participar do Fórum de Geração de Renda e Cultura de sua RAPS, que é realizado mensalmente, no horário de 10 às 12h. Os oficineiros devem ser liberados um turno por mês do CAPS para participar do Fórum.

6. Os oficineiros devem compor a miniequipe de trabalho e geração de renda dos CAPS de modo a estimular a autonomia, a participação em iniciativas de geração de renda, a qualificação profissional dos usuários e até mesmo a possível inserção em postos de trabalho formal.

7. Os oficineiros não devem, prioritariamente, realizar grupos de recepção/acolhimento ou ser técnico de referência de usuários, uma vez que a especificidade de seu trabalho está na realização de atividades coletivas de geração de trabalho e renda e/ou de arte, cultura, esporte e lazer.

II - Os caminhos do pesquisar: alianças teórico-metodológicas

Compreende-se que a pesquisa-intervenção alicerçada nos conceitos da análise institucional (LOURAU, 1993), uma de nossas direções metodológicas, rompe com alguns paradigmas hegemônicos do modo de produção de conhecimento científico. Entre estes estão: o ideal de neutralidade do pesquisador, em que suas posições não devem interferir no processo de pesquisa; o distanciamento na relação entre sujeito pesquisador e objeto pesquisado, para que não haja contaminação do estudo; um caminho linear de primeiro conhecer para só depois transformar, que se funda na ideia de que as teorias devem subsidiar as práticas.

Afirmamos, então, um modo de pesquisar comprometido com a análise das implicações, e não com a neutralidade; que visa pesquisar junto com os trabalhadores oficineiros, e não sobre eles, entendendo que o par transformar-conhecer são faces diferentes, mas inseparáveis de uma mesma moeda, ou seja, ao transformarmos(-nos), conhecemos(-nos) e vice-versa. Falamos aqui do lugar de quem tem a experiência de trabalho da atenção psicossocial norteada numa direção antimanicomial. Consideramos que os manicômios a serem desconstruídos não se restringem aos hospitais psiquiátricos, mas que é preciso colocar em análise os dispositivos de saber e poder, assim como toda forma de enclausuramento e opressão nos modos de sentir, pensar e agir, inclusive no mundo acadêmico.

Aliamo-nos ainda com a clínica da atividade (CLOT, 2010b) para melhor compreender-intervir no trabalho dos oficineiros, pois nos fornece uma potente caixa de ferramentas para operarmos em análises do trabalho. A atividade é concebida como diálogo dirigido, pois tem sempre um interlocutor, um destinatário. Atividade é o que se passa entre o trabalho prescrito (o que se deve fazer) e o trabalho realizado (o que se fez). Ela se move entre um sujeito que realiza, o(s) outro(s) a quem se destina, e um objeto que se cria. Está incluído nessa concepção de atividade não só o que efetivamente se faz, o que é visível e palpável no trabalho, mas também aquilo que deixamos de fazer, o que não fazemos, mas que interfere no que foi feito. Aqui consideramos a atividade nessa dupla dimensão: atividade marcada pelos fazeres concretos e que dizem de uma materialidade ou uma dimensão objetiva e perceptível ao olhar; e inseparável dessa dimensão, atividade marcada pelas escolhas, decisões, iniciativas, percepções, ideias, modos de fazer e de escolher não fazer, que dizem de uma singularidade desse fazer, ou uma dimensão pré-reflexiva,[41] que orienta tais escolhas (ROSA, 2017). É nessa direção que pensamos o trabalho como atividade de trabalho.

Mesmo entendendo que o trabalho no contemporâneo está atravessado por um processo de exploração e precariedade nas relações de trabalho, que consequentemente são fontes de sofrimento, aqui nos aproximamos de uma linha de estudo em saúde e trabalho que entende que o trabalhar é fazer escolhas e o que é observável é apenas uma ínfima parte dos infinitos possíveis. Ao afirmar isso, não estamos considerando que essa dimensão da atividade que é observável seria menos importante, mas ressaltamos que é por meio dela que acessamos toda sua historicidade e, desse modo, se faz necessário olhar para ambas as dimensões de modo inseparável.

---

[41] Entendemos que a dimensão pré-reflexiva não é óbvia ao sujeito, mas pode ser acessada quando se faz a análise dos fazeres, debatendo seus modos singulares, suas escolhas referentes a como fazer. Assim, é possível experimentar certo distanciamento de si, tornando-se estrangeiro em sua própria ação, o que permite perceber a constituição histórica pelas quais se deram determinadas escolhas e não outras (CLOT, 2010, p. 139).

O TRABALHO COMO OPERADOR DE SAÚDE

Fazer clínica da atividade com os trabalhadores é fazer coanálise do trabalho, é colocar em diálogo as maneiras de agir, é se pensar junto outras formas de trabalhar e, talvez, se deslocar da posição de quem realiza uma atividade para a posição de quem observa o que e como a realiza, podendo assim inventar modos diferentes de fazer o trabalho no encontro com seus pares, abrindo para a possibilidade de invenção e recriação a partir da análise coletiva.

Nesse sentido, entendemos que o trabalho pode produzir saúde se nele há a possibilidade de ampliação de agir dos trabalhadores. Esses estudos dos quais nos aproximamos têm como foco de análise o próprio processo de trabalho. Além de afirmar a possibilidade de transformações e modificações desse processo, marcam também a importância do saber do trabalhador, entendendo-o como sujeito ativo do processo de saúde-doença no trabalho (OSORIO DA SILVA; RAMMINGER, 2014).

Além do conceito de atividade, outra ferramenta importante é a noção de ofício. Nos dicionários, o vocábulo ofício tem como sinônimos ou significados: profissão, ocupação, emprego, incumbência, missão, tarefa que uma pessoa se compromete a fazer, comunicação entre autoridades, conjunto de rituais associados a cerimônias religiosas. Clot (2013a, p. 6) nos oferece a seguinte definição de ofício:

> Um ofício não é, certamente, apenas uma prática. Também não é apenas uma atividade. Nem apenas uma profissão. Podemos defini-lo como uma discordância criativa – ou destrutiva – entre as quatro instâncias em conflito de uma arquitetura fundamentalmente social que pode adquirir uma função psíquica interna.

Desta forma, para estudar o ofício, do ponto de vista da atividade, é necessário considerar suas quatro instâncias: pessoal, impessoal, interpessoal e transpessoal. É pessoal porque carrega traços de quem a faz, porque a singularidade não pode ser totalmente apagada. A instância impessoal corresponde ao que há de mais prescrito em um ofício, está ligada à tarefa, àquilo que está escrito nas instruções, orientações, procedimentos, é o que está mais fortemente instituído. Ele é também interpessoal, pois se dá entre vários trabalhadores, depende do destinatário para existir, requer interlocutor para ter sentido. A dimensão transpessoal, por sua vez, tem relação com a memória profissional, que não pertence a ninguém, mas está disponível para todos, que atravessa gerações, diz respeito ao gênero do ofício.

As dimensões interpessoal e pessoal são instituintes, correspondem àquilo que é exposto ao imprevisível, ao que se apresenta na variação da vida, é o que há de inesperado no ofício. As dimensões impessoal e transpessoal estão ligadas às formas mais cristalizadas, instituídas.

Ao retomarmos à questão: *do que se trata o ofício dos oficineiros?*, propomos aqui de uma só vez duas perguntas, que podem ser assim traduzidas: *quais são as incumbências, ou seja, com o que o oficineiro se ocupa? E quais são as discordâncias criativas-destrutivas entre as quatro instâncias em conflito no trabalho do oficineiro?*.

Essas questões que povoam a pesquisa nos moveram a criar, conjuntamente com os oficineiros, dispositivos para o diálogo sobre o trabalho. Em um contato inicial, ao apresentarmos o projeto da pesquisa em reunião de equipe, um dos oficineiros diz:

> *Não existe super herói na saúde mental, ninguém é super homem e ninguém é Hulck que faz tudo, resolve tudo sozinho. Na saúde mental tem que trabalhar em conjunto, um apoiando o outro, para as coisas darem certo* (CANDIDO).[42]

Essa fala nos apontou um caminho, nos forneceu uma pista de que o apoio mútuo seria um elemento determinante para o êxito desse tipo de trabalho e um possível modo de operar saúde nele, o que nos levou a perceber a necessidade de pesquisar como isso é engendrado no cotidiano do CECO.

A intervenção e seus efeitos

A intervenção aconteceu com o grupo de seis oficineiros (3 homens e 3 mulheres) que realizam as oficinas de Culinária, Bordado, Costura, Música, Mosaico e Bistrô-restaurante. Pactuamos fazer rodas de conversa para analisarmos conjuntamente a atividade. A escolha por fazer essas rodas teve o propósito de criar um dispositivo que pudesse ampliar a capacidade de participação dos oficineiros na discussão sobre o seu trabalho. O dispositivo roda de conversa foi inspirado no Método da Roda proposto por Campos (2013), que tem sido utilizado no SUS com o intuito de construir arranjos facilitadores de uma gestão mais participativa dos coletivos envolvidos no cuidado.

---

[42] Os nomes originais dos oficineiros foram trocados por nomes fictícios de artistas plásticos, de modo a preservar o sigilo quanto à identificação dos participantes da pesquisa, conforme previsto no projeto da pesquisa que foi submetido ao Comitê de Ética em Pesquisa da UFF e da SMS-RJ, aprovado sob o Parecer nº 2.075.940.

O TRABALHO COMO OPERADOR DE SAÚDE

Na primeira delas, cada um falou sobre a oficina que realiza e como foi seu percurso profissional para chegar até ali. *"Sou artista, sou artesão, mas aqui sou conhecido como oficineiro"*. Esta frase, dita por um dos participantes, nos convoca a pensar nas múltiplas dimensões desse ofício. Notamos que apenas duas trabalhadoras tinham experiência prévia e curso técnico na área da saúde, mas os outros todos tinham um percurso profissional formado pela arte e/ou artesanato. Posteriormente, dedicamo-nos a realizar em conjunto duas escolhas: 1) uma atividade para ser analisada; e 2) uma forma de registro dessa atividade, de modo que ela pudesse ser debatida coletivamente apoiada no registro.

Pedimos que a escolha recaísse sobre uma atividade em que todos os oficineiros estivessem envolvidos, pois isso facilitaria a análise da atividade. Segundo um deles, o oficineiro seria esse profissional da equipe que dá conta de muitas funções diferentes. Ele relatou, por exemplo, que faz trabalho de psicólogo, de enfermeiro, de cuidador, de técnico de enfermagem. Eles precisariam, então, ser super-oficineiros. Diante desta fala, que fazia referência a um personagem, o super oficineiro, surgiu a ideia de dar-lhe forma. Após o debate, emergiram três possibilidades de atividade dentro do que havia sido proposto: o evento da festa junina, a assembleia ou um passeio.

Na segunda roda, começamos com um aquecimento por meio de um jogo chamado Curtograma (ANDRADE, 2010), que colocava como questão o que os oficineiros, em seu cotidiano de trabalho, "curtem-fazem, curtem-não fazem, não curtem-fazem, não curtem-não fazem". Iniciamos a roda de modo lúdico, pondo em debate o que fazem e o que não fazem como oficineiros. Depois desse jogo foi realizada a produção do personagem enunciado na roda anterior, o "Super-oficineiro", e escolhida a atividade da festa junina para ser analisada.

Cap. 5/Figura 1 – Desenho do "Super-oficineiro" – personagem confeccionado durante a análise da atividade por um dos oficineiros

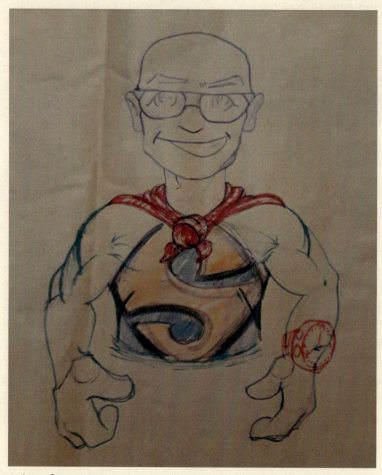

Fonte: registro dos autores

Na terceira roda, tivemos como direção despessoalizar o personagem que serviu de inspiração para o coletivo, visto que ele teria sido identificado com a figura de um dos oficineiros. Como inserir nele as características de cada um? Nesse exercício de despessoalização, algumas controvérsias do ofício começaram a aparecer. Não só controvérsias, ou seja, discordâncias que podem ser construtivas ou destrutivas, mas impasses foram mapeados. Entre esses impasses, eles destacaram que o oficineiro faz muitas coisas que estão fora da sua alçada, e afirmaram que para ser oficineiro precisa ser apaixonado pelo trabalho, mas não pode se casar com ele.

O "Super-oficineiro" é tocado pelas mais diversas circunstâncias que acometem os usuários, mas não pode favorecer um em detrimento do outro. Ele passa por situações desafiadoras, como não saber o que fazer diante de situação de roubo dentro da oficina; precisa criar estratégias de segurança no uso de ferramentas cortantes; lidar com o dilema de ler ou não ler o prontuário dos usuários e o de querer ou não saber sobre a história de vida e tratamento da pessoa. Observamos aí um paradoxo, em que há "[...] no curso da atividade um processo de coletivização e singularização simultâneo, que faz emergir o que entendemos como trabalhador e como trabalho" (TEIXEIRA; BARROS, 2009, p. 83).

Em seguida, considerando que o "Super-oficineiro" estaria implicado um de seus dias de trabalho com a organização de uma festa junina, partimos para a coanálise dessa atividade, que estava justamente sendo executada pela equipe naquela época do ano. Na roda, surge uma pergunta sobre o destinatário da atividade: "A festa junina é para quem?" E a resposta foi: "Para a comunidade, e toda ela participa desta construção".

O coletivo como operador de saúde no trabalho do oficineiro

O trabalho nos coloca a todo instante diante de impasses. Se os trabalhadores não dispõem de recursos para ultrapassá-los, ou de meios para desenvolver tais recursos, estão em situação de atividade impedida ou contrariada. O trabalho, portanto, só produz saúde quando há atividade; sendo a atividade impedida, cria-se uma situação de sofrimento e desgaste.

> Podemos dizer que o trabalho será operador de saúde quando for normativo, ou seja, propiciar a fabricação de normas, ou de constantes, que Canguilhem chamou de normas propulsivas, aquelas que não constituem obstáculo a novas normas (OSÓRIO DA SILVA; RAMMINGER, 2014, p. 4756).

Ao longo da pesquisa, os oficineiros relataram impedimentos de diversas ordens: dificuldade em serem aceitos pelos usuários logo quando ingressaram na equipe; espaço físico inadequado, com necessidade de obra para reparos de buracos no chão, telhas quebradas, goteiras; passar 75 dias sem receber pagamento e continuar trabalhando; demissão de colegas em função dos cortes no SUS feitos pela prefeitura; não dispor de transporte para o deslocamento de materiais como caixas de som, equipamentos musicais e alegorias carnavalescas; entre outros.

Para Canguilhem (2009), o conceito de saúde se define pela capacidade de lidar com as infidelidades do meio, a partir da criação de normas. Quanto mais capazes de renormatizar diante dos impasses, mais saudáveis somos. "Ampliar esta capacidade é uma tarefa coletiva, que inclui a transformação das condições sociais" (OSÓRIO DA SILVA; RAMMINGER, 2014, p. 4757). De acordo com a perspectiva vitalista, há um primado do vital sobre o mecânico. Portanto, enfrentar as variabilidades da vida não se trata de mera adaptação, pois "o próprio do ser vivo é de criar o seu meio" (CANGUILHEM, 2016, p. 116).

Além da experiência da organização da festa junina, que abordaremos adiante, os oficineiros compartilharam, como exemplo de experiência de renormatização no coletivo, uma situação em que o Polo recebeu uma grande encomenda de bolsas, um pedido de mais de duzentas unidades. Nessa situação, mais uma vez prevalece a fala de que *ninguém precisa dar conta do trabalho sozinho*". Bolsa é um tipo de produto confeccionado, a princípio, pela oficina de bordado e costura. Contudo, foi pactuado entre os oficineiros e participantes que as diferentes oficinas entrariam nessa produção, colaborando cada qual com sua arte no atendimento desse pedido. As bolsas que foram produzidas contaram com o trabalho das mãos não só dos participantes da oficina de bordado, mas também com o das mãos dos de mosaico e do ateliê de pintura. As bolsas não eram mais apenas bordadas, mas decoradas com diferentes texturas, desenhadas e pintadas pelas mãos de vários artistas. O que antes poderia ter contado apenas com a participação de uma oficina, nessa encomenda englobou diversas frentes. Assim, foram geradas bolsas produzidas pela oficina de costura e bordado, bolsas feitas a partir de um trabalho de linha da oficina de mosaico, bolsas pintadas pelos artistas do Ateliê Gaia. Os diferentes espaços, oficineiros, trabalhadores, artistas, conviventes recriaram seu meio de trabalho de forma a atender à demanda recebida pelo Polo. Contudo, segundo Cru (1987, p. 27),

> [...] [nem todo] trabalho coletivo implica um coletivo de trabalho, uma vez que este último exige, simultaneamente, vários trabalhadores, uma obra e linguagens comuns, determinadas regras de ofício, além de respeito duradouro dessas regras por cada um, o que impõe uma evolução individual que vai do conhecimento das regras à sua interiorização.

Estudamos o termo coletivo nas seguintes inter-relações: trabalho coletivo, coletivo de trabalho e coletivo como plano de coengendramento. O trabalho coletivo é aquele que mantém a ação conjunta em torno de um mesmo objeto a ser trabalhado, aqui coletivo é adjetivo. Para a clínica da atividade, o trabalho é sempre coletivo, uma vez que, mesmo quando um trabalhador atua aparentemente "sozinho", ele carrega os diálogos falados e não-falados com os outros para quem sua ação se dirige. Então, mesmo aquele controlador de tráfego aéreo que trabalha em uma torre que só tem ele como habitante, ele não trabalha sozinho, pois sua atividade está em diálogo com pilotos, passageiros dos aviões, trabalhadores da pista de pouso, entre tantos outros interlocutores.

Essa ideia que adjetiva o trabalho como coletivo tem suas raízes em Vigotski, pois, de acordo com sua teoria, a atividade coletiva é ao mesmo tempo fonte (onde ela se alimenta) e recurso (com o que ela opera) para a atividade individual. O instrumento do trabalho coletivo elaborado pelo coletivo de trabalho é o que denominamos de gênero profissional. Esse gênero profissional é desenvolvido coletivamente pelas discordâncias no trabalho, como diz Clot (2008, p. 64):

> Temos que organizar o trabalho coletivo não somente em torno do desejo de cooperação, mas em torno do que não é falado, das coisas que ninguém quer falar. É dessa maneira que o coletivo se instala. Quando se fala cooperação, não é somente concordar, é fazer alguma coisa das desuniões no trabalho.

Vale aqui explicitar o que chamamos de 'o coletivo de trabalho', ou seja, o coletivo substantivo. Para além de um agrupamento de trabalhadores colocados lado a lado, o termo coletivo de trabalho diz respeito ao trabalho que é feito por um corpo de trabalhadores em que há o exercício da cooperação. Trata-se, assim, de "um coletivo de trabalho como a re-criação na ação e para a ação de uma história que, por não pertencer a alguém em particular, apresenta-se (ou não) como um instrumento pessoal para cada profissional" (CLOT, 2010b, p. 168).

Portanto, embora em muitas situações a palavra coletivo seja usada como o oposto de singular, de individual, ou como sinônimo de social, ela não se restringe a esses sentidos mais dicotômicos. Na perspectiva cartográfica, coletivo se difere de um simples somatório de pessoas reunidas em um determinado espaço e tempo, mas significa "uma rede de composição potencialmente ilimitada de seres tomados na proliferação das forças de produção de realidade" (KASTRUP; PASSOS, 2014, p. 26). Adotamos, como ferramenta de trabalho na pesquisa, este conceito de coletivo como rede, sustentado por redes em composição nos mundos do trabalho.

Esses conceitos nos servem na elucidação desta situação citada em que o Polo recebeu esta grande encomenda de bolsas. A experiência foi narrada com alegria, como um *"trabalho integrado"* [sic] e com intenso grau de troca e aprendizado entre todos. Isso que eles chamam de integrado nos remeteu ao conceito de cooperação, elemento necessário ao coletivo de trabalho. A cooperação pode ser definida como "uma forma de trabalho em que muitos trabalham planejadamente lado a lado e conjuntamente, no mesmo processo de produção ou em processos de produção diferentes, mas conexos" (MARX, 1996, p. 422).

A cooperação propicia que o trabalhador se desfaça de suas limitações individuais e possa desenvolver suas potencialidades na relação com os outros. Na situação em questão, as múltiplas linguagens artísticas dialogaram. Nenhuma bolsa saiu igual à outra, e cada um produziu nessa experiência uma nova maneira de trabalhar. Talvez, se a oficina de bordado fosse a única a responder pela encomenda, o tempo não teria sido hábil, como o foi ao contar com a participação de todos.

O trabalho coletivo de fabricação de bolsas atendeu de forma satisfatória à encomenda, produzindo saúde nos trabalhadores, uma vez que estes consideraram que aquele foi um trabalho bem feito. Trazer coisas para a existência, produzir marca positiva no mundo coletivamente opera saúde no trabalho, pois, como relata Canguilhem (2002, p. 68 *apud* CLOT, 2010b, p. 7): "Sinto-me bem, na medida em que sou capaz de arcar com a responsabilidade dos meus atos, de trazer coisas para a existência e de criar entre elas relações que, sem minha intervenção, não teriam existido".

Uma outra situação em que mapeamos o coletivo operando saúde no trabalho dos oficineiros ocorreu quando coanalisamos a atividade de organização da festa junina. Reafirmamos que, quando se fala em coletivo, não se trata de uma coletânea de ações, também não diz respeito ao ajuntamento de pessoas e nem a um simples somatório de entidades em relação. Coletivo é entendido como resultado de uma dinâmica de forças que contrai, uma dinâmica de contração de redes de coletivos, e coletivos em rede. Coletivo em aproximação com a ideia de grupalidade, que não é a manifestação de uma qualidade única, mas de um devir grupal, múltiplo e temporal (LANCETTI, 1993, p. 167)

Os oficineiros afirmam que, para fazer a festa junina, *"a união é um ingrediente fundamental"*. União, comunicação, contribuição. A proposta é fazer uma só festa junina que integre os diferentes serviços de saúde do

O TRABALHO COMO OPERADOR DE SAÚDE

bairro. Isso que já era imaginado por vários anos, no ano de 2018 se torna possível. Vale lembrar que, durante muito tempo, as festas juninas aconteciam dentro dos muros dos hospitais psiquiátricos sem contar com a presença de ninguém além de pacientes internados e equipe.

De acordo com Clot (2010b, p. 176), "No início, objeto de apropriação para a atividade individual, o coletivo de trabalho deve tornar-se meio para o desenvolvimento da ação de cada um". Se antes cada serviço isoladamente fazia sua festa junina dirigida ao público que atende, alguma coisa muda quando se passa a se fazer uma festa junina da rede local. Participam da organização a Clínica da Família, o CECO, o CAPS, o CAPSad. E o local da festa? Não é num serviço nem no outro. O lugar da festa é a rua. Segundo os oficineiros, a festa começa muito antes do dia que ela acontece. Cada equipe oferece o que sabe fazer para a população, agenciando esses saberes por meio de oficinas que antecedem a festa: oficina de quadrilha; oficina de decoração; oficina de baião (música e dança); oficina de culinária. Forma-se um coletivo de trabalho, ali há cooperação, em que existe um fator ético como uma habilidade. A cooperação requer a capacidade de entender e mostrar-se receptivo ao outro, para agir em conjunto. Ela pode ser também definida como "uma troca em que as partes de beneficiam" (SENNET, 2012, p. 15).

Contudo, quando questionamos se eles se divertem na festa, um deles responde: *"Não. Sabe por quê? A gente faz um acordo com o paciente, mas ele não consegue sustentar, ou por medicação, ou porque é muito tempo em pé"* (Romero). Essa fala retoma a ideia da contração da grupalidade, dos *contra-actus*, dos contratos, que podem ou não ser levados adiante, dependendo dos limites e possibilidades que cada um expressa. Eles mesmos disseram que não há super-herói, e os oficineiros, como todos os que fazem parte dos CECOs, são conviventes, e as dores fazem parte da vida também. Essa fala retoma a ideia de que não há super-herói, nem o oficineiro é *"um super-humano"*. É também sob esse aspecto do convívio, no qual as fragilidades emergem, que entendemos o coletivo como um meio de operar saúde, uma vez que esse princípio encarnado no modo de trabalhar possibilita trocas materiais e imateriais entre os diversos conviventes.

O modo cooperativo possibilita o desenvolvimento das capacidades criativas, inventivas no trabalho, mesmo que isso não seja nada divertido em alguns momentos, como o oficineiro Romero destacou. Os oficineiros são chamados a renormatizar, a todo tempo, diante dos imprevistos, recusas, recuos e surpresas na relação com os conviventes. Ao entendermos saúde, na perspectiva de Canguilhem (2009), como a capacidade de criar normas diante das variabilidades da vida, afirmamos que o trabalho da convivência produzirá saúde para o oficineiro quando for possível se valer das normas propulsivas e abandonar as normas repulsivas. Osório da Silva e Ramminger (2014), apoiadas em Canguilhem, afirmam que as normas propulsivas são aquelas que não constituem obstáculo para as novas normas; já as repulsivas são as que sustentam uma vida limitada, que forçam o indivíduo a se preservar de mudanças, não suportando muitas variações.

III - Desfechos que abrem novos caminhos: o protagonismo dos oficineiros na pesquisa

Havíamos pactuado com os oficineiros que, depois da realização das rodas em que nos dedicamos a analisar a atividade, retornaríamos ao Polo, visando partilhar com eles um certo conjunto de considerações feitas em meio ao processo de pesquisa de modo mais organizado. Inspirados em Cesar, Luciano, Carvalho e Almeida (2016), nos deslocamos de uma posição mais costumeira da devolutiva das pesquisas, em que os pesquisadores retornam ao campo para destinar aos pesquisados os dados coletados, para uma posição em que propomos um desenlace da pesquisa como o "cultivo de um processo que potencializa a entrada participativa de todos os envolvidos, [...] abrindo novos cursos éticos por onde a vida pode se movimentar e transformar-se" (CESAR; LUCIANO; CARVALHO; ALMEIDA, 2016, p. 144).

Fizemos um exercício de rememorar nas rodas como os rostos, as vozes, os risos e os silêncios se expressaram. Lendo as transcrições, escutando os áudios, pensamos em como as questões ecoaram na pesquisa ali, localmente: convivência, que atividade é essa? Como se constitui o ofício do oficineiro? Esse trabalho pode produzir saúde? Então, como fruto da afetação produzida nessa análise e como modo de renormatizar os modos clássicos de devolutiva de uma pesquisa, construímos um texto, uma carta dirigida àquele grupo de oficineiros, colocando nas palavras endereçadas a eles suas próprias palavras. Acrescentamos, cuidadosamente, no "caldeirão" um pouco de cada um e muito de todos. O resultado foi uma narrativa em forma de carta do que se passou nas rodas, deixando novas possibilidades de conversa abertas.

CARTA AOS OFICINEIROS POLO EXPERIMENTAL - 04/12/2018

Esta pesquisa nasceu de um desejo de se aproximar das atividades desenvolvidas pelos Centros de Convivência da cidade do Rio de Janeiro. Conviver: que atividade é essa? Convivência através da arte, cultura, trabalho, geração de renda, economia solidária. Convivência para quem? Entre quem? Para quê? Como viver COM e sustentar as diferenças? Convivência é tratamento? É a convivência que desinstitucionaliza a loucura? Produzir situações de convivência é um trabalho? Este trabalho produz saúde? Qual saúde? Para quem? Quem faz o trabalho de convivência?

No Centro de Convivência do Polo Experimental, no bairro Colônia, em Jacarepaguá, a convivência é feita entre muitos, e nosso olhar neste campo de pesquisa se dirige com peculiar interesse aos oficineiros. *"Sou artista, sou artesão, mas aqui sou conhecido como oficineiro."* Qual é o ofício do oficineiro?

Um único ofício que converge da inter-relação de vários: psicólogo, cuidador, enfermeiro, terapeuta, psiquiatra, mãe, pai, irmão, tia, professor, administrador. Um único ofício que se desdobra nas especificidades de cada oficina: Mosaico, Música, Culinária Experimental, Bistrô Restaurante, Bordado e Costura. Qual é o comum nas oficinas?

Nas rodas de conversa construímos algumas pistas que nos ajudam a desenhar um mapa dessa atividade comum. Ser oficineiro é: parar para dar aquele bom dia; é saber o nome de cada um que participa da oficina; é no domingo de manhã ir até o ponto parar um ônibus para o outro entrar; é pegar colher com pé; é explicar como chegar em um lugar diferente e estar ao lado na primeira viagem de elevador e de escada rolante de alguém; é olhar para aquela pessoa que fica sentada o dia inteiro na entrada do CAPS e ir até ela fazer um convite para a oficina; é estar num trabalho que não te cansa embaixo, mas a cabeça fica cheia de informação e te cansa muito em cima; é ter um cafezinho em casa e deixar alguém abrir a porta, beber e sair; é cuidar de um, de outro, de vários e de si mesmo; é, apesar de ter levado pancada, se arrepiar ao contar sobre como é a festa de final de ano; é não se ver fazendo outra coisa e sentir que mesmo com as dificuldades esse trabalho é gratificante.

O Super-oficineiro, personagem criado pelo grupo, não curte quando não tem almoço para todo mundo, já ficou mais de 75 dias sem receber pagamento e fez rodízio para o trabalho não ser interrompido. Enfrenta resistências quando a equipe muda e vai quebrando a resistência aos poucos, usando a linguagem que todos entendem: a linguagem do trabalho. Mas o Super-oficineiro não faz nada sozinho, por isso, ele é super mas não é herói. Seu super-poder é o agir. São oficineiros e oficineiras que agem compondo uma liga da justiça, um coletivo que é cultivado cotidianamente. Esse cultivo do coletivo, aqui chamado de convivência, é necessário ao trabalho. Trabalhar é viver junto. Vocês sabem disso e nos contaram sobre como isso funciona: *"Sabe o que é gratificante nesse grupo?! É que a gente se quer muito bem. Mesmo sem estar junto todo dia a gente vai vivendo o dia a dia um do outro."*

Como diria o poeta Rubem Alves, "Todo fim venta um começo". Espero que o fim deste pequeno texto faça ventar novas sensibilidades no ofício de oficineiro. Abrimos o começo da circulação da palavra no encontro desta tarde com a seguinte questão: Como as rodas de conversa afetaram vocês e o trabalho que realizam?

Os oficineiros gostaram tanto deste texto-carta que preparamos e lemos, que pediram para ficar com o texto para eles. Eles usaram o texto-carta no Seminário Interno de final de ano, que ocorreu na semana seguinte com a equipe completa do Museu e do Polo, ou seja, eles se tornaram protagonistas do processo da pesquisa de uma forma ampliada, prescindindo da presença das pesquisadoras da UFF e criando interlocutores no debate de seu ofício. Isso nos aponta que "intervenção e pesquisa fertilizam-se mutuamente" (OSÓRIO DA SILVA, 2016, p. 160).

Além disso, ao final desse encontro, um dos oficineiros propôs que eles passassem a se encontrar para discutir as situações de trabalho entre eles, pois sentiam necessidade desse espaço. Estes são indicativos de transformação, em que os próprios oficineiros foram criando recursos no trabalho. Eles combinaram de continuar fazendo rodas para discutir o trabalho, apenas entre eles, no segundo dia útil de cada mês no ano seguinte.

Nesse encontro de desenlace, a pesquisa colocou em ação uma dupla dimensão: a de partilha da colheita e a de plantio de novas sementes. Romero diz: *"A roda de conversa é importante porque a gente pode ouvir e falar, aquilo que preciso ouvir e falar. [...] A gente vivencia situações com o usuário que só a gente vivencia. O outro dia X disse 'estou namorando', e tirou um anel do bolso e mostrou. Como explicar uma experiência que se tem com uma pessoa dessa?"*.

Então, há uma dimensão do ofício do oficineiro que é difícil de ser traduzida em palavras, de ser explicada. Às vezes, o trabalho do oficineiro se faz apenas com um olhar, como nos diz uma oficineira: *"É estar ao lado para o outro se sentir amparado, só olhar e mostrar: estou aqui"* (Lygia). Nas rodas, mesmo usando como recurso a criação de um personagem fictício desenhado a partir dos enunciados sobre o trabalho, notamos que há dimensões que permaneceram intransmissíveis por meio da linguagem oral. Entretanto, apesar dos limites metodológicos que reconhecemos termos experimentado, avaliamos que o exercício de colocar a atividade em debate colaborou para dar mais materialidade ao trabalho que realizam. Falar sobre o que funciona bem provoca movimentos, ainda que sutis, no trabalho uns dos outros, como vemos no diálogo a seguir, em que uma oficineira se queixa de um excesso de demandas em que ela precisa dar várias respostas ao mesmo tempo, e o colega dialoga com ela, tomando como base sua experiência:

–*Não sou polvo* (Tarsila).

– *Acho que você tem que fazer uma distribuição de tarefas. Fiz isso e funcionou muito bem* (Romero).

O TRABALHO COMO OPERADOR DE SAÚDE

Por fim, extraímos desse encontro uma fala que aponta para a necessidade de criação de espaços onde o diálogo sobre o trabalho seja possível: *"Um espaço como esse dá essa dimensão do que a gente vivencia de verdade, e não só o que é idealizado ou imaginado. Entre o que é imaginado e o agir, há um caminho muito grande"* (Romero).

Fazemos eco a esse enunciado, reverberando a indicação de que entre o trabalho pensado e o trabalho realizado há um intervalo, que é a própria atividade. Colocá-la em debate colabora para problematizar o que é realizado, mas também cria possibilidades de agir, produzindo um círculo virtuoso. O caminho é longo e repleto de impasses, mas, quando o coletivo de trabalho e o trabalho coletivo se fazem fortes, e o gesto da sensibilidade está ativo, é possível criar juntos e expandir os recursos para agir, colocando a arte do ofício em ação.

Um ofício para além das oficinas: a atividade de convivência

É possível considerar, finalmente, que os oficineiros são trabalhadores que não têm uma ocupação regulamentada, mas são atores fundamentais tanto na promoção da saúde quanto na desinstitucionalização da loucura. Entendemos promoção da saúde, aqui, como participação social ativa na vida comunitária. A desinstitucionalização da loucura, por sua vez, está ligada à desconstrução da ideia fundada no discurso psiquiátrico de que os loucos são incapazes, perigosos e doentes. Propomos, com isso, oficineiros como agentes do desmonte do manicômio mental.

Para além da realização das oficinas, o ofício do oficineiro diz respeito à convivência, que requer lidar com uma diversidade infindável de variabilidades. Convivência como atividade de cultivo desse coletivo de trabalho, que é transversal às diferentes ações de geração de trabalho, renda, cultura, arte e lazer que ocupam a cidade e transformam as relações entre os conviventes. Afirmamos, então, que o oficineiro, além de convivente, é sim um conviveiro, isto é, ele é um provocador da convivência, ele agencia, convida a participar, chama à vida ativa, seja no atendimento da encomenda de bolsas, na organização da festa junina ou na simples pausa para dar um bom dia e ter uma breve conversa sobre o tempo. O que está sendo produzido por esse trabalho coletivo é a convivência.

Portanto, no CECO Polo Experimental, realizamos rodas de conversa com os oficineiros, dialogando com eles, buscando mapear juntos como é constituído o seu ofício. Por meio da construção de um personagem fictício, e na análise da organização de uma festa junina na praça, identificamos, como gesto marcante no ofício do oficineiro, a sensibilidade, assim como o coletivo funcionando como operador de saúde. Para além das oficinas, o ofício do oficineiro requer uma sensibilidade ativa capaz de provocar a atividade de modo a ampliar a potência do outro. Os CECOs trazem o desafio de se tornarem espaços coletivos de reinvenção, produção de diferença e heterogênese. Assim, o ofício do oficineiro opera uma multiplicidade de redes em diversas conexões e sentidos, seja na realização de uma festa, seja na confecção de artesanatos, como as bolsas, nos projetos de economia solidária. Deixamos aqui para os leitores um convite à criação de dispositivos para a coanálise da atividade que possibilitem a instauração de diálogos que ampliem o poder de agir dos trabalhadores.

6

O NUTRAS – DISPOSITIVO DE ACOLHIMENTO DOS TERRITÓRIOS EXISTENCIAIS DAS/OS PESQUISADORAS/ES

Ana Carla Armaroli
Noeli Godoy
Naiara Brito

1. Introdução

Escrever sobre-com o NUTRAS (Núcleo de Estudos e Intervenções em Trabalho, Subjetividade e Saúde) faz pensar nas diversas possibilidades de sua construção como um coletivo de trabalho, seus cenários possíveis, seus modos de operar, e no ir e vir das pessoas que o constitui como um grupo de pesquisa. Trata-se de um coletivo construído a partir de uma multiplicidade, sempre perspectivando a produção de um comum. Uma diversidade de sujeitos, de pressupostos e de memórias são elementos importantes para a realização de um trabalho que visa ao fortalecimento de grupalidade,[43] o que implica um exercício cotidiano. São os diálogos, as divergências, a pluralidade de disciplinas que vão dando seu contorno, sua arquitetura, e pautam um exercício de construção de um coletivo de trabalho.[44]

O ir, o vir e o permanecer de seus componentes possibilita uma multiplicidade de ações, de pensamentos, de afetos e de efeitos. Trata-se de uma composição permanente de saberes e de modos de existir, que se atualiza

---

[43] Grupalidade diz respeito aos processos grupais a partir de sua dimensão processual, de onde advêm mundo e sujeito, eu e outro, uma produção inseparável e coemergente. Grupalidade não se identifica, mas também não se separa do objeto grupo, da forma grupo; refere-se às suas linhas de produção, sua dimensão processual. Na forma-grupo está de forma temporariamente estabilizada sua construção processual. Grupo e grupalidade coexistem em um movimento de produção e transformação. Indica-se, aqui, uma direção ético-político-metodológica importante do modo de funcionamento do Grupo Nutras: considerar a não solidez e a impermanência da realidade; mundo e sujeitos não são tomados como substancialidade inerente. Assim, pensar esse processo de grupalidade não implica negar a concretude do que vemos e vivemos, ou seja, a concretude das muitas formas de vida. Trata-se de considerar o processo que anima as formas, que anima o que somos (Benevides de Barros, 1994; César, 2008).

[44] O conceito de coletivo será apresentado na parte 3 e 4 deste capítulo.

no curso de suas práticas. Tal arranjo constrói territórios existenciais das/ os pesquisadoras/es, com suas nuances, dando cor e ritmo à construção do gênero[45] "pesquisa em clínica do trabalho no Nutras/UFF", partir do acolhimento dos afetos[46] que emergem.

O Nutras, como um grupo de pesquisa e formação em psicologia do trabalho, nasceu em 2004, na Universidade Federal Fluminense (UFF), sob a coordenação da Prof.ª Claudia Osório da Silva, com a participação de alunos da iniciação científica, mestrandos e doutorandos do Programa de Pós-Graduação em Psicologia da UFF (PPGP-UFF) e de outros professores da UFF ou de grupos de pesquisa parceiros. Entre os participantes estão estudantes-pesquisadores pertencentes, inicialmente, a diferentes categorias profissionais: além dos que têm a graduação, terminada ou em curso, em psicologia, estão pesquisadores da administração, serviço social e terapia ocupacional.

O acolhimento dessa diversidade de perspectivas é uma fonte de energia que enriquece o trabalho coletivo[47] (OSORIO DA SILVA, 2016; Projeto Político-Pedagógico..., 2016-2017), e esse é um modo de funcionamento que expressa valores que a UFF tem atualizado ao longo de sua história. O curso de Psicologia da UFF/Niterói, fundado durante a ditadura (1970), nasce tendo como uma de suas marcas a afirmação de um modo de resistência ao modo hegemônico de formação de profissionais Psi naquela época, ou seja, como "guardiões da ordem" (COIMBRA, 1995), "intérpretes ativos da ideologia dominante" (COIMBRA; LOBO; BARROS, 1987, p. 42). A proposta era outra: ativar um pensamento crítico e trazer para suas bases curriculares os teóricos voltados para os aspectos sociais, tomados como indissociáveis da dimensão psicológica, e também recusando a redução de um processo formativo reduzido a um modelo biomédico[48] ou psicologizante do funcionamento humano. A aposta seria numa transversalização dos saberes a partir de uma reflexão crítica sobre a relação entre pesquisadoras/ es e o seu campo empírico de trabalho-intervenção.

---

[45] Sobre o conceito de gênero profissional, ver Parte I – Capítulo 2 desta coletânea.

[46] Conceito de afeto na clínica da atividade, conforme Clot: "[...] nasce do fato de não se dispor do vivido para se viver uma situação presente, da falta de meio para tanto [...]. Desse ponto de vista, o afeto é uma desconstrução, uma desorganização, pois o vivido que é o organizador genérico da ação, o que permite prevê-la, pode faltar na atividade" (CLOT, 2016a, p. 93-94).

[47] Premissa que está presente no PPI (IPSI/UFF, 2016-2017), na metodologia da clínica da atividade e na Análise Institucional, campos de conhecimento que compreendem o homem como um ser que se forma no social. O conceito de coletivo que trabalhamos aqui tem como referência o conceito de multidão do filósofo Espinosa. Sobre esse assunto ver também a Parte II – Capítulo 3 desta coletânea.

[48] Sobre esse assunto ver também a Parte I – Capítulo 1 desta coletânea.

É nessa direção que o Nutras vai se forjando, uma vez que surge em meio a essa história, marcada por um funcionamento institucional e organizativo no qual, tanto na graduação quanto na pós-graduação, nos colegiados que os constituem, os alunos têm voz e voto, o que não é trivial, uma vez que afirma um modo efetivamente público de funcionamento.

Esse caminho que vem trilhando nos leva a considerar que o Grupo Nutras é um dispositivo nos processos de formação e análise do trabalho, e não um modo predeterminado de funcionamento. Pautado num conjunto de práticas e técnicas, põe em questão as instituições que, em suas dinâmicas, produzem e reproduzem relações sociais. Os diálogos provocativos efetivados deslocam a dimensão instituída das instituições de forma a pôr em crise a neutralidade de uma cientificidade positivista, que se apresenta em muitas pesquisas acadêmicas. Dessa forma, práticas de psicólogos/as na divisão social do trabalho e a implicação das/os pesquisadoras/es no campo empírico são matéria-prima para os debates e análises no grupo.

Esse modo de caminhar, que persegue a produção de um comum heterogêneo e heterogenético, está marcado por uma direção ético-política que se configura como um espaço de acolhimento na diferença "que se expressa entre os termos da relação: sujeito e objeto, pesquisador e pesquisado, eu e mundo" (ALVAREZ; PASSOS, 2009, p. 148-149).

As reuniões de orientação coletiva do Grupo Nutras se realizam semanalmente e vão se constituindo como um espaço de diálogo e de controvérsias sobre as condições das pesquisas em curso. Nessas orientações, se acolhe a narrativa da atividade de pesquisa das/os pesquisadoras/es de forma que a atividade habitual de pesquisa se torne o objeto do trabalho clínico coletivo, transformando essa experiência clínica em conhecimento útil para a ação em outros meios sociais. Essa função instrumental do Nutras, que transforma uma atividade cotidiana em fonte de conhecimento coletivo, é o que sustenta a possibilidade de o trabalho, no caso o de pesquisa, ser um "restaurador da saúde" (CLOT, 2010b, p. 78).

Nos encontros são realizados estudos dos textos acadêmicos, apresentações dos projetos de pesquisa e o compartilhamento das experiências de intervenção. A análise de implicação e o diário de campo, orientados nos moldes da análise institucional francesa (LOURAU, 1993) cumprem com a função de operacionalizar o trabalho de supervisão clínica e orientação coletiva do ensino e da pesquisa, por meio da recuperação da história subjetiva da/do pesquisadora/or.

Todas essas atividades são voltadas para a formação de pesquisadoras/es e são referentes às pesquisas que compõem o projeto "Trabalho como operador de saúde", coordenado pela professora Claudia Osório.

Com o objetivo de dar visibilidade a esse modo de funcionamento do Grupo de Pesquisa Nutras, traremos, na última sessão deste texto, a transcrição de um diálogo travado durante a apresentação de parte do diário de campo da autora, relativa à experiência de intervenção realizada em sua pesquisa de doutorado, o que viabilizou a desconstrução do seu ponto de vista. Vamos nos deter em um desses encontros, uma espécie de estudo de caso, de forma a dar visibilidade a esse modo de operar do Grupo Nutras.

A sessão se constituiu de dois momentos: um destinado ao compartilhamento da experiência da pesquisadora, e outro, a disparar uma interlocução entre os presentes. Trata-se do relato de uma pesquisa-intervenção (LOURAU, 1993; OSORIO DA SILVA, 2014) que ocorreu numa empresa moveleira estabelecida no Estado do Rio de Janeiro, em que a gerente de recursos humanos é também pesquisadora em formação.

Como colocar em confronto uma diversidade de sentidos que emerge dos relatos de experiências das/os pesquisadoras/es?

2. Metodologia

Entendemos que o trabalho é operador da saúde quando, na sua efetivação, há possibilidade de reconstruirmos os modos de trabalhar por meio de uma atividade de análise coletiva, de forma que esses novos modos possam ser renovados periodicamente. Para tornar possível essa operação, há a necessidade de uma atualização coletiva, sempre provisória, das normas e das prescrições. Para tanto, o meio laboral deve ser cuidado coletivamente, de forma que estejamos sempre atentas/os ao que acontecimentaliza[49] nesse processo.

A análise das implicações é, também, uma estratégia metodológica da maior importância nos debates do grupo, de forma que os nós pelos quais

---

[49] Acontecimentalizar tem o sentido, aqui, de voltar a atenção para as relações de modificação das coisas, essa é a lógica do acontecimento. O que verdadeiramente importa é enfatizar ações e transformar substantivos em verbos. O foco é, portanto, o modo como as coisas se movimentam, como as alterações se entrelaçam, gerando modificações num certo estado de coisas, gerando acontecimentos, que são sempre imprevisíveis. Ao captar a lógica do movimento, o modo como as coisas se modificam, evita-se qualquer forma de classificação genérica, uma vez que as situações são sempre singulares. A prioridade é encontrar o "meio" das coisas, ou seja, o que está se passando, os processos em curso são privilegiados e não os efeitos.

O TRABALHO COMO OPERADOR DE SAÚDE

as/os pesquisadoras/es são enlaçadas no percurso da intervenção possam ser afrouxados, para que se tornem laços e possibilitem o deslocamento das análises iniciais. Essa trama que se amplia passa a ter uma diversidade maior de laçadas, composta por uma multiplicidade de fios que estão presentes nas narrativas da experiência no campo empírico.

A transcrição do diálogo que apresentaremos aqui tem o objetivo de colocar luz sobre a riqueza da dinâmica de uma orientação coletiva nessa direção de cuidar do trabalho para cuidar das/os trabalhadoras/es. Essa complexidade fica condensada em cada enunciado sobre o objeto-vínculo (CLOT, 2010b) que é a atividade de pesquisar. Com isso, é no diálogo sobre a narrativa da atividade das/os pesquisadoras/res sobre a sua pesquisa que é possível fazer liga entre integrantes no Nutras e analisar a multiplicidade de implicações das pesquisadoras/es com seus campos de intervenção. Assim, as trocas entre pares ampliam a percepção sobre a complexidade das demandas que são concorrentes e cooperadoras na atividade de pesquisadoras/es: uma vinda da academia, outra que convoca a análise da implicação no campo empírico e, ainda, a que deve responder à encomenda da intervenção.

Na orientação coletiva, pesquisadoras/es compartilham e discutem as suas experiências do campo empírico, quando, então, uma atividade dialógica sobre a atividade do pesquisar tem lugar. Dessa forma, podemos dizer que se cuida das pesquisas para se conhecer os seus processos e, nessa dinâmica, se amplia a oferta de recursos teórico-metodológicos para que estes estejam disponíveis ao coletivo no curso das ações no campo de intervenção ou da escrita.

O registro da pesquisa no diário de campo, que é um instrumento de trabalho para o pesquisador fazer as suas análises, transforma-se em narrativa sobre o processo de pesquisar. Esse conteúdo, que é recurso para o trabalho de pesquisar, ao tornar-se narrativa, é usado coletivamente também como fonte de conhecimento sobre o fazer pesquisa. Nesse sentido, o uso dessa metodologia dialógica no grupo de pesquisa contribui para a construção do gênero pesquisador/a em clínica da atividade.

A Análise institucional (LOURAU, 1993) é um importante intercessor nas nossas pesquisas em clínica da atividade no Nutras. Segundo Clot (2010b), o princípio "transformar para conhecer" é um dos alicerces da clínica da atividade e sustenta as estratégias ligadas à criação de métodos que melhorem as condições de trabalho a partir dos próprios trabalhadores. Sobre essa intercessão, Osorio da Silva (2016b, p. 41-42) escreve: "Pensamos produzir um campo de coerências que não repete nenhuma das três linhas teóricas práticas antes mencionadas, que se forma nas interferências que uma pode produzir na outra".

Assim, o princípio 'transformar para conhecer', enunciado pela análise institucional francesa, converge com o que é proposto pela clínica da atividade: o de transformar uma situação em outra para se conhecer os seus processos e transformá-la em algo útil (CLOT, 2010b).

Por essa via, da orientação coletiva, destaca-se a narrativa do diário de campo em objeto de análise de implicação. O conteúdo compartilhado funciona tanto como fonte de conhecimento sobre a potência da pesquisa em intervir nos processos instituídos, quanto possibilita que esse conhecimento, construído coletivamente, se torne um recurso para o grupo de pesquisa e para os sujeitos do campo pesquisado.

Destarte, uma dialogia é provocada na conflituosidade gerada nas análises e, assim, o grupo de pesquisa, além das intervenções nos campos empíricos e da formação das/os pesquisadoras/es, também cuida dos "territórios existenciais solidificados" (PASSOS; EIRADO, 2009, p. 122) dos seus integrantes. Seguindo Clot (2013b, p. 206), podemos dizer que a orientação coletiva no Nutras permite que entre nossos interlocutores haja:

> [...] a descoberta de suas próprias capacidades insuspeitadas, podemos afirmar. Essa redescoberta não se faz jamais na solidão. Ela não tem nada de espontâneo. Ela tem necessidade do traço de união do coletivo. De fato, é isso que separa o coletivo em torno de dilemas da atividade possível ou impossível, que pode tornar-se fonte de uma nova energia psíquica.

Nessa perspectiva, a orientação coletiva no Nutras tem uma dinâmica que é clínico-crítica,[50] no sentido de colocar em questão as narrativas feitas pelas/los pesquisadoras/es, tendo como propósito questionar a relação entre elas/eles e o campo empírico, para ampliar a compreensão da complexa rede de instituições que compõe essa relação, ampliando as limitadas percepções enrijecidas da realidade e, também, muitas vezes, objetificantes do campo que separam sujeito e objeto.

Na sustentação do objetivo de operar a partir de uma análise coletiva das pesquisas, as/os pesquisadoras/es apresentam o seu diário de campo,

---

[50] Clínico-crítica, aqui, tem o sentido de pensar uma clínica que não está enquadrada nos parâmetros classicamente instituídos do que seja o trabalho de psicólogo e a atividade psicoterápica. Ao contrário, operar com um sentido eminentemente crítico no trabalho clínico implica questionar os saberes e práticas em sua constituição, não os referindo mais a um sujeito transcendental, e sim, apontar seus pontos de emergência.

O TRABALHO COMO OPERADOR DE SAÚDE

que, na direção da análise institucional, é nomeado como um diário subjetivista, na medida em que conta a história subjetiva da/do pesquisadora/or que narra suas impressões pessoais, o que sentiu, as suas dúvidas, os seus diálogos com os conceitos.

Nesse sentido, a reunião da orientação coletiva é o espaço onde esse registro da atividade real na intervenção será tomado e acolhido coletivamente como objeto de estudo. Nesta interlocução entre o possível e o impossível, entre os impedimentos e os sonhos, ocorrem novas composições analíticas nas instâncias sociais e subjetivas das/dos pesquisadoras/es (CLOT, 2010b).

Operar como princípio transformar para conhecer nos coloca a tarefa (arriscada) de deslocar o sentido que é dado inicialmente à atividade:

> O risco pode ser pensado como possibilidade de que um perigo se atualize, mas devemos também, mesmo prioritariamente, pensar o risco como ato de criação necessário, jamais dominado, para a produção (NOUROUDINE, 2004). Entre o trabalho prescrito e o trabalho real, o risco, ou a aventura, é o que vale a pena ser vivido. A crítica, a análise a que a composição nos leva é crucial para que possamos falar em pesquisa (OSORIO DA SILVA, 2016b, p. 41).

Dessa forma, a possibilidade de transformar em linguagem o conteúdo das experimentações que ocorreram no campo empírico, seja essa a linguagem escrita (diário de campo) ou oral (narrativa), potencializa a atividade de coanálise da atividade e a desenvolve.

Efetivamente um dos objetivos de se fazer a comunicação escrita e oral da experimentação é criar a possibilidade das/os pesquisadoras/es se distanciarem dos seus pontos de vista implicados. Esse deslocamento provoca nesses sujeitos uma abertura no ângulo de percepção sobre a intervenção, que os possibilita colocar em questão as demandas concorrentes que devem ser respondidas.

Na situação que vamos apresentar neste texto, essa dinâmica foi realizada de tal forma que tornou possível ampliar as possibilidades de condução da intervenção e das análises, indagando percepções *prêt-à-porter* sobre a relação entre os sujeitos da pesquisa e, então, viabilizar que fosse colocada em questão o processo em estudo. Podemos dizer que as análises "prontas para usar" dificultam ou até mesmo impedem uma visada processual das complexas relações de trabalho. Compreender esse processo é considerar que o compartilhamento das análises abre a possibilidade de constituir compreensões mais amplas dos "territórios existenciais solidificados" (PASSOS; EIRADO, 2009, p. 122). Assim procedendo, o Nutras funciona como um dispositivo que busca operacionalizar o processo de criação de saídas para os impedimentos analíticos na relação das/dos pesquisadoras/es com o seu campo empírico (FONSECA *et al.*, 2006).

3. Dispositivos para operacionalizar o transformar para conhecer

O Nutras, como um coletivo de trabalho, funciona como um instrumento psicológico na medida em que exerce uma função clínico-crítica, ou seja, de intervir nas análises dos seus integrantes, nos pontos em que essas foram atravessadas por entendimentos sobreimplicados.[51] A condição para que seja possível o exercício dessa função desviante é o diálogo coletivo sobre a atividade de pesquisa, mediada por dois dispositivos socioanalíticos: o diário de campo e a análise de implicação.

Esses dispositivos, ao mediarem o diálogo sobre a pesquisa, operam um corte na relação entre as instituições que estão em nó com as/os pesquisadoras/es, uma vez que dispositivos operam o transformar para conhecer provocando o diálogo interior e possibilitando um deslocamento.

> A heterogeneidade interna do sujeito, base de sua dinâmica psíquica, nunca é instalada de uma só vez. Suas fontes se deslocam. A abertura do diálogo interior não pode manter-se sem o relé social que o alimenta em energia conflitante (CLOT, 2010b, p. 33).

O mais interessante, contudo, é constatar que não há separação entre o cuidar do território existencial das/os pesquisadoras/es e o conhecer a experiência de pesquisar. Assim, acolhem-se os sujeitos para conhecer sobre o pesquisar, de tal forma que se transforma a experimentação da atividade de pesquisa em experiência narrativa para conhecer a sua potência ou os seus entraves e, assim, arriscar o seu desenvolvimento. E, a partir dessa atividade dialógica, é possível apresentar coletivamente novas ferramentas teórico-metodológicas que sustentem o risco de operar mudanças (crises) nos territórios existenciais das/os pesquisadoras/es, que atualizem os sentidos que são atribuídos nas análises iniciais desses clínicos do trabalho (FONSECA *et al.*, 2006).

---

[51] Sobreimplicação: este conceito será apresentado na seção 3.2 deste Capítulo – Análise de implicação.

O TRABALHO COMO OPERADOR DE SAÚDE

O produto desse processo torna-se mais rico na medida em que essa experiência narrativa ocorre com diferentes interlocutores. São eles, em primeiro lugar, a experiência da narrativa do diálogo interior na escrita no diário de campo, e depois a experiência narrativa do diálogo coletivo na reunião do Nutras. O processo de enriquecimento ocorre em cada atividade narrativa, e a cada vez a análise da intervenção é atravessada por novos interlocutores (o diário de campo e o Nutras), que vão ampliando as análises iniciais da pesquisa-intervenção que estiver em pauta nas reuniões semanais.

Esse movimento em espiral possibilita a composição de uma "nova estética argumentativa" (FONSECA *et al.*, 2006, p. 659) para as análises. Decerto trata-se de uma proposta de afirmação em que as análises e o desenvolvimento dos conceitos se relacionam de forma processual.

Essa metodologia, que está presente na clínica da atividade e na socioanálise, tem uma relação direta com os movimentos de abertura ou de criação de novas possibilidades para a pesquisa. As análises coletivas das intervenções incluem as/as pesquisadoras/es e o campo empírico considerando uma posição não dicotômica entre sujeito e objeto de pesquisa. Nesse caso, ao cuidar da narrativa das/os outras/os pesquisadoras/es, há um duplo ganho coletivo: a possibilidade de dissolver os nós autorreferenciados das análises e desenvolver o próprio ofício de pesquisador.

3.1. O diário de campo

Consideramos que o diário de campo, no que se refere a uma pesquisa-intervenção, visa ao compartilhamento do vivido nas pesquisas, assim como provoca novas possibilidades de análise, que ocorrem durante o diálogo interior intenso perante a sua escrita, e o compartilhamento de novos sentidos para as análises.

O diário de campo facilita a escrita sobre o conteúdo empírico da intervenção, esse que contém o real da atividade de intervenção e o processo de construção das alianças. A atividade narrativa escrita reconstrói, dentre outras coisas, a história subjetiva do analista do trabalho. Esse exercício de escrita pode ampliar o diálogo interno das/os pesquisadoras/es sobre o movimento entre as 'várias vidas' que foram desejadas, possíveis ou impedidas na intervenção. O diário de campo permite:

> [...] ao pesquisador se desvencilhar momentaneamente do impedimento provocado pela convocação a tarefas diferen-

> tes que interferem umas nas outras. Nesse diálogo consigo mesmo, feito por intermédio do diário de campo, o plano da análise e o da intervenção se alternam em graus de intensidade, evitando que a intensidade de um se faça impedimento ao outro (OSORIO DA SILVA, 2016b, p. 52).

O diário de campo é usado na pesquisa-intervenção como registro dessa alternância afetiva que ocorre no diálogo interior das/os pesquisadoras/es consigo mesmo, sobre as suas experiências no campo empírico: um primeiro diálogo sobre a intervenção, no qual seus interlocutores são os autores do seu referencial teórico, da sua história de vida pessoal e profissional, como também os sujeitos participantes da intervenção.

Na orientação coletiva, o diálogo sobre a intervenção que está registrada no diário de campo subjetivista surge a partir do afeto que o encontro dessa narrativa provoca no coletivo de pesquisadoras/es.[52] A cada interlocutor diferente há uma nova atividade sobre a experiência que compõe o processo de construção dos dados da pesquisa.

3.2. A análise de implicação

É a partir da narrativa da intervenção que se faz uma análise coletiva da relação entre as/os pesquisadoras/es e as instâncias institucionais que comparecem, de uma forma implícita ou não, no diálogo sobre as condições da pesquisa, conjuntamente com os seus efeitos na construção dos dispositivos de intervenção.

Conforme descrito por Coimbra e Nascimento (2007), a ferramenta conceitual "análise de implicação" se ocupa inegavelmente de colocar em questão, nos coletivos de pesquisa, os diversos atravessamentos que ocorrem simultaneamente no processo de pesquisar, tais como: gênero social, posição socioeconômica, formação profissional, políticas, produção sociocultural e econômica, os quais produzem sujeitos e mundos.

A análise de implicação facilita questionar, por meio de um diálogo coletivo, o papel do especialista nas análises das relações sociais e a neutralidade positivista na atividade de pesquisa, visto que, tanto nos moldes socioanalíticos quanto na metodologia da clínica da atividade, a narrativa

---

[52] Nessa abordagem, o conceito de afeto é tomado como descrito por Espinosa (2007, p. 89) "Por afeto compreendo as afecções do corpo, pelas quais sua potência de agir é aumentada ou diminuída, estimulada ou refreada, e, ao mesmo tempo, as ideias dessas afecções. Explicação: Assim, quando podemos ser a causa adequada de alguma dessas afecções, por afeto compreendo, então, uma ação; em caso contrário, uma paixão".

O TRABALHO COMO OPERADOR DE SAÚDE

da intervenção cumpre com as funções coexistentes, seja de fonte, seja de recurso, tanto na sua relação com os pares quanto na relação com o clínico do trabalho:

> A análise de implicação não é um privilégio; constitui, pelo contrário, uma dura coação produzida pelo lugar que o intelectual ocupa na divisão do trabalho, da qual ele é um legitimador mais ou menos consciente. Estar implicado (realizar ou aceitar a análise de minhas implicações) é, ao fim e ao cabo, admitir que eu sou objetivado por aquilo que pretendo objetivar: fenômenos, acontecimentos, grupos, ideias etc. (LOURAU, 2004b, p. 148).

Essa possibilidade de ampliação do ângulo de visão ocorre primeiramente pela escrita do diário de campo, e depois, pela narrativa que é realizada a partir desse mesmo registro e posta em análise coletiva. O foco dessa atividade no Nutras são as condições sociais e materiais em que se dão as intervenções e que passarão a objeto de discussão pelos integrantes do grupo.

Nessa metodologia as instâncias primárias e secundárias da implicação, que se referem à relação das/os pesquisadoras/es com o campo empírico, com a academia e com as demandas sociais, são colocadas em questão, e podem se recriar para a função de dispositivo que subverte o instituído (RODRIGUES; SOUZA, 1987). Essas instâncias se referem à relação das/os pesquisadoras/es com o campo empírico, com a academia e com as demandas sociais.

As autoras Coimbra e Nascimento (2007, p. 29) apresentam a seguinte definição sobre a importância da análise de implicação para o nosso exercício profissional no campo empírico e na academia:

> Colocar em análise o lugar que ocupamos, nossas práticas de saber-poder enquanto produtoras de verdades – consideradas absolutas, universais e eternas – seus efeitos, o que elas põem em funcionamento, com o que se agenciam é romper com a lógica racionalista presente no pensamento ocidental e, em especial, na academia.

Com esse contorno metodológico, o deslocamento do campo problemático disparado pela análise é utilizado como uma ferramenta de intervenção e de desenvolvimento do clínico em seu trabalho. Nesse sentido, partimos do princípio de que a intervenção se desenvolve na medida em que nos deixamos afetar pelo campo. E deixar-nos afetar é correr o risco de ver o lugar que ocupamos, nas múltiplas instituições que nos atravessam, se mover, o que nos torna, ao mesmo tempo, técnicos e praticantes (LOU-RAU, 1993). Permitir essa experiência é "central no trabalho de campo" (FAVRET-SAADA, 2005, p. 155).

Por meio do manejo dessa falta de recurso para lidar com o que é provocado pela análise de implicação, coloca-se em questão o modelo positivista da cientificidade, que define o campo empírico como o lugar de certificação das verdades. No Nutras, não se atribui neutralidade às análises. Logo, o diário de campo reveste-se de um particular valor, onde estão inseridas as reflexões, impressões, afetos e as contradições das/os pesquisadoras/es em relação à sua experiência de intervenção.

4. A função Nutras: o acolhimento do território existencial de uma pesquisadora

Trazemos aqui um relato da experiência de orientação coletiva de uma doutoranda. O campo empírico da pesquisa é uma fábrica de móveis estabelecida no Estado do Rio de Janeiro, em que a doutoranda exerce a função de gerente de RH. O diário foi usado como um dispositivo de mediação do diálogo sobre a pesquisa. Nesse diálogo se incluiu a atividade real do analista do trabalho no seu campo empírico. A atividade narrativa de pesquisa não é somente objeto da orientação coletiva, mas também um instrumento clínico-crítico importante das implicações com o campo de pesquisa.

No momento em que se iniciou o trabalho de campo, a empresa era composta por uma unidade comercial e uma fábrica. O cenário do início da pesquisa é marcado pelo momento em que a organização está em fase de implantação, no seu processo produtivo, de uma tecnologia da informação e comunicação denominada Sistema de Automatização Industrial.

Essa é uma empresa familiar, composta por 23 funcionários, dos quais três são integrantes da mesma família: dois sócios e uma auxiliar administrativa. Doze funcionários trabalhavam na loja, e 11 na fábrica. Essa quantidade de trabalhadores qualifica-a como uma empresa de pequeno porte.[53] Esse relato de experiência foi apresentado numa supervisão coletiva do Nutras, de forma que a intervenção feita foi objeto de estudo de um dos encontros do grupo. Trata-se de um diálogo que ocorreu entre o

---

[53] Microempresas: até 19 empregados; pequena empresa: de 20 até 99 empregados.

O TRABALHO COMO OPERADOR DE SAÚDE

fornecedor do Sistema de Automação e a gerente-analista. Essa conversa foi referente ao relatório das avaliações do sistema, que foram enviadas pelos três projetistas que ficavam na loja. Como havia muitas críticas por parte dos funcionários que usariam essa nova ferramenta de trabalho, os pedidos de ajustes geraram uma controvérsia entre o fornecedor e os funcionários.

Apesar de o cronograma inicial desse projeto de implantação ter a duração de seis meses, ele se prolongou por três anos. Foi nesse processo de ajustes que surgiu o pedido de intervenção para a melhoria na resolução dos critérios de qualidade do sistema. O cenário foi a implantação de um novo sistema, que faria a integração entre o setor comercial e o setor produtivo da empresa.

Ao sermos convocados a conduzir essa intervenção, em meio a um processo de reestruturação produtiva no qual ocorreram tensões referentes aos distintos critérios de qualidade da nova ferramenta customizada, nos questionamos como poderíamos, por meio da clínica do trabalho, promover novos espaços e novas formas de interlocução e de negociação entre os participantes daquele processo.

A empresa que foi a prestadora do serviço tem origem europeia, tendo sua marca estabelecida no mercado europeu há 20 anos. Na época, aqui no Brasil, ela estava em fase de expansão. Para mediar essa questão, houve a intervenção da pesquisadora e gerente de RH,[54] de modo que esse processo de implantação pudesse seguir a contento.

O momento da pesquisa escolhido para esse relato refere-se ao do encontro entre a pesquisadora, a narrativa do campo empírico e o grupo de pesquisa. Como já mencionado, o conteúdo desse relato foi extraído da transcrição parcial do diálogo ocorrido numa supervisão coletiva do Nutras, quando foi apresentado pela pesquisadora o seu diário de campo contendo o registro das suas intervenções[55] no campo empírico.

Na orientação coletiva, a atividade dialógica sobre a narrativa mobilizou vários integrantes, docentes e discentes, o que possibilitou uma ampliação das perspectivas teórico-metodológicas que nortearam as coanálises da intervenção e da implicação.

O trecho que será transcrito refere-se ao diálogo em que o ponto de vista da pesquisadora é objeto da intervenção no grupo de pesquisa, a partir do qual se apresentam novos sentidos para o diálogo entre os que participa-

---

[54] Neste trabalho foi denominada de "pesquisadora A".

[55] No total foram três intervenções.

ram da intervenção. Esse desenvolvimento produz uma complexidade nos dados para a pesquisa e são anotações de uma pesquisa no seu movimento.

O registro do planejamento, dos e-mails, e as gravações das intervenções, que cumpriam a função de ferramentas para o trabalho de gerenciamento, foram anotados no diário do campo.[56]

> *Falávamos sobre as mudanças que foram causadas no processo produtivo a partir da implantação tecnológica.*
>
> *– Pesquisadora A: É... e esse sistema era manual. Na loja, já existia um "software". Só que agora, com esse 'software' novo, iria-se juntar a loja com a fábrica, num sistema só.*
>
> *– Orientadora: Mas aí que você tem que entrar com a mudança de tecnologia, quando você quer juntar a loja com a fábrica. Porque, até então, a mudança de tecnologia era uma mudança tímida. Porque antes você fazia o projeto com papel e lápis, e agora você faz o projeto num aplicativo. Mas isso não implica uma mudança violenta no modo de produção. E aí quando você tenta colocar uma mudança que realmente vai obrigar a mudar os modos de existência na fábrica: os modos de pensar, os modos de funcionar.[57]Aí, quando você tenta juntar a loja com a fábrica, é que você vai ter uma mudança violenta.*
>
> *– Pesquisadora A: Por que, qual é a mudança? Porque antes o projeto vinha,[58] e a pessoa[59] lia o projeto e colocava as informações na máquina. Agora ninguém lê!*
>
> *– Orientadora: Não é nada diferente do que quando vinha no papel desenhado a lápis, repara. Quer dizer, a lógica de fabricação, mesmo com algum grau de informatização... A lógica de fabricação era praticamente a mesma dos métodos anciãos tradicionais. Era muito parecido você desenhar na prancheta com lápis ou fazer naquele aplicativo. Que de toda maneira saía um papel que era lido....*
>
> *– Pesquisadora A: E corrigido...*
>
> *– Orientadora: E corrigido e depois colocado na máquina por um ser humano. Fazia muito pouca diferença para a fábrica se a loja fazia aquele desenho no aplicativo ou no lápis e papel...*

---

[56] O diário de campo foi construído nos moldes da análise institucional francesa, cujo conteúdo inclui a história subjetiva do analista do trabalho no campo, que, dentre outros usos, se propõe a ser um analisador da intervenção, por meio do conhecimento (LOURAU, 1993).

[57] Inicialmente os projetos eram inseridos manualmente em cada máquina. Após a implantação do novo sistema produtivo, que integrava a parte comercial ao chão de fábrica, não havia mais a intervenção do encarregado da fábrica no projeto que foi enviado pela loja. Ele ia "direto" para as máquinas.

[58] O projeto vinha da loja para a fábrica.

[59] A pessoa era o encarregado da fábrica que lia o projeto, conferia as medidas e inseria os dados nas máquinas para cortar, colar e furar.

– Orientadora: Quando você informatiza também essa passagem, aí está se dando uma mudança de lógica violenta.

– Pesquisadora A: É

– Orientadora: Era tipo homem/máquina/homem/máquina, e agora tem homem/máquina/máquina direto.

– Pesquisadora A: É

– Pesquisadora C: Agora não passa por alguém que põe na máquina.

– Pesquisadora A: É, não.

– Orientadora: Ali você fez uma mudança da lógica de fato.

Na sequência do diálogo, a pesquisadora A descreve como os projetistas conseguiam enviar as informações necessárias para a produção, visto que o sistema não estava pronto.

– Pesquisadora E: Mas em alguns momentos o problema não era do homem/máquina/máquina, era anterior, não era? Não era do projetista... de quem faz o projeto?

– Pesquisadora A: Nesse momento que você faz referência, era o momento do ajuste de 'software'. Então o projetista não tinha uma ferramenta pronta. Ele tinha um "software" que capengava.[60] Então eles faziam o desenho, e no desenho ele emendava, escrevia, fazia a mão. Só que isso dava vários problemas. Porque daí mandava-se para a fábrica um "livro", para fazer uma mesinha de cabeceira. E esse livro passava de mão em mão. E depois ia para o montador.

– Pesquisadora E: E aí, chegava na casa do cliente, ainda não encaixava...

– Pesquisadora A: Não encaixava... Porque o que era para ser visto na hora que se está projetando... Porque o "software" deve ter um sistema de segurança. Se colocar um armário de 2 metros em uma parede de 1 metro, ele tem que avisar que há algo errado com aquela medida. E esse não fazia isso. Então só iria-se saber que se colocou um armário de 2 metros em uma parede de 1 metro na casa do cliente. Porque na fábrica ninguém sabe como é a casa da pessoa que comprou o móvel.

– Orientadora: O que é que isso analisa? O que é que a implantação de uma nova tecnologia, ou seja, de um novo "software" geral, que implica uma nova concepção geral de produção, o que é que isso evidenciou? Evidenciou a complexidade de saberes envolvidos nessa produção. O negócio era muito mais complicado do que o engenheiro do 'software' imaginou. A coisa é muito mais complicada, tem muito mais detalhe, muito mais saberes práticos, saberes investidos no corpo, saberes de ofício, do que o ingênuo engenheiro imaginou.

---

[60] O *software* não estava pronto ainda, mas era usado pela equipe de projetistas para enviar os projetos para a fábrica. Os projetistas escreviam ou desenhavam a mão, no projeto impresso, as informações que faltavam do sistema.

> – *Pesquisadora "A": Não. Essa é a sua versão.*
>
> – *Orientadora: Claro. É a nossa versão. Isso é o que você está ensinando pra gente.*
>
> – *Pesquisadora "A": Não. A minha versão é que ele sabia. Mas, pela concepção dele (engenheiro), a percepção dele é que a relação entre os saberes era de subordinação entre os saberes. E não dialógica.*
>
> – *Orientadora: Isso porque ele não está estimando o grau de complexidade. Se ele acha que pode haver essa adequação por coerção, é por que ele não tem clareza do grau de complexidade desses saberes. Não é por pura maldade.*
>
> – *Pesquisadora A: Mas não é maldade. É...*
>
> – *Orientadora: Ele não entendeu bem. Não caiu a ficha. Porque você não pode supor que um pensamento complexo possa ser resolvido por coerção. Ele supõe que o pensamento do dia a dia do projetista e do operário é um pensamento simples. Que essa sequência dos saberes envolvidos na produção a cada etapa são saberes simples. E que, portanto, podem ser mudados porque alguém mandou mudar. Ele não caiu a ficha do grau de complexidade.*
>
> *Essa encrenca toda é reveladora do grau de complexidade dos saberes investidos nessas diferentes etapas da produção.*
>
> *Eu acho que o seu trabalho mostra isso.*
>
> *Quer dizer, você tem a entrada de um 'software' novo, que funciona como um dispositivo analisador, e você resolve explorar a potência desse dispositivo analisador. Fazendo esse analisador chegar ao máximo ao que ele vem, que é transformar. O analisador é um analisador de fato quando ocorre uma transformação.*

Nessa reunião, após a pesquisadora narrar duas experiências da intervenção e uma conversa ocorrida por e-mail entre ela e o engenheiro do *software*, a orientadora entendeu que o motivo da inflexibilidade do engenheiro em acolher as solicitações de ajustes seria uma certa ingenuidade dele diante de um campo complexo, o que acarretou o conflito entre a equipe de projetistas e os engenheiros. No entanto, no entendimento da pesquisadora A, não se tratava de ingenuidade por parte do engenheiro e, sim, uma rígida divisão social do trabalho, de técnico de um lado e operadores do outro.

A resposta contrária à análise realizada pela orientadora se fez com ênfase, uma vez que a pesquisadora A entendia esse tensionamento entre a gerente-pesquisadora e o engenheiro como efeito de uma rígida divisão social do trabalho imposta pelo engenheiro, que coage, oprime e desqualifica os operadores.

O TRABALHO COMO OPERADOR DE SAÚDE

Análises como essa acabam por excluir a complexidade do cenário do campo empírico e podem resultar em reforço de relações opressoras, acirrar embates antagonistas, mais do que provocar uma mudança nas relações de poder instaladas.

Há um fato nessa experiência que precisa ser destacado, que é a implicação da pesquisadora com os trabalhadores do campo empírico onde a pesquisa se desenvolve, uma vez que o campo empírico da pesquisa é também o local de trabalho da pesquisadora. Urgia uma análise de implicação. Esse vínculo se apresentou no momento em que a pesquisadora A respondeu para a orientadora: *"Não. A minha versão é que ele sabia. Mas, pela concepção dele (engenheiro), a percepção é que a relação entre os saberes era de subordinação, e não dialógica"*. Nesse diálogo se apresenta a controvérsia entre o sentido atribuído pela pesquisadora às ações do engenheiro e o que foi indicado pela orientadora no debate sobre o evento.

Esse debate inicia um processo de análise das relações de poder na empresa, abandonando julgamentos morais e questionando como essas relações acontecem no campo empírico da pesquisa. É no compartilhamento dessa análise que há o deslocamento da perspectiva da pesquisadora A. O debate na supervisão coletiva produz um reposicionamento subjetivo da pesquisadora, que se abre para um outro processo de análise das relações institucionais na referida organização. Nesse cenário houve, portanto, o deslocamento da análise sobreimplicada da pesquisadora no seu campo de pesquisa para a composição de uma compreensão da complexidade do cenário da própria pesquisa.

Podemos dizer que, na experiência apresentada, ir além de uma compreensão binária das relações que compõem o campo empírico é também acolher coletivamente os diferentes sentidos que são atribuídos à intervenção e que se relacionam com os territórios existenciais dos participantes da coanálise.

A acolhida coletiva do sentido distinto ao que foi atribuído pela orientadora aconteceu na hora em que esta respondeu à pesquisadora A: *"Claro. É a nossa versão. Isso é o que você está ensinando pra gente"*. Para a clínica da atividade, toda vez que a primeira pessoa do plural é convocada para o diálogo, como ocorreu na expressão: *"Claro. É a nossa versão..."*, entendemos que o ofício, que neste caso é o ofício de pesquisadores em clínica do trabalho, era um mediador da análise que agregava todos naquela reunião (CLOT, 2007b). A que demandas esse enunciado responde? Qual a contradição que se apresenta?

No momento em que a pesquisadora A responde que entre eles e o fornecedor havia uma relação de opressão, ela estabelece uma posição de defesa tanto da sua equipe de trabalho quanto de si própria. Tal reposicionamento da análise nos remete à Sueli Rolnik (1995, p. 9-10), quando nos fala desses processos de subjetivação:

> É que quando o mal-estar não é problematizado – ou seja, quando não é acolhido como sinal de uma diferença que pede escuta e a criação de um corpo que a encarne –, ele continua necessariamente a reverberar e a fazer pressão: a cada vez que isso acontece, por desconhecer a origem do ataque, a sentinela se assusta e reage às cegas, como uma espécie de zumbi. [...] O feitiço vira contra o feiticeiro: neste modo de subjetivação se quer evitar uma imaginária destruição de que o outro seria portador, através dos também imaginários poderes da consciência, mas o que acontece é que aí é que se corre seriamente o risco de se expor a perigos reais de destruição.

Quando esse mal-estar não é colocado em questão fica impedida a possibilidade de se fazer uma análise das relações no campo empírico como um processo que se foi construindo ao longo da intervenção e que também é atravessado por uma rede de demandas. Esse impedimento no campo das análises dá lugar a julgamentos morais, pouco criativos e despotencializadores de movimentos instituintes.

Continuando a interlocução com o texto de Rolnik (1992), compreendemos que é necessário, como forma de criar condições para que essa subjetividade zumbi possa se deslocar desse papel defensivo para outra perspectiva mais potente e criativa, que haja meios e condições para que, primeiramente, sejam acolhidas as expressões dos mal-estares difíceis de dizer e que estão presentes na narrativa: "Pesquisadora A: *Mas não é maldade. É...*". Juntamente com esse acolhimento é importante, também, que se crie um pilar de sustentação para as incertezas que são geradas a partir dessa abertura, que é o afeto provocado pela falta do patrimônio de experiências em lidar com a sobreimplicação da pesquisadora no campo. Esse acolhimento visa promover o processo de composição de uma nova perspectiva subjetiva da pesquisadora.

Nesse ponto do diálogo: "Orientadora: *Claro, é a nossa versão. Isso é o que você está ensinando pra gente*", a orientação coletiva funcionou como um recurso psicológico de integração da pesquisadora àquele coletivo, ao convocar a memória transpessoal do ofício de pesquisar por meio de uma compreensão da complexidade das condições da pesquisa.

Por todas essas razões, o Nutras, assim operando, vai se forjando no curso de suas práticas coletivas de análise como um espaço de cuidado com o território existencial da analista, processo que ocorreu na medida em que, por meio da intervenção na certeza inicial da pesquisadora sobre a "maldade do engenheiro", provocou a falta de palavras: "Pesquisadora A: *Mas não é maldade. É...*'". Esse conflito maldade/simplicidade, que foi provocado pela intervenção clínico-crítica, criou condições para que os outros participantes daquele coletivo pudessem acolher os nós pelos quais a pesquisadora estava presa ao conceito de divisão social do trabalho e transformá-los em laços, por meio da compreensão de que cada trabalhador, o engenheiro e os operadores presentes no campo faziam uma gestão complexa entre as diversas demandas que cada atividade lhes impunha. A convocação da orientadora para uma compreensão das relações sociais dispostas em rede proporcionou uma composição dos dados da pesquisa de uma forma mais processual do que a dualista/moralista.

De certo, tanto a empresa fornecedora quanto a contratante, ambas com o acúmulo das suas experiências, tinham muitos recursos que sustentavam o conflito de argumentos sobre a qualidade do sistema. No entanto, esse patrimônio coletivo de conhecimento, que sustentava a discussão entre o engenheiro e os operadores, não pôde ser transformado em recurso para compor uma solução coletiva. Com a intervenção e com o aumento da tensão entre os atores, essa discussão passou a ser uma disputa sobre a complexidade/simplicidade de saberes contidos no processo de trabalho da empresa moveleira, fato que acirrou ainda mais a divisão social do trabalho que já estava instituída (DASCAL, 1994).

4.1. Acolher a atividade de pesquisa é cuidar da pesquisadora

A dificuldade de se expressar que foi sentida pela pesquisadora A provocou o surgimento do afeto. "Afeto" gerado a partir da desorganização subjetiva que foi provocada pelo encontro da pesquisadora A com outros pesquisadoras/es, por meio da narrativa do seu diário de campo, controvérsia que lhe possibilitou desvencilhar-se das suas análises *prêt-à-porter*, "em favor de" outra, que incluísse a problemática construída em situação de supervisão, assim como a construção de métodos de intervenção que sustentassem as condições para se instalar a solução que foi pensada pelos próprios sujeitos.

Seguindo essas pistas, podemos dizer que o Nutras tem se constituído como um grupo de pesquisa e formação que, por meio do princípio 'transformar para conhecer', transforma narrativas da pesquisa em recurso para a análise coletiva das instituições que atravessavam a pesquisa.

De acordo com a clínica da atividade, o trabalho é uma atividade muito importante para a vida humana, visto que ele cumpre a função psicológica de ser um operador do desenvolvimento humano, pessoal e coletivo, na recriação dos modos de vida. Essa capacidade de recriação é o que caracteriza uma vida saudável.

Conforme apresentado por Osorio da Silva e Ramminger (2014), a atividade de trabalho é um meio pelo qual ocorrem os processos de tessitura de novos territórios existenciais. Sob essa ótica, as autoras explicitam como essa metodologia de coanálise pode favorecer que o trabalho se torne um operador da saúde. Destacam sua potencialidade para uma efetiva transformação do trabalho por meio do desenvolvimento do próprio saber-fazer dos trabalhadores, favorecendo que os trabalhadores possam se reconhecer como autores de um trabalho de que podem se orgulhar. Foi possível, então, disparar o processo de conhecimento sobre a complexificação do cenário em que a pesquisadora A estava intervindo e, a partir daí, ampliar o ângulo das suas análises.

5. Considerações finais

A apresentação desse recorte da experiência de pesquisa visou dar visibilidade ao modo como o Grupo Nutras atua como um dispositivo de formação e pesquisa em psicologia do trabalho, operando o cuidado com a atividade das/os pesquisadoras/es e contribuindo com as reflexões sobre como o trabalho de pesquisa pode se tornar um operador da saúde nas/os próprias/os pesquisadoras/es. Reafirmamos que o conceito de saúde foi usado como uma ferramenta-conceitual para acompanhar a motricidade dialógica sobre a narrativa da pesquisa. Tal processo é decorrente da variação afetiva de um trabalho clínico-crítico na supervisão coletiva.

Sustentar o atravessamento de uma conflituosidade potencializa a formação em psicologia e em pesquisa que seja comprometida com os pressupostos de que as práticas clínico-críticas questionem a neutralidade da cientificidade positivista, o papel do especialismo[61] na divisão social do trabalho, a implicação das/dos pesquisadoras/es no campo empírico e as análises prontas para vestir (RODRIGUES; SOUZA, 1987). E, a partir do transformar a experiência em narrativa para se conhecer o ofício, possibilitar a composição de novos modos de existir-pesquisar sempre inacabados, diríamos, inclusive, como apresentado por Rodrigues e Sousa (1987, p. 30), uma "profissão permanentemente em crise".

O enriquecimento das possibilidades significou, nessa experiência que apresentamos, que a pesquisadora A aumentou seus recursos para a construção de dispositivos que potencializassem o protagonismo dos trabalhadores e que subvertessem o que estava instituído e impedindo a reorganização do trabalho. São eles: o envio de um relatório com os problemas, o registro em vídeo do diálogo entre a pesquisadora e o projetista sobre o uso do novo sistema e a contratação de um projetista somente para testar o novo sistema. Nesse sentido, a importância consistiu na aposta de que houve trans-form(a)ções na análise inicial sobre as condições da pesquisa.

A experiência da orientação coletiva possibilitou a análise do modo como a pesquisadora A se relaciona com a instituição da cientificidade clássica, que separa os saberes formais dos saberes da experiência. Esse nó atravessou a pesquisa, na forma de uma análise dualista das relações de poder e de luta entre os operadores e os fornecedores do sistema na empresa moveleira.

A afirmação feita pela pesquisadora de que o objeto da intervenção era a divisão social do trabalho reforçava o papel do psicólogo como "agente da dominação" que tem a função de desvendar as relações de poder e classificar os seus agentes – sem que ela percebesse que também agia assim ao ser submetida às regras de manipulação e exploração (COIMBRA; LOBO; BARROS, 1987, p. 42). Fazia julgamentos morais de bom/mal, opressor/oprimido em relação ao engenheiro e aos operadores. Para que as intervenções em psicologia clínica do trabalho possam se tornar um instrumento para as transformações das relações de trabalho é necessário que se criem dispositivos de análise coletiva que transformem o uso dos conhecimentos específicos de cada ofício em um conteúdo compartilhado a ser usado como recurso para a renormatização.

---

[61] Especialismo refere-se a práticas acadêmicas que afirmam uma escala hierárquica de importância dos saberes, colocando no topo dessa hierarquia saberes disciplinares-acadêmicos que desqualificam saberes não autorizados pela academia, os saberes das práticas.

A compreensão obtida a partir da supervisão coletiva, a de que a atividade de cada ofício é atravessada também por inúmeras demandas simultaneamente, subverte a compreensão dualista para uma compreensão da divisão social do trabalho no seu movimento entre as práticas instituídas e os movimentos instituintes (práticas coletivas de reorganização do trabalho) que atravessavam todos os atores que compunham aquele projeto de reestruturação produtiva. A compreensão desse fator comum afetou a pesquisadora, de forma que se tornou possível a construção de um dispositivo de intervenção: a confecção de um relatório a partir da coanálise situada dos projetistas. Esse recurso teve o objetivo de ampliar a capacidade de diálogo entre o engenheiro e os operadores.

A partir do diálogo sobre a atividade de pesquisar, pode-se dizer que o Nutras como espaço para o diálogo foi um elemento-chave para se acompanhar os acontecimentos que vão surgindo no curso da pesquisa e, também, possibilitar a ampliação do poder de agir da pesquisadora A quanto à ampliação dos recursos para o ofício da pesquisadora.

ENTRE A HISTÓRIA OFICIAL E UMA HISTÓRIA DO OFÍCIO NO SUS[62]

Fernanda Amador
Daniel Rodrigues Fernandes

Porque o melhor meio de defender um ofício – problema recorrente,
hoje em dia – é talvez ainda atacando-o.

(Yves Clot, 2010b)

História do ofício no SUS: relato de uma guerra[63] invisibilizada

Vivemos um momento de intenso embate político-ideológico no contexto das políticas de saúde pública. Podemos entender o Sistema Único de Saúde como resultante de um processo de intensa mobilização política do movimento da Reforma Sanitária, que, na afirmação de uma concepção ampla de saúde, questiona o modelo de sociedade existente (lembremos do lema "Saúde e Democracia", entoado pela resistência que geraria o Cebes – Centro Brasileiro de Estudos da Saúde, em pleno período ditatorial). Ainda que tenha se institucionalizado, figurando na Constituição de 1988

---

[62] A presente discussão é tributária de questionamentos e problematizações que se deram durante a elaboração da dissertação de mestrado intitulada "Trabalhar em saúde: por entre recriações de normas, a deserção como afirmação de uma política" (FERNANDES, 2017), disponível em: https://lume.ufrgs.br/handle/10183/174571. Acesso em: 8 maio 2023.

[63] Cabe aqui apontarmos uma delimitação e o contexto de escolha para usar um termo que pode acarretar implicações. No decorrer deste escrito, a noção de guerra comparecerá enfatizando o caráter conflitivo de projetos em disputa no contexto do trabalho em uma política pública (que por vezes sofrem provisórias decisões que podem esconder esse elemento de conflitividade na naturalização da história, como são posteriormente narrados). Escolhemos usar esse termo em função da herança conceitual que anima nosso pensamento, mobilizada fortemente pela noção de "máquina de guerra" (DELEUZE; GUATTARI, 2012), essas irredutíveis montagens de ultrapassamento e renegociação de fronteiras para o pensar e o possível. Contudo, reconhecemos o risco que tal termo carrega consigo, invocando imagens do desejo pela destruição do outro e pela mobilização para o apagamento dos modos de vida daqueles que entendemos como o diferente. Assumimos o risco dessa escolha, delimitando que os usos propositivos do termo operam aqui no sentido da "máquina de guerra", e que, em outros usos, nos colocamos em posição contrária aos clamores pela destruição do diferente – o que, infelizmente, é uma posição existente nas disputas políticas pelo trabalho em saúde.

e sido regulamentado pela Lei 8080/1990 como política de Estado, os pressupostos e ideais do SUS seguem em disputa, pondo em questão um paradigma hegemônico de pensar a saúde e, por sua vez, sendo continuamente questionado por outros projetos políticos. Talvez seja possível dizer que a garantia institucional alcançada mais representa a institucionalização de um campo de luta e disputa do que uma firme certeza de seu lugar no horizonte político.

Se hoje existe um acirramento do debate acerca da natureza e mesmo do possível futuro do SUS (com propostas explícitas para seu enfraquecimento, perda de importância ou mesmo dissolução vindas do próprio Ministério da Saúde), é importante apontar que a instauração e desenvolvimento dessa política, mesmo em épocas mais favoráveis, nunca foi algo de todo tranquilo. Sua duração ao longo do tempo é mais bem descrita por um processo de contínuos embates do que por uma maturação e progressão do horizonte discursivo que o embasa. E se uma história do SUS como política pública firmada na constituição pode ser lida como a história de um embate, talvez valha lembrar aquilo que da história conformada como narrativa de embates nos diz Foucault acerca do que chama de historicismo, quando afirma que "a guerra se trava [...] através da história, e através da história que a narra" (FOUCAULT, 2010, p. 146). Ou seja, uma narrativa histórica de uma disputa não só conta de seu desenvolvimento, seus eventuais vencedores e perdedores, seus espólios – *ela é arma de perpetuação desse embate*, e pela sua transmissão vitórias e derrotas são não apenas continuamente reafirmadas, mas continuamente realizadas.

Ora, se na afirmação e no debate pela contínua existência do Sistema Único de Saúde disputas são travadas, e se pelo trabalho que se realiza no âmbito desse Sistema tomamos posição e escolhemos politicamente um mundo e um trabalho com o qual contribuir, o modo como narramos essa história é também um elemento estratégico desse embate. Atentar para a conflitualidade existente no ato de narrar uma história, a história do ofício tecida por entre o trabalho como atividade, isto é, como microgestão dos processos de trabalho no enfrentamento das infidelidades do meio (CANGUILHEM, 2009), se oferece então como caminho para traçar os percursos por onde se faz história pelo trabalho em saúde.

O que pretendemos nesta discussão é apontar a importância de retomar a história de uma guerra invisibilizada que vivemos no trabalho em saúde no âmbito do SUS, como forma de evitar que sejamos atropelados e destruídos em meio a "violenta paz" defendida por uma história oficial do "progresso" dessa política. Cabe recuperarmos a dimensão de disputa por concepções de cuidado, trabalho e política que entram em jogo na vivência de um trabalho cuidador que se afirma nos mais minúsculos atos de trabalho, militância e transmissão de um trabalho (e de uma cultura de trabalho), bem como atentarmos para o risco de nos deixarmos reduzir por uma vitoriosa narrativa de uma história oficial que apaga essas mesmas disputas. O que propomos é que não esqueçamos nossas derrotas (essas que ainda sustentam marcas na história do ofício), mas que as reivindiquemos e nos armemos com elas, de modo a construir uma história (passada, presente e futura) deste trabalho e desta política que crie modulações mais potentes para o projeto de mundo que ela sustenta.

Rolnik (1993) chama de marca o estado inédito nascido de uma nova composição com o mundo quando de um acontecimento, a ruptura que nos leva a produzir outros corpos, a diferença que instaura abertura para a criação. A experiência, o acontecimento que deixa marcas, é, então, gênese de um devir. Quando o sujeito se engendra no devir, não é ele quem conduz, mas suas marcas. Rolnik (1993) diz que as marcas, uma vez postas em circuito, seguem existindo como exigência de criação que pode eventualmente ser reativada; seriam "ovos" que podem engendrar novos devires, germinar novas linhas de tempo. Tal concepção ressoa fortemente com o que mais adiante, junto com Yves Clot, chamaremos de "paixão do real".

Sobre o conceito de história em Benjamin – resgatar um passado em perigo

Pouco antes de sua morte, Walter Benjamin produziu um curto escrito intitulado "Sobre o conceito de história".[64] Apesar de curto, o instigante ensaio é carregado de ideias complexas e ousadas, e pode nos trazer algumas proposições interessantes para pensar uma história outra, para além daquela tomada por "oficial".

A história que Benjamin apresenta não é aquela que já foi presente e permanece preservada no passado. Para Benjamin, o passado não é seguro: está em risco, e é disputado no agora, na feitura da história. Como aponta na Tese V: "Irrecuperável é, com efeito, aquela imagem do passado que corre o risco de desaparecer com cada presente que não se reconheça nela

---

[64] O texto consultado é a versão presente no livro *Meia-noite na história: comentários às teses de Walter Benjamin 'Sobre o conceito de história'*, de Reyes Mate (2011).

(MATE, 2011, p. 139)". Nosso presente conhece o passado responsável por seu projeto de presente; o presente preserva o passado que o engendrou. Na Tese VI, Benjamin (1972 *apud* MATE, 2011, p. 147) aponta que é função do historiador "adonar-se de uma recordação tal como ela brilha num instante de perigo", sob risco, caso contrário, de prestar-se a ser instrumento para a classe dominante (os propositores do presente atual). O passado está em perigo, mas pode, pelo historiador que o recebe como tradição e o arranca do conformismo, tornar-se arma e esperança na disputa pela história.

Temos então uma história que conhece e preserva apenas o passado que a engendrou, e uma história que se propõe a salvar um passado que está em risco de desaparecer, visto que o presente não se reconhece nele. Benjamin nos mostra, na tese VII, que o historiador que escolhe esse passado que engendra o presente atual entra em empatia com o vencedor da história, junta-se a esse "no cortejo triunfal no qual os dominadores atuais marcham sobre os que jazem na terra" (MATE, 2011, p. 169), e torna-se herdeiro – por sangrenta conquista – de todos os que venceram até o momento.

Esse historiador tradicional, historicista nos termos de Benjamin, escolheu o lado dos vencedores. E, ao escolher o lado dos vencedores, segue fazendo essa guerra perdurar tal como está, com seus vencedores e seus mortos, também pela história que conta. "Não há um só documento de cultura que não seja, ao mesmo tempo, de barbárie. E se o documento não está livre de barbárie, tampouco está o processo de transmissão de mão em mão" (MATE, 2011, p. 170). A ideia de progresso como o andar da história é uma estratégia de guerra que justifica e torna aceitável a barbárie.

Mas e o historiador proposto por Benjamin, que toma por sua tarefa salvar o passado? Este aprende com o filósofo alemão que "a história é objeto de uma construção cujo lugar não está constituído pelo tempo homogêneo e vazio, mas por um tempo repleto de agora" (BENJAMIN, Tese XIV, 2005 *apud* MATE, 2011, p. 289) e que o presente escreve a história na medida em que o tempo o afeta (BENJAMIN, Tese XVI, *apud* Mate, 2011, p. 321). Contra a imagem eterna do passado, o historiador benjaminiano postula uma experiência com o passado. Em retomar o passado em risco, põe-se não ao lado do vencedor e do dominador, mas de um presente não-atual, um projeto abortado. Freia a continuidade da história, evidencia e acusa a barbárie do presente.

Tomemos um exemplo de como a história de uma política que implica certa adesão a uma comunidade pode ter influência no modo como essa

O TRABALHO COMO OPERADOR DE SAÚDE

comunidade se forma e se reconhece. Cada vez mais o Estado tem tentado dar conta de suas insuficiências na implantação do SUS por meio de parcerias com entes privados (seja via terceirizações, parcerias público-privadas ou outras modalidades). Tal naturalização das atribuições do Estado por entidades privadas por si só já é questionável, mas o que nos importa pensar agora são os efeitos que delas decorrem – como a entrada de valores "alheios" ao contexto da produção de saúde, mas sustentados pelo ente contratualizado, no trabalho dentro do SUS. Por vezes, valores "parasitas" podem mesmo estar em contradição com os valores que originam as diretrizes do Sistema Único de Saúde, como ocorre no exemplo a seguir.

Um trabalhador da saúde que se encontra sem vínculo empregatício, mas com forte vínculo afetivo com o Sistema Único de Saúde, encontra uma porta de entrada para voltar a ingressar na comunidade de trabalhadores formais do sistema. Uma seleção para um Centro de Atenção Psicossocial para pessoas em uso problemático de álcool e outras drogas é gerenciada por um grupo hospitalar e divulgada em uma rede social. O grupo hospitalar, que gerencia o serviço terceirizado, é conhecido por posicionar-se contrário a Política do Ministério da Saúde para a Atenção Integral a Usuários de Álcool e Outras Drogas (2003), não seguindo suas diretrizes nos serviços que coordena. Tal contrariedade, inclusive, fica explícita na chamada para o processo seletivo que nosso amigo trabalhador da saúde acompanha como forma de retomar um lugar no campo de produção e trabalho do SUS. Mas seria retornar "para esse lugar, nessas condições", retomar a produção desse projeto popular nascido do movimento da Reforma Sanitária? Se não por aí, como produzi-lo, sem emprego e sem contato direto com as redes que animam e fazem em ato a política?

Alguns veriam nos elementos presentes nessa cena um processo necessário de adaptação da política pública ao mundo de hoje. Não reprovamos essa leitura, mas não a consideramos suficiente ou produtiva. Olhemos para a mesma cena buscando nela ruínas, destroços, marcas de um combate que gerou destruição. Uma seleção é feita de modo relativamente personalista, transmitida via uma rede social de amplo uso, mas que organiza suas notícias em guetos de interesse. Um grupo hospitalar privado firma convênio com o ente estatal para gerenciar um serviço prestador de uma política pública, e vira, com aceitação deste ente estatal, as costas para essa política.

Em nome do progresso e do desenvolvimento, se aceita abrir mão de certos ideais no jogo de disputas para que avancem outras pautas. Para manter a marcha, aceita-se pisotear as florzinhas que ficam à beira da estrada, para usar a figura invocada por Reyes Mates (2011). Mas avançamos para quê? Para onde? Para a contratação personalista transmitida por meio das bolhas de interesse e câmaras de eco de uma rede social por um serviço que mutila a construção pública da política (a característica tensora de mundo desta), ofertando tão somente "acesso" àquilo que viemos apontando como uma forma retrógrada e moralista de cuidado? Era esse nosso sonho? *É* esse nosso sonho?

Ou podemos abandonar a ideia de que isso é o resultado possível daquilo por que lutamos, e retomar o Sistema Único de Saúde como um projeto abortado de um povo vencido. Não mais espólio do vencedor – uso da história e da imagem de uma produção que dizem continuar. Retomemos nossa derrota, *façamo-la nossa* e contemos sua história. *Desertemos da história oficial*, para contar nossa história de derrotados e humilhados. Nossa história de quem perdeu e que até então segue, de algum modo, perdendo por entre os processos de trabalho, na esfera micropolítica do exercício do trabalho como atividade, território esse que, enquanto arena de disputas de poder, também é marcado por resistências.

Tomemos a história dessa luta como a herança que nos foi deixada por nossos mortos, façamos dela uma arma. Apontar a derrota não é conformar-se com a perda ou afirmar a superioridade do adversário. É, antes, relembrar que estamos em meio a uma guerra, e retomar às armas. É, talvez, mudar o campo em que se luta.

Histórias de trabalho: entre o oficial e o ofício

Se tomarmos aquilo que Benjamin nos diz acerca da história, há duas formas de contá-la – como herança e tradição que se recebe ou como butim que se conquista. A história oficial conta de um progresso necessário e de grandes vitórias; a vida de grandes figuras, o império que se mantém (e que é o mesmo desde que surgiu, agregando características dos povos conquistados como espólios), a continuidade dos projetos que maturam. A história do ofício, por sua vez, guarda, para além de suas invenções (grandes ou pequenas) para seguir vivendo, suas falhas e suas decepções, suas dificuldades e incapacidades. Suas derrotas. Transmitida entre aqueles que são do ofício (e transmitida também como *convite ao ofício*), é herança – uma história de conflitos que se recebe e que se faz *sua*, para que seja usada, narrada e continuada. Duas continuações diversas – uma por esconder as descontinuidades e conflitos, outra por sustentar uma narrativa.

O TRABALHO COMO OPERADOR DE SAÚDE

Uma grande *história oficial* e uma pequena *história do ofício*, então. Espólios de guerra, ou herança a ser continuada.

Temos nos valido da conceitualização de *ofício* (e, mais detidamente, da de *história do ofício*) apresentada por Yves Clot para contrapor a isso que chamamos de história oficial. Para Yves Clot, a *história do ofício* apresenta-se no "repertório das atividades profissionais possíveis ou impossíveis sob o registro de ações incentivadas ou inibidas" (CLOT, 2010b, p. 286), e contém,

> [...] para além dos gabaritos e 'padrões' pré-trabalhados, [...] a integralidade dos equívocos do trabalho coletivo, a memória das fraquezas, das perguntas sem resposta e das proezas realizadas, mas também as das "pequenezas" em que insistem o não-realizado e o realizável em gestação.

Portanto, patrimônio coletivo dos trabalhadores, continuamente retrabalhado, de certo modo composto de um passado prenhe de presente (ou, o que talvez dê na mesma, de um presente carregado de passado), e que guarda, entre outras coisas, suas contradições, fracassos e pequenezas.

Também a história do ofício em Yves Clot é caracterizada por ser tanto restrição como recurso ao trabalho, sendo uma dívida que aqueles que entram no ofício contraem e com a qual têm de se haver, mas também o elemento que permite um norte – incluso para que o trabalhador se afaste dele. Ecos da história como herança e tradição que se recebe.

Tanto em uma história como herança quanto na outra, história do ofício, parece-nos que a possibilidade de a potencializar como recurso consiste em que o trabalhador-historiador e a trabalhadora-historiadora possam apropriar-se da mesma e fazê-la sua, ocupar-se dessa história. Uma relação de uso criador com a história, um instrumento – ou mesmo, uma parceria – para a continuidade inventiva de um trabalho.

O que seria, então, a história oficial? Tratamos aqui de uma narrativa corrente (exitosa ou de fracasso) que continuamente é reforçada, e que apaga os pequenos acidentes de sua construção. Uma narrativa "limpa" e de certo modo contínua. Porém, a principal diferença deve-se a que, enquanto a narrativa da história do ofício é algo do qual o trabalhador pode se ocupar, a narrativa oficial é algo que ele pode, no máximo, portar. E, no caso de nossos esperados "trabalhadores morais na saúde"[65] (CECÍLIO, 2007), algo

---

[65] Luiz Cecílio (2007) desenvolve uma interessante crítica acerca da figura desse "trabalhador moral na saúde": esse supostamente possível e talvez desejável sujeito moldado ao trabalho no Sistema Único de Saúde que por vezes, na proposição das políticas que constituem o sistema, parecemos pressupor. Esse poderia assumir e

que se exige que respeitem e defendam. Mas no qual não "metam a mão". Algo de que não podem se apropriar.

São narradores distintos que contam cada uma dessas histórias. Uma é narrada pela *oficialidade* ("o ministério"), enquanto a outra é contada pelo *ofício* ("o *métier*"), na atividade, produzida no agir daqueles que são *do ofício*. História do Ministério, história do *métier* (ofício).[66] Uma história "sacra", outra "popular", "comum".

A história oficial não pertence ao trabalhador, ainda que este deva portá-la. Pela analogia anteriormente feita, a história oficial teria algo de sacro. Ela seria, então, como nos ensina Agamben (2007), subtraída ao livre uso dos homens. Não caberia aos homens fazer uso dela, apenas respeitá-la.

Guardando a história oficial algo de sacro, deve então ser aproximada apenas com os ritos adequados, os usos aos quais se presta são apenas os usos devidos (não dados a reinvenção). Há uma liturgia correta de como falar do SUS, de como organizar o cuidado, e mesmo de como militar a seu favor. Uma história que é parte confissão de fé que não deve ser atacada (e garante nosso glorioso passado, com suas conquistas), parte ideal-promessa do mundo que virá (que demonstra nosso projeto bem-sucedido em um futuro no qual o "SUS que existe no papel" vire o "SUS da vida real").

Mesmo a luta pelo Sistema é, nessa perspectiva de *realizar o projeto*, a luta por um Sistema tal como ele existe dentro deste processo de *progresso* da história, e a militância é modulada por aquilo que tal *progresso* permite. Zourabichvili (2000) nos lembra que, segundo Deleuze, realizar um projeto não produz nada de novo no mundo, visto que o que é possível como projeto já é um existente desse mundo. A realização do "SUS do papel", pelo qual tantos – nós inclusos – lutamos, mesmo que ocorra, segue limitada ao mundo em que vivemos, com as possibilidades vislumbradas desde as delimitações que nele e para ele criamos. Ainda está remetida ao espaço das possibilidades esquadrinhadas dadas neste momento, nesta configuração de

---

comprar (seja por treinamento, preparo ou determinação) as diretrizes desse campo de trabalho e reproduzi-las em seu fazer. A reflexão operada pelo autor mostra não só a pretensão absurda de se tomar tal sujeito como pressuposto na formulação das estratégias que dão vida ao SUS, mas também o quão desinteressante e desvitalizante isso seria como implicação para o próprio sistema. O SUS nasceu de um histórico de construção popular e coletiva, sustentou-se e foi ganhando forma na luta de sua construção e no trabalho que o atualiza; um trabalhador instrumental adequado por designação superior a um momento específico dessa história não só é uma figura impossível (mas que por vezes seguimos buscando), mas contraproducente e negadora da própria historicidade dessa luta.

[66] As palavras ministério e *métier* possuem a mesma raiz etimológica – ambas provêm do latim *ministerium*, função do servidor religioso. Os tradutores de "Trabalho e poder de agir" (CLOT, 2010b) apontam que, enquanto a forma "*ministère*" entrou no francês pela via erudita, a forma "*métier*" ingressou pela via popular.

O TRABALHO COMO OPERADOR DE SAÚDE

mundo. Esse SUS ideal responde a exigências cujos traçados encontram-se definidos e vislumbrados pelos esquemas sensório-motores produzidos para atuar a partir *daqui* – deste mundo como existente, dos possíveis como já sempre dados, tão somente aguardando sua realização. Não há nada de novo no *front*. O "progresso" aqui invocado, a realização do projeto, estabelece limites bem marcados do possível no mundo dado, e mantém a história em um passo contínuo, limitado a certo trilho.

É esse o futuro (o projeto) que queremos, como trabalhadores do SUS? É desse passado que partimos? É nesse e por esse presente que nos interessa lutar? Tal história nos vende um ideal que pode até ser atrativo, mas que não se sustenta frente à prova do real.

Repetir a história oficial não é a única forma de narrar o trabalhar em saúde. Mas, para que outra narrativa possa ser contada, precisamos aprender a "desrespeitar" a história oficial. Ao menos o suficiente para dessacralizá-la.[67] O que nos leva ao conceito para o qual Agamben prepara a elegia citada, a *profanação* – o ato que restitui ao uso comum algo que havia sido consagrado, apartado dele. Sobre a religião e a dinâmica entre o sagrado e o profano, Agamben nos diz que é errônea a difundida concepção de que o termo *religio* proviria do verbo *religare* (tratando da ligação entre o humano e o divino). Sua etimologia teria mais relação com *relegere* (reler), "atitude de escrúpulo e atenção que deve caracterizar as relações com os deuses, a inquieta hesitação [...] perante as formas – e as fórmulas – que se devem observar a fim de respeitar a separação entre o sagrado e o profano" (AGAMBEN, 2007, p. 66). O que caracterizaria essa cisão seria, então, a necessidade de um cuidado especial – um respeito reverente – mediante o que foi sacralizado.

Fora apontado antes que construímos uma liturgia acerca de como falar do SUS, de como trabalhar no SUS e de como militar pelo SUS; uma história oficial, protocolos de trabalho e formas de luta sacras (ou sacralizadas). Diante desse caráter litúrgico, o trabalho que se faz ganha características "sacrificiais" (sacrifício = sacro ofício). Sem autoridade/liberdade de ocupar-se do seu trabalho, o trabalhador deve *ministrá-lo* religiosamente (tal como o clérigo que performa um ritual cuja *rotina* importa mais que a efetividade de seus atos), defender sua fé e lançar-se em guerra santa.

---

[67] Afinal, mesmo ela faz parte da *história do ofício*, e, enquanto tal, pode ser usada também como recurso. Para tanto, porém, é necessário que possamos nos ocupar dela, torná-la matéria de nosso trabalho (mais que ideal). História tomada como transmissão, a *Überlieferung* nos termos de Benjamin, como veremos a seguir.

Recuperaremos aqui um exemplo de como esse aspecto litúrgico pode se apresentar na realidade de trabalho. Tome-se uma equipe de Saúde da Família lidando com uma paciente tida como refratária e de difícil manejo, que frequentemente causa "confusão" quando comparece a uma Unidade demandando atendimento. Várias vezes, desentendimentos foram produzidos entre a paciente, a equipe e os demais usuários do serviço. Eis que se descobre que essa paciente não reside no território adstrito da Unidade: na verdade, a problemática paciente não possui residência fixa, e circula entre vários lugares. E tal informação abre uma brecha para a negação de seu atendimento. Ora, nada mais *justo*, afinal, está-se tão somente seguindo a estratégia operacional da territorialização. Se fossemos dar atendimento a pessoas de fora do território, como justificar isso para nossos usuários, a população adscrita, merecedora de nosso trabalho? A territorialização aqui opera como uma justificativa que serve de desculpa no estrito seguimento da letra da diretriz, "resolvendo" uma questão do trabalho pelo abafamento daquilo que insiste.

Pode-se, todavia, operar diferentemente... como ocorreu no caso em questão. A equipe pode lembrar (e sustentar) que a territorialidade diz da adequação da estratégia à realidade vivida, e não o contrário, e que, se essa pessoa "sem-território" vem à nossa equipe buscar seu cuidado, então ela está constituindo esse território como sua referência. A situação-problema aqui não é sanada, tampouco abandonada. Ela segue insistindo na recriação do trabalho e na afirmação dos valores que animam essa equipe a seguir trabalhando e se reinventando. Ao operar o cuidado desse modo, a equipe se reinventa e cresce em sua potência de ação, bem como reinventa o território onde se situa (não apenas uma delimitação geográfica, mas um espaço onde relações e práticas se constroem e se sustentam).

Talvez defender uma história do ofício frente à história oficial seja uma atitude herege na saúde. Ou profana. Mas, para que os elementos do trabalho voltem a ser recurso (tanto a história quanto seus produtos), essa história precisa perder sua aura de inatingibilidade e ser devolvida ao uso comum. Para que nosso trato com as normas do trabalho e o ideal de militância possa ser trabalhado de modo potente, cabe recuperar a possibilidade de fazer uso de ambos, mais que respeitá-los como ídolos. Profanar, portanto, se entendermos isso, segundo Agamben (2007, p. 66), como "abrir a possibilidade de uma forma especial de negligência, que ignora a separação [entre o sagrado e o profano], ou melhor, faz dela um uso particular".

O TRABALHO COMO OPERADOR DE SAÚDE

Gagnebin (2014) ressalta um cuidado interessante que Benjamin tem ao distinguir duas noções no tratar a história, diferenciando *Tradition* [tradição] e *Überlieferung* [transmissão]. O primeiro termo trataria de "um conceito muitas vezes solene ou sagrado que designa um conjunto de ensinamentos e de histórias relevante até hoje", enquanto o segundo já "analisa os portadores e circunstâncias históricas, permitindo questionar o processo da tradição, isto é, questionar os valores canônicos e lembrar os aspectos negligenciados, esquecidos ou recalcados" (GAGNEBIN, 2014, p. 227). Tal distinção aproxima-se bastante do que aqui propomos: pode-se tomar a história como a sacra história da tradição, ou como aquilo que na transmissão se re-atualiza. Assim, a diferença entre as duas histórias está mais na *relação* que se estabelece com aquela do que naquilo que esta conta.

Um outro "reler", não do escrúpulo religioso, mas da inventividade renormatizadora. O trabalhado devolvido do ministério ao *métier*. Algo que também encontra ressonância na hipótese sustentada por Yves Clot (2013a, p. 7) de que não é na negação que é possível libertar-se das normas, mas na transformação e superação delas, na contínua renovação da tarefa:

> O ofício é também uma tarefa na tarefa, contra a tarefa e para além da tarefa. Fazendo-o viver, aqueles que trabalham se servem da prescrição para viver outra história, e, assim fazendo, eles conservam um devir possível para essa prescrição.

Para Clot (2013a, p. 7), só é possível defender o ofício atacando-o coletivamente, forçando seus limites mediante o real da atividade: "uma religação aberta na qual cada um pode tomar parte". Outra *religio*, outro reler, outro religar: o trabalhador religando-se ao seu ofício (não mais o ministrante do rito imutável, mas o intérprete de uma performance), e a releitura do ofício na vivificação da atividade. "Negligência" como *vera religio*, diria Agamben (2007, p. 67).

Pela atividade, o trabalho em saúde como projeto aberto

Retomar uma história a narrar que se desenvolve na atividade de cuidar é aqui apontado como uma arma que nos possibilita lutar por nosso trabalho pelo SUS como um projeto a ser defendido enquanto *projeto aberto*. Ou, melhor dizendo, como um projeto não limitado a simplesmente realizar-se frente aos possíveis deste presente atual, um projeto em constante inacabamento. Sua potência está em apresentar-se como aberto, não ser só o que agora projetamos, mas nos permitir projetar ainda novos possíveis, ainda inéditos para este tempo. Um projeto no qual a última palavra nunca é dita, e, portanto, do qual o mundo e a história possam ainda devir outros (além dos limitados pela marcha do progresso). Retomar uma história a narrar que se desenvolve na atividade nos permite fazer uso dessa herança, tomar a atividade de cuidar como matéria a ser trabalhada (e retrabalhada). Mas há mais alguns elementos a serem apontados a respeito das possibilidades estratégicas e éticas de olhar a história sob esses prismas.

Primeiramente, o trabalho em saúde é, em si, um contínuo lidar com crises que reestruturam mundos e quebram com a ilusória estabilidade das normas. É claro que uma leitura do trabalho a partir de nossos teóricos de escolha (e não seria possível pensar de outra maneira se aqui invocamos Yves Clot) sempre ressaltará o caráter de contínua novidade que o trabalho opera, mas esta característica é sobremaneira importante para a saúde. Esta é, segundo Canguilhem (2012, p. 183), esse movimento e possibilidade de jogar com as normas e instaurar novas ordens:

> A saúde é, precisa e principalmente, no homem, uma certa latitude, um certo jogo de normas de vida e de comportamento. O que a caracteriza é a capacidade de tolerar variações de normas para as quais apenas a estabilidade de situações e meio, aparentemente garantidos e, de fato, sempre necessariamente precários, confere um valor enganador de normal definitivo. O homem só é verdadeiramente são quando é capaz de muitas normas, quando ele é mais que normal.

Ora, visto que a saúde se define por sua capacidade de continuamente se renormatizar, como o trabalhar em saúde, que a tem por objeto, poderia ser diferente? Pode-se trabalhar com uma concepção de saúde canguilhemiana – como a possibilidade de ser normativo, ou seja, capaz de instituir novas normas – se a organização do trabalho se propõe a reduzir o campo no qual se pode renormatizar? Não propomos (com a história oficial, com os protocolos sacros, com a militância da guerra santa) uma saúde doente?

> A medida da saúde é uma certa capacidade de superar crises orgânicas para instaurar uma nova ordem fisiológica diferente da antiga. Sem intenção de brincadeiras, a saúde é o luxo de poder cair doente e se levantar. Toda doença é, ao contrário, a redução do poder de superar outras (CANGUILHEM, 2012, p. 183).

O TRABALHO COMO OPERADOR DE SAÚDE

Tentando um (fácil) encontro entre Yves Clot e Georges Canguilhem: quando a definição do ofício é monopolizada por uma organização oficial (no caso, quando uma história oficial se reifica e define o ofício), o trabalho em saúde converte-se em um sacrifício doentio, e a saúde a ser ofertada vira doença. Foi dito aqui que acreditamos que nós, trabalhadores da saúde, compramos a história oficial como forma de reconhecimento. Mas é aqui que o trabalhador se reconhece?

Talvez sim, quando algo mais falte. E aqui reivindicamos novamente a história do ofício, e recorremos novamente às contribuições de Yves Clot. Para ele, o reconhecer-se dá-se no resultado prático da ação – o serviço prestado que guarda o traço de qualidade do trabalho. O trabalhador reconhece-se no *trabalho bem feito*,[68] cujos critérios são forjados no interior da história do ofício (e que, dentro da leitura que viemos fazendo, o apego escrupuloso à história oficial dificulta ou impossibilita). O trabalhador reconhece-se na sua atividade: nos resultados obtidos e no trabalho realizado, assim como "no que faz de si na sua própria atividade" (CLOT, 2010b, p. 299).

Assim, é na história do ofício, transmitida a partir da vivência de trabalho e do pertencimento à comunidade daqueles que se reconhecem como sendo *do ofício*, que o trabalhador pode reconhecer-se. Por aí ele pode encontrar um reconhecimento, e é também nesse reconhecimento que pode levar "o mais longe possível as transformações da organização do trabalho" (CLOT, 2010b, p. 268).

A história do ofício é arma de luta e é aquilo que pode ser tornado seu quando comunicado entre os trabalhadores do ofício como herança. E esse pertencimento é totalmente diverso do produzido pela história oficial, com sua teleologia finalista de um SUS salvador por vir: pela história do ofício, o trabalhador se reconhece também "*fora* de si e do outro"[69] (CLOT, 2010b, p. 268, grifo do autor). Longe de uma construção identitária de um grupo a defender um projeto a ser implantado (um futuro), receber a herança da história do ofício é tornar-se partícipe de um desejo por um outro futuro,

---

[68] Expressão usada por Yves Clot para designar o elemento digno de cuidado que o trabalhador persegue em sua atividade e pelo qual pode se identificar em seu agir. Diz respeito também a certo jogo de contínuo beneficiamento e crescimento ao qual o ofício está sujeito quando o poder de agir se expande. Poderíamos dizer que é o efeito de uma resposta virtuosa de quando o ofício e a comunidade deste se põem à prova e descobrem-se produzindo novos possíveis, sendo também, em última análise, responsável pelo reconhecimento que um trabalhador pode ter acerca de seu próprio trabalho.

[69] É importante ressaltar que o *si* a que Clot se refere aqui não tem o mesmo sentido do *si* reflexivo que Foucault usa para tratar da relação ética pela qual o sujeito busca constituir a si. Em termos foucaultianos, poderíamos pensar que se trata de um trabalhador que se reconhece pela história do ofício fora de um *eu* (sujeito objetivado), e nisso estabelece uma relação com um *si* (produção ética de si).

175

ainda aberto (passado e presente também). Um convite, talvez, a construir-se em uma "paixão do real [...], que preserva suas chances de experimentar, mais uma vez, aquilo de que são capazes" (CLOT, 2010b, p. 300). Do que é capaz um trabalhador da saúde?

Clínica, história e trabalho: criando possíveis pelo trabalho em saúde

Yves Clot, ao colocar em debate a história do ofício tal como propõe, permite-nos alcançar a historicidade própria da experiência do trabalho e traçar esse algo que se fabrica para si por meio do que e do como se faz o trabalho, analisando as implicações éticas deste trabalho realizado "sobre e em" nós mesmos, bem como "sobre e no" mundo.

A história do ofício guarda os vestígios da potência de afetar e de ser afetado envolvida na performance do ato do trabalho, permitindo amplificar um movimento de desprendimento da moral que o aprisiona. Ela porta os resquícios dos riscos experimentados na gestão dos processos de trabalho, riscos esses que dizem de um transbordamento das normas, protocolos e regramentos do trabalho.

Percorrer as linhas desta história compõe o processo clínico do trabalho que se afirma *com* os trabalhadores e trabalhadoras, apostando em situações de coanálise do trabalho como atividade enquanto meio para a promoção da saúde atingida como ato político. Em última análise, o propósito é o de apostar na reapropriação dos modos de produção de subjetividade imbricados nos processos de trabalho, amplificando as possibilidades de reinvenção das modalidades de enfrentamento dos problemas políticos vividos e experimentados enquanto se fazem as trabalhadoras, os trabalhadores e o trabalho em saúde.

O que propomos, sustentados nas contribuições de uma clínica da atividade atenta à história de um ofício, é a aposta nos possíveis de um trabalho (e de uma política que se opera por meio desse trabalho) que mantenham o caráter aberto do mundo. Não os possíveis como meros realizáveis, como mencionamos anteriormente ao tratar da tentativa em realizar o "SUS do papel", mas o possível que se inaugura em um acontecimento, e nisso escapa aos limites do mundo e do trabalho que sofremos agora. O mundo e o trabalho podem se ultrapassar, e é nesse ultrapassamento que nossa

O TRABALHO COMO OPERADOR DE SAÚDE

clínica aposta. Mais que isso, é no e por esse ultrapassamento que ela tira energias para operar: o possível aqui é virtualidade (força) a ser atualizada, não projeto (projeção, dado prévio) a ser realizado.

Aliando-nos a essas forças a serem atualizadas e sua potência clínica para o trabalho, queremos então entender e propor o trabalho em saúde como um exercício de militância, mas não qualquer militância. Sejamos – em ato de trabalho – uma militância herege, que mais queira manter o meio aberto – a história do ofício em narração, mais do que uma história já narrada – do que propor um mundo específico ao qual chegar. Uma militância sem fim último, uma militância que faça do nomadismo sua terra. A militância desse "povo por vir" não é por um projeto a ser implantado, mas pela possibilidade de uma conspiração democrática na qual o projeto possa manter-se aberto. Por uma narrativa insurrecta que outros possam seguir contando e vivendo.

8

TRABALHO FORMAL, INFORMAL, PRECÁRIO E PRECARIZADO: NUANCES DA ATIVIDADE LABORAL CONTEMPORÂNEA NA GÊNESE DA SAÚDE E DO ADOECIMENTO

Jorge Da Rocha Falcão
Joeder Silva Messias
Letícia Raboud Mascarenhas de Andrade

Apresentação

A presente contribuição retoma trabalhos de pesquisa dos quais resultaram dissertações de mestrado de Messias (2017) e de Andrade (2017), respectivamente o segundo e o terceiro autores deste artigo, sob orientação do primeiro autor. Trata-se de trabalhos discutidos por ocasião de simpósio realizado em Havana-Cuba, em 2018 (DA ROCHA FALCÃO; MESSIAS; MASCARENHAS DE ANDRADE, 2018), que por sua vez geraram capítulo de livro atualmente no prelo (DA ROCHA FALCÃO; SILVA MESSIAS; MASCARENHAS DE ANDRADE, 2020). Tal análise é largamente tributária de artigo publicado por Bendassolli e Da Rocha Falcão (2013) acerca de revisão crítica do conceito de "trabalho sujo". Parte-se de premissa referente à centralidade da atividade de trabalho para o devir biopsicossocial do indivíduo-trabalhador, e, portanto, da consideração dos contextos de atividade propiciadores tanto de desenvolvimento e saúde quanto de adoecimento. Mais especificamente, avançamos aqui a proposta segundo a qual toda e qualquer modalidade de trabalho, seja ele formal ou informal, é passível de precarização. Nesse sentido, levamos adiante reflexão teórica lançada por Bendassolli e Da Rocha Falcão (2013) para fazer evoluir o conceito de trabalho sujo (LHUILIER, 2005) para o conceito de trabalho precário, e deste para a noção de trabalho precarizado. Tal percurso parte da consideração do indivíduo em relação cogenética com seu contexto social, histórico e cultural, do que decorre que quaisquer recortes acerca da atividade de trabalho não podem se circunscrever a características do indivíduo (ênfase em "talentos", "competências" e "habilidades" do trabalhador), e nem a aspectos do contexto externo dessa atividade ("higiene" das condições de trabalho como caminho efetivo para a evitação da precarização do trabalho). Tal ponto é particularmente explorado na próxima seção deste capítulo, em que justamente se estabelecem as bases de uma psicologia geral fundada sobre a perspectiva histórico-cultural para a devida análise da atividade de trabalho.

Buscamos contribuir, aqui, para ratificar a perspectiva teórica segundo a qual a margem de ação do indivíduo-trabalhador, o seu poder de agir, que guarda relação com o coletivo que referencia o indivíduo-trabalhador, é um construto teórico essencial à compreensão dos processos de precarização do trabalho (e não apenas aspectos relacionados a diversos tipos de "sujeira" que costumam acompanhar determinada atividade de trabalho). Esse ponto recebe tratamento específico na seção que aborda as *colisões dramáticas*[70] que ocorrem entre o indivíduo trabalhador e seu gênero profissional, a partir dos coletivos de trabalho, conforme discutido na seção destinada às duas pesquisas que alimentam este capítulo, acerca da atividade profissional de necropsiadores e professores do ensino fundamental. Dados de pesquisa acerca da atividade de trabalho precário e trabalho precarizado em Natal (RN-Brasil), referentes a docentes do ensino fundamental e a técnicos em necropsia, ilustrarão os princípios aludidos acima.

Buscaremos dar continuidade ao esforço que nosso grupo de pesquisa, o Grupo de Estudos e Pesquisas sobre Trabalho (Gepet-UFRN), vem fazendo no sentido de discutir como um ofício comumente bem percebido (apesar das condições de trabalho longe do ideal), como a docência no ensino fundamental, pode apresentar mais indícios de limitação do poder de agir desses trabalhadores e precarização de sua atividade profissional do que o que se constata noutro grupo profissional em condições de precariedade aparentemente mais importantes, como é o caso do grupo de necropsiadores estudado. O Gepet, em suas duas linhas de pesquisa atuais,[71] configura-se como um grupo de formação e pesquisa voltado para uma abordagem clínica do trabalho, notadamente em termos da vertente representada pela Clínica da Atividade e pela abordagem da Psicossociologia do Trabalho.

---

[70] Na acepção inicialmente dada a tal conceito por Politzer (1967), e depois retomada por um "Vygotski leitor de Politzer" (*cf.* BONNEFOND; SCHELLER, 2015).

[71] As duas linhas de pesquisa que compõem o GEPET são o nTDS (Núcleo de Pesquisa e Formação em Trabalho, Desenvolvimento e Saúde) e o GPPOT (Grupo de Pesquisa em Processos Psicossociais, Organizações e Trabalho).

O presente capítulo se conclui com o reforço da importância do coletivo de trabalho como entidade mediadora cujo comprometimento conduz necessariamente à precarização da atividade de trabalho que não se limita à perspectiva higienista dos riscos psicossociais, mas localiza na solidão do indivíduo-trabalhador o fator crucial de precarização e adoecimento relacionados à atividade de trabalho. Tal perspectiva se faz presente, transversalmente, em todas as seções do capítulo, e é retomada nas considerações finais. A referida perspectiva, aqui vista como central para a abordagem clínica da atividade de trabalho, se filia ao aparato teórico proposto pela Clínica da Atividade, em termos das bases de uma psicologia do trabalho (e respectiva filiação a uma psicologia geral) que contribua para a circunscrição do trabalho como operador de saúde: será retomado e enfatizado o princípio que alude à existência de um ponto em comum, "geral" à psicologia do desenvolvimento da criança e à psicologia do trabalho: o desenvolvimento possível e realizado, ou o desenvolvimento impedido do sujeito, seja na circunscrição da atividade do trabalho ou para além dela, tem relação direta com o poder desse sujeito em transformar a atividade coletiva em recurso para sua própria atividade – circunstância favorecedora de desenvolvimento e saúde – ou fracassar em fazê-lo – circunstância conducente ao adoecimento e morte (CLOT, 2012). Georges Canguilhem (2015, p. 1090) resume magistralmente os pontos cruciais aqui, ao propor que "uma carreira [em contexto de trabalho] tanto pode oferecer o suporte quanto o cárcere da existência humana", no mais das vezes "tanto um quanto o outro" dos dois destinos possíveis[72] (tradução nossa).

A perspectiva histórico-cultural como orientação para a análise do trabalho

> *Toutes les psychologies spécifiques doivent avoir une psychologie générale de référence.*
> *(Yves Clot – Aula-Conferência em junho/2010 – CNAM – Paris)*

O título que abre esta seção repete *ipsis litteris* o título de mesa-redonda promovida por ocasião do IV Congresso Internacional da Clínica da Atividade (Bragança Paulista, SP – 12 a 14/11/2019). Nessa mesa, alguns pontos ressaltados na contribuição do primeiro autor do presente texto

---

[72] No original: *"Une carrière, c'est aussi bien le support que le carcan d'une existence d'homme, et sans doute tantôt l'un tantôt l'autre."*

serão retomados (DA ROCHA FALCÃO, 2019b). Tal contribuição, intitulada "Em busca '[...] de uma matriz teórica que possa nos servir de referência para nossas pesquisas [...]' em Psicologia do Trabalho", inspira-se, por sua vez, em recomendação explícita de Vigotski, no contexto de um de seus livros mais relevantes, *La signification historique de la crise em psychologie* (VYGOTSKI, 1999, tradução francesa do título original em russo). No capítulo 13 do referido livro, "Les tâches d'une psychologie matérialiste", Vigostki pontua a necessidade de se dispor de uma "fórmula [teórica e metodológica] que possa nos servir para nossas pesquisas".[73] Toda e qualquer psicologia focada em domínio específico (psicologia jurídica, da infância e adolescência, psicopatologia, psicologia do trânsito, psicologia do trabalho, dentre outros domínios de especificação e aplicação) demanda necessariamente referenciamento em uma psicologia geral, sob pena de limitação ao domínio estrito de uma psicotécnica. A falta desse referenciamento tem caracterizado muitas das "psicologias", notadamente no Brasil, e inclusive no campo da chamada "POT" – Psicologia Organizacional e do Trabalho (BENDASSOLLI, 2018). Há dois patamares a considerar aqui, quando se fala de tal referenciamento de determinado domínio da Psicologia: a presença detectável de um arcabouço teórico é o primeiro, mas é preciso que tal arcabouço suporte análise crítica em termos metateóricos. Dito de outra forma, é preciso dispor de arcabouço teórico de qualidade. Tal avaliação de qualidade de teorias foi proposta por Da Rocha Falcão (2019b), a partir de itens de robustez teórica propostos por Lakatos (1987) e Khun (1978), cujos pontos são sintetizados e ilustrados pela série de matrioskas na Figura 1. O recurso às matrioskas busca metaforizar a relação de tópicos subsumidos uns nos outros, do mais abrangente ao mais elementar – podendo-se percorrer a série da "menor" boneca à maior, ou em sentido inverso.

Optando-se pelo percurso da menor matrioska para a maior, a Figura 1 ilustra o princípio segundo o qual teorias robustas dispõem necessariamente de ferramentas para a pesquisa, ferramentas estas que, por sua vez, precisam ser coerentes com um método, que não pode ser reificado como panaceia universal mobilizável em toda e qualquer circunstância, mas em diálogo com metodologia; este patamar é crucial, pois ele estabelece a região de fronteira entre o mais concreto e específico (o Método e as ferramentas de pesquisa) e o patamar mais amplo da tomada de posição vinculável a determinada Epistemologia. Esse nível, que por sua abrangência e com-

---

[73] *"Ce dont nous avons besoin, c'est d'une formule qui puisse nous servir pour nos recherches"* (VYGOTSKI, 1999, p. 252).

plexidade vai permitir e guiar a circunscrição da unidade de análise, se insere na boneca maior, que vai subsumir todas as outras e diz respeito a uma perspectiva ontológica do indivíduo humano. Nem todos os sistemas teóricos em psicologia têm estofo para atender a esse checklist.

Cap. 8/Figura 1 – Itens obrigatórios para a construção de teoria em qualquer domínio teórico

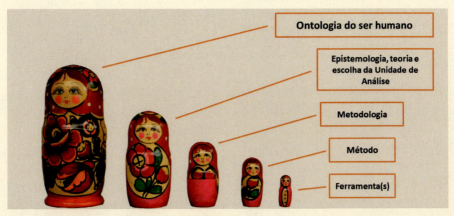

Fonte: reproduzido de Da Rocha Falcão 2019b

Cap. 8/Figura 2 – Itens componentes da abordagem teórica da Psicologia Histórico-Cultural

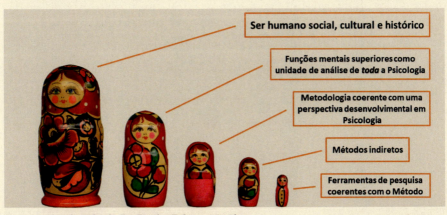

Fonte: reproduzido de Da Rocha Falcão, 2019b

O aparato teórico proposto por Vigotski e colaboradores (VIGOTSKI, 1991, 1998, 2003, 2014) responde, de forma específica, a tais requisitos, conforme ilustrado esquematicamente pela Figura 2.

Partindo-se agora da maior matrioska, a perspectiva histórico-cultural propõe uma definição de ser humano fundamentalmente social, histórico e cultural, em cujo percurso de desenvolvimento humanizante cabe uma primeira lei fundante – a relação entre funções psicológicas superiores foi, anteriormente, uma relação real entre pessoas (internalizada pelo indivíduo). Vygotski (2014) é aqui tributário da formulação de Politzer, em sua "psicologia concreta" (POLITZER, 1967; BONNEFOND; SCHELLER, 2015). Vigotski retomará e explicitará este princípio ao afirmar que, no desenvolvimento do psiquismo humano, os processos psicológicos (como por exemplo os conceitos abstratos) aparecem duas vezes: inicialmente como processo externo, vivenciado primeiro pela criança por imersão cultural, e, após a internalização, como função mental superior que o sujeito internalizou. Nesse sentido, conforme ilustrado pela matrioska seguinte, em ordem descendente, a unidade de análise de toda a psicologia são as funções psíquicas superiores (VYGOTSKI, 1991, 1994, 1999, 2014). Para a operacionalização da pesquisa que tem como unidade de análise as funções psicológicas superiores, e que, portanto, deverá utilizar "métodos indiretos"[74], a metodologia deverá prever a abordagem de processos abstratos de ressignificação de estímulos diretos por meio de ferramentas semióticas da cultura, o que não exclui ferramentas de captação de informações diretas (como respostas a estímulos, em tipo, frequência etc.), mas não pode se limitar a elas. Nesse sentido, ferramentas como questionários e coleta de curvas de acertos/erros, por exemplo, não estão excluídas, mas precisam ser utilizadas no contexto de métodos indiretos e de uma metodologia não-experimentalista fundada no dado empírico enquanto tal. Isso não quer dizer, contudo, que se abra mão de uma psicologia materialista, rumo a uma abordagem idealista, e nem que se prescreva a abordagem naturalista de ênfase no tangível: a abordagem histórico-cultural tem a pretensão de se constituir numa autêntica "terceira via" (VYGOTSKI, 1999, p. 10), que preconiza abordagem monista e dialética. A proposta da psicologia histórico-cultural oferece, portanto, conforme observam Jean-Paul Bronckart e Janette Friedrich no Prólogo à tradução francesa de *La signification historique de la crise em psychologie* (VYGOTSKI, 1999, p. 10), uma abordagem conceitual integrada (metapsicológica e de psicologia geral), propiciadora de uma "abordagem científica verdadeira", baseada em metodologia "objetiva ou explicativa", não obstante "indireta (e notadamente genética", o que

---

[74] *cf.* Vygotski, 2014, capítulo I – "Le problème du développement des functions psychiques supérieures" – e capítulo II – "La méthode d'investigation" (p. 87-208).

O TRABALHO COMO OPERADOR DE SAÚDE

possibilitará "[...] de uma parte, analisar os mecanismos psicológicos em sua especificidade e em sua integridade, e de outra, relacionar fenômenos propriamente psíquicos e fenômenos de ordem comportamental ".

A psicologia geral histórico-cultural embasa a psicologia do trabalho tal qual proposta pela Clínica da Atividade, conforme ilustrado pela Figura 3. Partindo-se de uma mesma perspectiva ontológica que situa o ser humano como social, cultural e histórico, a atividade de trabalho é a unidade de análise para a pesquisa e teorização, e de natureza necessariamente cogenética e semiótica.

Cap. 8/Figura 3 – Itens componentes da abordagem teórica da Clínica da Atividade

Fonte: reproduzido de Da Rocha Falcão, 2019b

A metodologia exclui a abordagem positivista de captura do "real" a partir do dado empírico, pois a atividade de trabalho que se apresenta concretamente para a inquirição do pesquisador externo é uma das possibilidades de concretização do trabalho prescrito. Tal processo de concretização da prescrição oriunda de instâncias como o gênero profissional implicará necessariamente colisões dramáticas entre indivíduo-trabalhador e as instâncias externas de regulação e prescrição da atividade de trabalho, colisões que terão nos coletivos de trabalho instâncias cruciais para a vivência de trabalho bem-feito. Tal vivência está na base da saúde, do adoecimento e do desenvolvimento da atividade de trabalho – tanto em termos do indivíduo-trabalhador quanto em termos do próprio ofício, por meio da "respiração" proporcionada pelas colisões dramáticas indivíduo-coletivo. Também aqui, em contexto de trabalho, o que faz parte do acervo de conceitos, significados, habilidades e competências do trabalhador (funções psicológicas superiores) originou-se de relação real entre pessoas e da relação do indivíduo-trabalhador com o coletivo de trabalho, internalizada pelo indivíduo.

O trabalho como mediador de saúde em contexto de colisões dramáticas

A gênese desenvolvimental das funções mentais superiores repousa sobre dinâmica de confrontos entre o indivíduo-trabalhador e seu coletivo de trabalho, instância do gênero profissional. Conforme exposto em outra produção (DA ROCHA FALCÃO, 2020), o operador teórico *gênero profissional* surge no presente contexto de abordagem teórica da atividade de trabalho como uma apropriação do *gênero do discurso* em Bakhtin (CLOT, 2010b, p. 169). Yves Clot (2010b, p. 169) define o gênero profissional como "o interlocutor [répondant] profissional que, atravessando a atividade de cada um, coloca justamente cada trabalhador na intersecção do passado e do presente".

Dito de outra forma, o autor ressalta que o gênero profissional é o "respondente genérico do ofício" [*répondant générique du métier*, no original]. Complementarmente, Da Rocha Falcão (2020) ressalta a importância do operador teórico *coletivo de trabalho*, considerado como uma instância crucial da organização da atividade de trabalho que abarca "[...] vários trabalhadores, numa obra e linguagem comuns, determinadas regras de ofício, além do respeito duradouro dessas regras por cada um" (CLOT, 2010b, p. 167), o que impõe uma dinâmica individual que parte do conhecimento da regra até a sua interiorização, com as eventuais colisões que tal dinâmica pode ensejar, na passagem do trabalho prescrito ao trabalho realizado. Da Rocha Falcão (2020) ressalta, a partir de Yves Clot (2010b), que o esforço da parte de cada trabalhador individual no sentido de se constituir como membro de um coletivo de trabalho implica a realização de um trabalho ao quadrado [*métier au carré*, no original], no sentido de um trabalho a ser realizado sobre o trabalho.

A abordagem acima da dinâmica em que se insere o trabalhador-individual, em face desse repositório do "genérico do trabalho" que é o gênero profissional, repositório esse traduzido concretamente em "regras de ofício" pelo coletivo, aludiu a eventuais colisões entre indivíduo e coletivo, colisões essas que podem ter, como desdobramento, o desenvolvimento do gênero, em face de renovação enriquecedora. Nesse sentido, a partir de uma perspectiva desenvolvimental vigotskiana, para a qual um elemento crucial para que

O TRABALHO COMO OPERADOR DE SAÚDE

haja mudança qualitativa é a ocorrência de crise atravessada por vivências de emoção e afetos, portanto crise dramática, aludimos aqui, em linha com Politzer (1967), Bonnefond e Scheller (2015), a "colisões dramáticas".

Chamar essa dinâmica de colisão dramática alude tanto ao conflito quanto ao elemento de drama inerente a esse conflito. Conforme observa Da Rocha Falcão (2020), o drama é um construto linguageiro situado histórica, cultural e psicologicamente, que corporifica como uma espécie de maquete os grandes dilemas e eventuais tragédias sócio-histórico-culturais (dimensão artística), e ao mesmo tempo metaforiza processos internos, ou vivências (*perezhivanie – cf.* VERESOV; FLEER, 2016). No contexto da psicologia do desenvolvimento, o conflito (ou colisão dramática) é central para a emergência do desenvolvimento. No contexto da psicologia do trabalho, tal conflito é crucial para que o indivíduo-trabalhador concretize a atividade de trabalho que lhe é prescrita, no limite de seu poder de agir, de forma a obter, concomitantemente, o reconhecimento do indivíduo-trabalhador pelos demais colegas como "um dos nossos", e reconhecimento, por este trabalhador, das regras de trabalho coletivo. Em outras palavras, ratificando-se proposição anterior, trata-se de uma dinâmica individual que parte do conhecimento da regra pelo indivíduo-trabalhador e culmina com sua interiorização por este (CLOT, 2010b, p. 167). O contexto em que se insere a atividade de trabalho oferece, portanto, três possibilidades de mediação cruciais para a saúde, desenvolvimento ou adoecimento do trabalhador: 1) abre-se espaço para contribuição inovadora do indivíduo, denominada por Clot, por empréstimo à perspectiva em filosofia da linguagem proposta pelo Círculo Bakhtin, de estilização (BAKHTINE; VOLOCHINOV, 2014; BAKHTINE, 2011; CLOT; FAÏTA, 2000; FRANÇOIS, 2009; CLOT, 1999). Tal contribuição inovadora estiliza a regra coletiva compartilhada e, ao mesmo tempo que "areja" o patrimônio cultural, permite ao indivíduo a interiorização dessa regra em contexto de desenvolvimento psicológico dialógico: algo externo que é ressignificado e interiorizado pelo sujeito (MARKOVÀ, 2000, 2006; VYGOTYSKI, 2014) – esse, diríamos, é o melhor dos mundos, apesar dos riscos da liberdade trágica que comporta; 2) outro devir possível para o indivíduo-trabalhador frente ao gênero, via coletivos de trabalho, é a ventriloquia – termo mais uma vez recuperado por Yves Clot para o contexto da construção teórica da clínica da atividade (CLOT; FAÏTA, 2000; BAKHNTINE, 2011). Na ventriloquia, o trabalhador repousa sobre os joelhos do gênero-profissional como um boneco de ventríloquo, que aparenta falar o que de fato o gênero fala como ventríloquo de um boneco-trabalhador que fala, sem falar. A ventroloquia metaforiza o contexto de trabalho em que a margem da ação do indivíduo-trabalhador é nula, ou próximo disso; observe-se, contudo, que ainda há um gênero profissional de referência – mesmo que seja uma instância de cerceamento; 3) a terceira possibilidade, proposta aqui em desdobramento de elaborações anteriores (BENDASSOLLI; DA ROCHA FALCÃO, 2013; DA ROCHA FALCÃO; SILVA MESSIAS; MASCARENHAS DE ANDRADE, 2018, 2020 (no prelo); DA ROCHA FALCÃO, 2020a, 2020b), é aquela em que o indivíduo-trabalhador encontra-se solitário em sua atividade, em ofícios moribundos ou "placardizados".[75] Essa, propomos e ratificamos aqui, é a situação de maior potencial precarizador para a atividade de trabalho. É tal contexto de solidão laboral, de empobrecimento ou ausência de referenciamento por um gênero profissional, que se constitui em fator crucial de precarização de trabalho e elemento caracterizador do trabalho precarizado. Nesse sentido, Bendassolli e Da Rocha Falcão (2013) propuseram a passagem do operador teórico "trabalho sujo" para o operador trabalho precário. O princípio que retomamos aqui é aquele segundo o qual até mesmo ofícios profissionais caracterizados pelo que chamaríamos de "precariedade higiênica" podem proporcionar melhores condições de saúde psicossocial a seus trabalhadores. Este é o caso, por exemplo, de profissionais que lidam com cadáveres oriundos de mortes provenientes de doenças infectocontagiosas, em ambientes de trabalho desprovidos de proteções elementares à prática profissional (técnicos em tanatoscopia). Quando se consideram ofícios caracterizados por uma representação social mais "nobre", como é o caso dos professores a cargo do ensino fundamental no Brasil (ainda que essa representação envolva contradições, dado o contexto muitas vezes difícil da educação pública básica), os relatos desses profissionais dão conta de riscos psicossociais que não aparecem com tanta ênfase entre os técnicos em tanatoscopia. Esses casos foram relatados em trabalhos anteriores (DA ROCHA FALCÃO; SILVA MESSIAS; MASCARENHAS DE ANDRADE, 2018, 2020 (no prelo); MESSIAS, 2017; ANDRADE, 2017) e serão retomados na seção seguinte.

---

[75] O termo "placardizado" tenta trazer para o português a expressão "placcardisé", proposto por Dominique Lhuillier para aludir a modalidades de ofícios profissionais em processo de degradação/estiolamento/extinção (*cf.* LHUILLIER, 2002). Em língua francesa, o termo alude, metaforicamente, ao "placcard" (estante de um armário doméstico) e, mais especificamente, à expressão corrente em francês colonial "mettre au placard" (colocar na estante, literalmente), que corresponderia a guardar objetos de uso outrora corrente, porém entrando em desuso, e que são guardados como última etapa rumo ao descarte. Em termos metafóricos, uma atividade profissional "placardizada" seria aquela em processo de degradação/extinção, como os casos já clássicos da atividade profissional dos cobradores de ônibus, ascensoristas e mesmo bancários.

O TRABALHO COMO OPERADOR DE SAÚDE

Necropsiadores e professores do ensino fundamental: precarização em função do esmaecimento do gênero profissional

Ratificamos aqui que o traço distintivo e constitutivo do trabalho precário não mais seria a natureza de aspectos tangíveis e socialmente desvalorizados, relacionados à rotina do ofício, como o trato com detritos e rejeitos urbanos de vários tipos, com cadáveres contaminados e em adiantado estado de putrefação, ou a existência de comportamentos de contravenção moralmente reprováveis e juridicamente passíveis de punição, e sim aspectos relacionados às vivências de solidão ou isolamento socioprofissional de determinados trabalhadores em relação a outros trabalhadores vinculados à mesma atividade (DA ROCHA FALCÃO; SILVA MESSIAS; MASCARENHAS DE ANDRADE, 2018, 2020 – no prelo). Nesse sentido, ofícios socialmente valorizados (ainda que esta valorização envolva contradições),[76] como é o caso do ofício de professor do ensino fundamental no ensino público de capital brasileira, mostram-se também precarizados (haja vista as vivências relatadas por seus trabalhadores – *cf.* MESSIAS, 2017; ANDRADE, 2017), mesmo que se considere aqui se tratar de forma diversa da precarização observada na atividade de trabalhadores do ramo da tanatoscopia, oriundos do mesmo contexto social e cultural da cidade de Natal (RN-Brasil).

Andrade (2017), Andrade e Falcão (2017) propuseram pesquisa com etapas exploratória e clínica que contou, na etapa inicial exploratória, com uma amostra de 172 professores dos anos iniciais do ensino fundamental (para um universo de 1883 docentes da rede municipal de Natal (RN-Brasil), oriundos de 24 escolas diferentes da rede municipal de Natal: nove escolas pertencentes ao grupo de Ideb mais baixo (3,4 – 4,3), totalizando 62 professores, sete referentes ao grupo intermediário (4,4 – 4,8), com 52 professores, e oito representando o grupo com pontuação mais alta (4,9 – 6,5), com 58 professores. Esta etapa descritiva permitiu detectar subgrupo de professores que declararam sentir-se "solitários no trabalho" (30,2% do grupo total de participantes), tendo-se verificado associação estatística significativa desta instância de variável à situação de risco psicossocial, avaliada por meio do questionário Job Content Questionnaire (JCQ). A análise dos dados

---

[76] Cericato (2016) chama a atenção para o fato de que o ofício profissional do docente (notadamente aquele do ensino fundamental) se caracteriza por expectativa social elevada, traduzida em discurso corrente na sociedade acerca do valor da educação, acompanhada de desvalorização social da profissão e culpabilização do professorado, que tem demonstrado socialmente atitudes de conformismo e passivismo, tudo isso agravado por políticas públicas precarizantes.

oriundos de procedimento de clusterização evidenciou as seguintes instâncias das variáveis estudadas como contribuintes para o *cluster* (subgrupo) detectado: 1) autoavaliações de suporte social baixo; 2) menor satisfação com as reuniões de planejamento pedagógico; 3) menor reconhecimento da presença de discussão teórica nestas reuniões; 4) pouca familiaridade com o Projeto Político-Pedagógico (PPP) das respectivas escolas; e 5) vivência de solidão como caracterizadora da prática profissional. Os profissionais que se sentem solitários no trabalho são mais propensos, segundo os dados analisados, a avaliarem como escassa/insuficiente a presença de discussão teórica nas reuniões de planejamento, a se declararem insatisfeitos com o tempo de planejamento e frequência das reuniões de planejamento, quando comparados aos participantes que não se sentem solitários. Esses mesmos professores que se sentem solitários no trabalho relatam sentir a ausência de momentos de discussão e reflexão no ambiente laboral, e de possuírem pouca familiaridade com o PPP (Projeto Político-Pedagógico da instituição escolar de vínculo). Por fim, os profissionais participantes do subgrupo daqueles que se sentem solitários têm mais chances de estar pouco satisfeitos com o próprio trabalho. De uma forma geral, dois subgrupos (*clusters*) puderam ser detectados na etapa descritivo-quantitativa da pesquisa:

Quadro 1 – Perfis de *cluster* obtidos na pesquisa "O professor polivalente dos anos iniciais do ensino fundamental da rede municipal de Natal/RN: trabalho, vivência e mediações"

Perfil I Risco Psicossocial mais elevado	Perfil II Risco Psicossocial menos elevado
Profissionais sentem-se solitários no trabalho	Profissionais não referem vivência de solidão no trabalho
Suporte social vivenciado como baixo	Suporte social vivenciado como elevado
Profissionais mais jovens (23-42 anos)	Profissionais mais velhos (43-68 anos)
Profissionais há MENOS tempo em atividade profissional (até 15 anos)	Profissionais há MAIS tempo em atividade profissional (acima de 15 anos)
MENOR reconhecimento da existência de momentos para discussão e reflexão coletiva no ambiente de trabalho	MAIOR reconhecimento da existência de momentos para discussão e reflexão coletiva no ambiente de trabalho
MENOR reconhecimento da presença de discussão teórica nas reuniões de planejamento	MAIOR reconhecimento da presença de discussão teórica nas reuniões de planejamento

O TRABALHO COMO OPERADOR DE SAÚDE

Perfil I Risco Psicossocial mais elevado	Perfil II Risco Psicossocial menos elevado
MENOR satisfação com as reuniões e tempo de planejamento	MAIOR satisfação com as reuniões e tempo de planejamento
MENOR familiaridade com o PPP da instituição	MAIOR familiaridade com o PPP da instituição

Fonte: reproduzido de Andrade, 2017, p. 118

Tais achados descritivos, oriundos de procedimento supracitado de análise descritiva multidimensional (clusterização), foram cruzados com dados oriundos de entrevistas clínicas com participantes dos *clusters* detectados. S., uma das docentes-participantes da pesquisa aqui referida e participante do subgrupo anteriormente comentado, relata:

> S: *Muito bem, vamos adiante, nem sempre isso é muito fácil porque são muitos, devido a, novamente, a quantidade de alunos na sala de aula. E acaba não dando tempo de você fazer essa busca, então você começa com uma busca meio que genérica. Vai ter aquele grupo da bola e o grupo da boneca, então vamo, vamo partir por aí. Porque não tem condições de você se aprofundar como deveria em cada um na situação* (ANDRADE, 2017, p. 141, grifos nossos).

A autora da referida pesquisa observa que, apesar de não aparecer, no relato da professora-participante, menção direta à vivência de solidão no contexto da realização da atividade profissional, pode-se perceber a menção a estratégias de sobrevivência, do fazer ad hoc, posto não haver condições, da parte do professor em seu exercício profissional, de "se aprofundar como deveria" na gestão de cada situação (ANDRADE; FALCÃO, 2017, p. 90).

Messias (2017), por sua vez, abordou a atividade profissional do técnico em necropsia[77] de um Serviço de Verificação de Óbito (SVO) em capital do

---

[77] Messias (2017, p. 17) observa que a denominação do referido ofício profissional, "técnico em necropsia", apesar de registrado como tal na Classificação Brasileira de Ocupações (CBO - http://www.mtecbo.gov.br/cbosite/pages/home.jsf), sofre variação regional notável no contexto brasileiro: denomina-se igualmente "auxiliar de necropsia" (Acre, Alagoas, Roraima, São Paulo); "auxiliar de anatomia e necropsia" (Paraná); "auxiliar policial de necropsia" e "técnico policial de necropsia" (Rio de Janeiro); "auxiliar de autópsia" (Goiás, Tocantins); "auxiliar médico-legal" (Santa Catarina); "auxiliar de perícia médico-legal" (Espírito Santo, Maranhão); "auxiliar de legista" (Pernambuco); "auxiliar de perícias" (Rio Grande do Sul); "técnico em necropsia" (Mato Grosso, Rondônia); "agente técnico de necropsia" ou "técnico em necropsia" (Sergipe, Rio Grande do Norte); "necrotomista" (Paraíba); "atendente de necrotério policial" (São Paulo). Tal diversidade guarda, ainda, relação com o fato de o técnico em necropsia exercer sua atividade em dois contextos diversos – aquele do exame de cadáveres cujas respectivas

Nordeste do Brasil, e pôde constatar aspectos que apontam na direção de um trabalho realizado em condições de precarização, na acepção mais usual do termo – que inclui desde aspectos como ausência de equipamentos de proteção individual (EPIs) até a carência de pessoal, fortemente indutora de desvios de funções de trabalho preestabelecidas. A referida pesquisa abarcou duas etapas: a primeira contou com a adesão e a participação de todo o efetivo de 13 técnicos em necropsia lotados no referido serviço; nesta etapa, foram realizadas observações *in loco* da atividade de trabalho realizada, complementadas por realização de entrevistas individuais semiestruturadas com os participantes. Tais entrevistas abarcaram tópicos relacionados às representações de cada técnico quanto à carreira profissional em geral e a respectiva trajetória, as motivações iniciais para a entrada no ofício profissional de necropsiador, as vivências atuais quanto à qualidade do trabalho feito e os projetos de trajetória profissional. A segunda etapa foi desenvolvida com uma dupla de trabalhadores voluntários, utilizando-se a técnica de Instrução ao Sósia.[78] Messias (2017) considera que, não obstante a situação de precarização objetiva das condições de trabalho no contexto observado, pôde-se constatar aspectos que denotavam saudável referenciamento por um coletivo e gênero profissional. O trabalho do técnico em necropsia, em termos de trabalho prescrito, consiste em auxiliar o médico patologista nos procedimentos da necropsia clínica, o que implica manuseio direto de cadáveres humanos. Tal ofício profissional abarca duas vertentes principais: o exame de cadáveres realizado, por Serviço de Verificação de Óbitos (SVO), nos casos em que os óbitos se deveram a "causas naturais", aqui incluídas doenças infectocontagiosas (caso da presente pesquisa), e uma segunda vertente de atividade profissional, realizada no âmbito de Institutos de Medicina Legal (IMLs), voltada para a inspeção de cadáveres cujas mortes se deveram a "causas não-naturais", tais como mortes oriundas de homicídios ou acidentes. Esta ocupação, apesar de sua inegável impor-

---

causas mortis teriam sido "naturais", e aquele referente ao exame de cadáveres cujas mortes se deveram a causas "não-naturais", conforme comentado na página seguinte.

[78] A *Instrução ao Sósia* é um dos métodos desenvolvidos para a abordagem clínica do trabalho, tal qual proposta pela Clínica da Atividade a partir de formulações anteriores de Ivar Oddone e colaboradores (*apud* CLOT, 2008, p. 185). Tal método visa proporcionar uma "transformação indireta do trabalho dos sujeitos" a partir da proposta de um "deslocamento" do lugar desse trabalhador, que é convidado a instruir alguém a agir o mais próximo possível ao modo como ele, trabalhador-instrutor, agiria em contexto de trabalho. Tal convite é expresso pela consigna básica "suponha que eu serei seu sósia, e que amanhã deverei substituir você em seu trabalho; me diga então como deverei agir de forma a que passe efetivamente por seu sósia (*cf*. CLOT, 2008, p. 186-187). Tal método visa fundamentalmente a proporcionar um exercício em que o indivíduo-trabalhador pode refletir sobre sua atividade em regime de deslocamento, em um novo contexto em que este indivíduo-trabalhador se situa, em paráfrase a Vygotski, em atividade de reflexão sobre sua própria atividade de trabalho (*cf*. CLOT, 2008, p. 186).

O TRABALHO COMO OPERADOR DE SAÚDE

tância social, desde as esferas jurídica e médica até o plano da prestação de serviços sociais e construção de conhecimento (por elucidação das *causas mortis*), caracteriza-se, em termos de trabalho efetivamente realizado, por riscos ocupacionais graves e estigmas relacionados ao trato cotidiano com cadáveres, muitos dos quais falecidos em condições que acarretam periculosidade para quem os manuseia (como no caso de morte por doença infectocontagiosa).[79] Isto posto, os dados obtidos por Messias (2017) junto ao grupo de técnicos participantes da pesquisa confirmam estigma social e riscos ocupacionais graves, ao mesmo tempo em que reafirmam vivência por parte desses mesmos técnicos em termos de relevância social da ocupação profissional, valorização e investimento na profissão e referenciamento em relação a um coletivo e a um gênero profissional. Tal ponto é ilustrado por relatos de participantes da pesquisa:

> TN.05 – [...] O serviço me dá orgulho. Eu tenho orgulho. Eu tenho até um certo orgulho em ser técnico em necropsia. Por causa dessa importância, né, do/da função. Né? De elucidar a causa da morte, esclarecer, tirar dúvidas. Né? Ser tipo uma investigação científica. Né? (MESSIAS, 2017, p. 127).

> TN.10 – [...] Você já tá tão automatizado, você tá tão sistemático, que você às vezes... você entra na sala, você não sabe nome, você não sabe sexo, você não percebe cor, às vezes você tá lá, às vezes quando você sai, o colega diz: "Ei, aquela necropsia que realizamos daquela mulher". Eu disse: "Que mulher?". Quer dizer, às vezes você não sabe quantos corpos masculinos ou femininos está [sic] ali. Porque é uma coisa tão automática que você já tá... Sabe que vai entrar na sala pra fazer a incisão, pra buscar a causa, pra fazer a sutura, mas você não tem aquela ligação (MESSIAS, 2017, p. 144).

O mesmo autor apresenta diálogo entre pesquisador e técnico participante que alude à necessidade de "uma frieza" no trato profissional, a uma destreza de gestos de ofício que tem seu referenciamento de gênero profissional (P = Pesquisador; TN.H = Participante):

> P – [TN.H] estava falando dos cadáveres em si/vocês estavam falando sobre os cadáveres e que o contato com os cadáveres promove essa questão da frieza entre vocês, né, no fazer

---

[79] Um dos técnicos participantes da presente pesquisa, durante o período de observação, sofreu pequeno corte num dos dedos de uma das mãos, em procedimento de inspeção de cadáver contaminado para o qual o referido técnico não dispôs dos equipamentos de proteção preconizados, e tal corte foi suficiente para provocar quadro de infecção generalizada que demandou internamento em Unidade de Tratamento Intensivo. O referido técnico, felizmente, pôde se recuperar e ter alta médica.

profissional. Eu gostaria que vocês falassem mais sobre essa frieza. E... e eu gostaria de saber, se ela existe, em que sentido? (MESSIAS, 2017, p. 150).

TN.H – [...] Vamos dizer, a gente acabou de fechar um corpo e [vai] botar no caixão... Aí, vamos dizer... Aí ela pega nas pernas e eu pego aqui, na parte da cabeça. Então você pegar aquele corpo ali sabendo que é uma pessoa, que podia ser sua tia, sua mãe, sua avó. E você pegar ali pelos cabelos, pelo braço, pra puxar assim [...] você tem que pegar seguro mesmo, num... Tá entendendo? Então, exige uma frieza. [...] O cara: "Ei, espera aí. Não, não, eu não vou puxar, não". Se o cara... "Ei, meu amigo, volte. Vá lá pra/pro corredor que você não dá pra coisa, não". Tá entendendo? (MESSIAS, 2017, p. 145).

A dinâmica precarizada da atividade profissional do técnico em necropsia faz com que desvios de função e estilizações se interpenetrem, conforme comenta Messias (2017). Para este autor, o técnico em necropsia do SVO não apenas assume tarefas, no trabalho real do dia a dia, que estavam prescritas para o médico patologista, mas se "apodera" dessas tarefas e passa a considerá-las como "pertencentes a ele", a considerá-las como parte integrante do gênero profissional deles, técnicos em necropsia (MESSIAS, 2017, p. 158). Tal observação levou esse autor a sugerir que, nessa ocupação, o trabalho é "bem feito pelas vias e pelos desvios" (p. 186), propondo tipologia inédita para os desvios de função, em termos de desvios de função confrontados pelo grupo, os desvios de função conflituosos e os desvios de função conformados (p. 192). Estes últimos seriam justamente ilustrados pela extrapolação do trabalho prescrito de técnico e investimento de função antes situada na zona de atribuições do médico patologista, com assentimento dos técnicos. No outro extremo, os desvios confrontados pelo grupo seriam aqueles que engendrariam clara reação de rejeição e repulsa pelo grupo, como é o caso da expectativa de que os técnicos se ocupem da atividade de limpeza do local de trabalho. Finalmente, os desvios conflituosos caracterizariam certa zona de transição entre os extremos citados – situações que engendram reação e, ao mesmo tempo, assentimento por parte dos técnicos.

Da Rocha Falcão, Silva Messias e Mascarenhas de Andrade (2018, 2020 – no prelo) concluem a análise das atividades de trabalho das professoras do ensino básico e dos técnicos de necropsia aludindo a duas faces do processo de precarização do trabalho. Do lado das professoras, os autores constatam a precarização de um trabalho socialmente enaltecido (mesmo

O TRABALHO COMO OPERADOR DE SAÚDE

que simultaneamente desvalorizado), precarização esta que tem no enfraquecimento dos coletivos de referência um fator explicativo aqui ressaltado. Tais professoras vivenciam frequentemente contexto de prática profissional em que são submetidas a formações e capacitações oferecidas por "especialistas-capacitadores", que sugerem, como pressuposto, a incompetência dos docentes em geral para gerenciar e desenvolver sua prática profissional, rumo ao ideal do "trabalho bem feito". Da Rocha Falcão (2017) foi, durante mais de quinze anos, "capacitador" de professores do ensino fundamental, e, ao refletir retrospectivamente acerca das práticas e crenças naquele período em que atuou junto a tal grupo profissional, concluiu verificar-se, em última análise, uma negação implícita e explícita do saber de referência que faz parte da cultura desses trabalhadores, que findam não reconhecidos como praticantes de seu ofício e isolados de seu coletivo de trabalho, cuja função de prover referenciamento para boas práticas profissionais é questionada (ou mesmo negada). Do lado dos técnicos em necropsia, os autores acima mencionados destacam a ocorrência de precarização do trabalho em função de aspectos absolutamente diversos: trata-se aqui de atividade profissional efetivamente precarizada, porém amparada por coletivo de trabalho vigoroso, que referencia seus trabalhadores ao ponto de que as competências e habilidades, os "gestos de métier" necessários à realização do trabalho de qualidade (além da própria avaliação do que seria esse trabalho de qualidade), não vêm de fontes externas, por mais reputadas que sejam, e sim do coletivo de trabalhadores que recebe, enquadra, sedimenta e inova um conjunto de práticas destinadas à preservação, renovação e revigoramento do gênero profissional. As falas dos técnicos TN.01 e TN.10 ilustram esse ponto:

> TN.01 – [...] quando a gente chegou aqui, os técnicos lavavam o chão do necrotério. [...] os técnicos novos chegaram, simplesmente se reuniram e disseram: "Não, nós não vamos limpar o chão porque nós somos técnicos em necropsia e o Estado dispõe de pessoas pra fazer isso. Então consigam pessoas pra fazer isso". A gente teve uma resistência com relação a isso e... Mas, enfim, nós não seríamos obrigados a fazer algo que não esteja diante das nossas atribuições como técnicos. Né?

> TN.10 – [...] o que você observar no ambiente, a maioria [das conquistas] foi os necrotomistas: álcool gel, sabão, sabão líquido, é... máscara [...]. O nosso, o nosso equipamento nós solicitamos através de documento pra secretaria [...]. A gente modificou a sala todinha. Colocamos o material todinho...

O material que utilizamos hoje é material que você pode chegar em Ribeirão Preto, tá lá o mesmo material [...]. Se a gente se... se rebelar aqui... Vamos rebelar, fazer uma rebelião. O SVO ele se desmorona. Por quê? Quem dá a sustância é o necrotomista (MESSIAS, 2017, p. 197-198).

Considerações finais

Transcrevemos aqui, para retomar e aprofundar alguns aspectos referentes à questão que serve de mote ao presente livro (o trabalho como mediador dos processos de saúde e adoecimento), o ponto central destacado por Da Rocha Falcão, Silva Messias e Mascarenhas de Andrade (2020 – no prelo):

[Propomos] superar a ideia teórica de uma atividade de trabalho inerentemente precária por seus atributos intrínsecos – o que estava fortemente presente na perspectiva clássica do "trabalho sujo", com toda sua gama de "sujeiras". Para além da heterogeneidade contraproducente do conceito de "trabalho sujo", há que se levar em conta que os aspectos que explicam o caráter patógeno dessa atividade de trabalho não se circunscrevem a características que poderiam ser "higienizadas" nessa atividade de trabalho. [...] A precarização da atividade de trabalho diz respeito à diminuição ou comprometimento do poder de agir do trabalhador, em termos dos meios a seu dispor para, em diálogo com seu coletivo de trabalho, usufruir de referência e poder contribuir inovadoramente para esse mesmo coletivo, em prol de seu próprio desenvolvimento psicossocial.

Da Rocha Falcão (2020a) ressalta que as colisões dramáticas, no domínio da abordagem da atividade de trabalho em termos de seu potencial de prover desenvolvimento, adoecimento ou mesmo morte, não são, em si, perigosas, como pode sugerir sua acepção no domínio do senso comum: muito mais perigosa seria a ausência ou empobrecimento delas, em contextos de trabalho esvaziados, "placardizados", com gêneros profissionais enfraquecidos, como é o caso aqui relatado das professoras do ensino fundamental em Natal (RN-Brasil). As colisões dramáticas, conclui esse autor, são para Vigotski o motor fundamental das mudanças desenvolvimentais qualitativas, e isso é válido para qualquer domínio de atividade humana (VERESOV; FLEER, 2016), o que abrange necessariamente a atividade de trabalho.

O TRABALHO COMO OPERADOR DE SAÚDE

Finalmente, não se poderia encerrar este capítulo sem aludir à situação vivida, no momento em que a presente redação se conclui (maio/2020), da pandemia decorrente da virose Covid-19, provocada pelo vírus SARS-Co-V-2.[80] Da Rocha Falcão (2020a) observa que a atividade laboral no mundo inteiro está sendo fortemente atingida: o isolamento social provocou uma aceleração não prevista do trabalho doméstico (ou teletrabalho, ou *home office*) para alguns; várias atividades, notadamente aquelas ligadas ao setor do trabalho informal, comércio e prestação de serviços sofreram impacto brutal com a imposição, em maior ou menor grau, de isolamento social; e, finalmente, as profissões ligadas à área de saúde foram fortemente impactadas, com incremento de valoração social para algumas modalidades vinculadas à saúde (médicos, enfermeiros, membros de unidades do Samu (Serviços de Atendimento Móvel de Urgência), pesquisadores voltados para a tarefa de chegar à vacina ou a retrovirais eficazes). Por outro lado, depoimentos de vários profissionais brasileiros da área de saúde dão conta de sofrimento decorrente dos desafios ao poder de agir – seja pela precariedade dos meios de trabalho, pelo risco concreto de adoecimento e morte, ou pela constatação de que os conhecimentos acumulados e a organização do ofício mostram-se impotentes diante do desafio posto.

Da Rocha Falcão (2020a) ressalta que uma situação-limite como a da atual pandemia serve como amplificador de estressores estruturais preexistentes, e enseja amplo movimento de revisão e reinvenção de vários gêneros profissionais. Nesse sentido, o autor comenta que é de se esperar que os processos sociais, históricos, econômicos e psicossociais em curso contribuam tanto, num extremo, para a aceleração brutal da precarização para determinados ofícios quanto para a renovação de outros. Será desafio importante da pesquisa voltada para a atividade de trabalho obter meios para avaliar a amplitude da colisão dramática representada, universal e localmente, pela pandemia de Covid-19. Um ponto importante a considerar, de saída, é que o entendimento teórico dos processos de precarização não pode se resumir a aspectos externos ao indivíduo-trabalhador, mesmo que tais aspectos externos tenham a dimensão de ameaça a vidas humanas. As vivências de cada trabalhador e as colisões que tais vivências acarretarão em relação aos respectivos gêneros profissionais, em termos de poder de agir, contribuirão fortemente para revisões acerca da relevância e efetiva necessidade social de determinados ofícios; acerca de novas formas de agir

---

[80] Disponível em: https://www.gov.br/saude/pt-br/coronavirus. Acesso em: 8 maio 2023.

laboral, que podem persistir mesmo passado o período de crise; acerca da possibilidade de revisão da crença profundamente enraizada na sociedade e na academia em relação à chamada "centralidade do trabalho" – a crença segundo a qual o trabalho não se restringe a um caminho de obtenção de renda e poder de comprar (com suas decorrências sociais), mas abarca um meio fundamental de construção de identidade social.

Todos e todas são testemunhos/as do bombardeio cotidiano, via as chamadas "lives", redes sociais, meios de comunicação tradicionais (jornais e redes abertas e fechadas de televisão), de análises "especializadas"(?) acerca do significado do que estamos vivendo, junto com previsões acerca do que nos espera. A liberdade trágica aludida por Pablo Del Rio (2015), como um componente fundamental dos processos psicológicos superiores, está mais do que nunca na ordem do dia, na medida em que, além dos encargos de encaminhamento do prescrito para atingimento do real/realizado, torna-se necessário lidar com situações que nem sequer estavam previstas e que, portanto, nem sequer dispõem de prescrição. Para Aristóteles, o aspecto trágico dessa nossa liberdade guarda justamente relação com nossa falta de controle e de previsão para o que virá em seguida, ou, nos termos aristotélicos, para nosso destino (REEVES, 1952). A pandemia da Covid-19 intensifica, a um custo extremamente doloroso, o caráter trágico da experiência humana inteira, nela incluída a saga do trabalho humano – hoje (como antes) alimentado pelo ideal do trabalho bem-feito, pela vivência crucial e benfazeja do poder de agir, pelo compartilhamento necessário do luto, da doença, da morte, dos ganhos e da saúde de cada trabalhador, necessariamente em contexto coletivo. O resto é silêncio.

TRABALHO E FORMAÇÃO NO SUS: UMA EXPERIÊNCIA DE PESQUISA-INTERVENÇÃO

Juliane Almeida Chaves
Ariadna Patrícia Estevez Alvarez
Naiara Duque da Silva Brito
Cláudia Osório da Silva

Introdução

A Política Nacional de Humanização (PNH) tem apostado em "tecnologias relacionais" para que alterações efetivas nos modos de produção de subjetividade e de saúde sejam possíveis (CHAVES *et al.*, 2014). Tendo em vista a importância da inventividade na criação de estratégias para lidar com essas tarefas impostas à PNH, este trabalho busca apresentar uma experiência de pesquisa-intervenção sobre trabalho e formação em um hospital da rede do SUS.

Abordaremos o processo de implantação e implementação da PNH, enquanto política pública, ressaltando que esta se incumbe dos princípios e diretrizes que buscam reafirmar a implicação da saúde pública brasileira com uma determinada direção ética, estética e política.

Apresentaremos o relato do processo de pesquisa e seus resultados, que buscou, concomitantemente ao cultivo[81] do conhecimento sobre o tema, ampliar o poder de agir de seus participantes, adotando-se os referenciais teórico-metodológicos da Clínica da Atividade e da Análise Institucional.

Serão discutidos os efeitos da Humanização do SUS nos modos de produção de subjetividade e de saúde no trabalho e na formação no hospital de assistência, ensino e pesquisa do Instituto Nacional de Infectologia da Fundação Oswaldo Cruz/ INI-Fiocruz.

---

[81] Nos afastando das concepções modernas de ciência, concebemos o ato de produzir conhecimento por meio de um processo de pesquisa, não como a simples representação de objetos ou a coleta de informações, mas como produção e colheita de dados, apontando o caráter construtivista e a dimensão coletiva desta atividade (BARROS; KASTRUP, 2015).

Da PNHAH à PNH

O movimento social que propôs a Reforma Sanitária Brasileira e a implantação do SUS, iniciado na segunda metade da década de 1970, marca o processo de democratização da saúde no Brasil. Com ele, inaugura-se uma nova forma de fazer Política Pública,[82] um novo modo de produzir saúde e cuidado, fundamentado em princípios éticos que propõem a inclusão de sujeitos, a construção de um plano comum, e que toma a diferença entre os seus diversos atores como referência (PASCHE; PASSOS; HENNINGTON, 2011).

Esta reforma "[...] resulta de consensos mínimos e provisórios, atualizados no processo de cotejamento entre interesses de sujeitos em espaços públicos de gestão" (PASCHE; PASSOS; HENNINGTON, 2011, p. 4542). Sendo assim, aliando-nos aos autores, entendemos que é preciso tomá-la como tarefa inconclusa, "obra aberta", para sempre incompleta. Trata-se, portanto, de experimentar, no espaço de trabalho, dispositivos que tenham potência para promover reposicionamentos subjetivos e ampliação da capacidade de compreensão das pessoas em relação a si como fenômenos contraditórios e complexos.

Diante de um modelo de desatenção que marca o SUS desde a sua constituição, no ano de 2001 foi criado o Programa Nacional de Humanização da Assistência Hospitalar (PNHAH) (PAIM, 2009). Ele foi elaborado por um comitê formado por profissionais da área de saúde mental e tinha como objetivo a promoção de uma modificação nos princípios que regiam o atendimento de saúde no Brasil, por meio do aprimoramento das relações entre os atores que compõem a rede de cuidado em saúde, entre profissional de saúde e usuário e dos profissionais entre si (BRASIL, 2001b). Para isso, o PNHAH apresentou um conjunto de medidas que buscavam a melhoria do contato humano nas intervenções no âmbito do cuidado em saúde. Contudo, acompanhando o que avaliam Pasche, Passos e Hennington (2011), este modelo de humanização baseado em implementação de programas se caracterizou pela imprecisão conceitual, pela homogeneidade de suas

---

[82] As políticas públicas, por definição, são conjuntos de programas, ações e decisões tomadas pelos governos nacional, estadual ou municipal que afetam a todos os cidadãos, de todas as escolaridades, independente de sexo, cor, religião ou classe social. A política pública deve ser construída a partir da participação direta ou indireta da sociedade civil, visando assegurar um direito a determinado serviço, ação ou programa. No Brasil, o direito à saúde é viabilizado por meio do Sistema Único de Saúde (SUS), que deverá ser universal, integral e gratuito (BRASIL, 2020).

O TRABALHO COMO OPERADOR DE SAÚDE

iniciativas e pela baixa transversalidade.[83] Além disso, não valorizou as práticas concretas dos atores da ponta e a capacidade criativa destes de produção de novos modos de fazer no campo da saúde.

Diante da insuficiência dos esforços para a humanização da atenção, em 2003 foi implantada a Política Nacional de Humanização (PNH). De forma distinta da homogeneização efetuada pela PNHAH, a PNH passa a apostar na singularidade da experiência, na valorização da experiência concreta dos sujeitos envolvidos em práticas locais e singulares de cuidado (CHAVES *et al.*, 2014).

Pautada nos valores democráticos consagrados pela Reforma Sanitária Brasileira, somando-se a isso a afirmação da singularidade, a PNH tomou como direção o paradigma ético-estético-político.[84] Este fala, eticamente, de uma atitude comprometida e corresponsável de seus atores; esteticamente, da produção sensível e criativa de autonomia e protagonismo; e de uma atitude que, politicamente, produza efeitos no sentido da solidariedade e participação social.

A implantação da PNH enfrentou dificuldades relacionadas à fragmentação e à verticalização dos processos de trabalho, que colocam em xeque as relações, seja entre os diferentes profissionais da saúde ou entre estes e os usuários, deixando fragilizado o trabalho em equipe e o preparo para lidar com as dimensões sociais e subjetivas presentes nas práticas de atenção (BRASIL, 2004). Enfrentou também visões negativas da racionalidade gerencial hegemônica, que excluem o trabalhador da concepção do trabalho e têm como resultado a sua mecanização, submissão, alienação e fragmentação. Ademais, a ênfase dada pelos modelos atuais de gestão aos objetivos e resultados exclui os seus principais atores da dinâmica envolvida na organização do trabalho (CAMPOS, 2013).

Diante deste cenário, novos modos de gestão do trabalho, embasados nos princípios e diretrizes da PNH, são propostos. Entre os primeiros,

---

[83] Segundo Baremblitt (1992) a transversalidade, que se define como uma dimensão da vida social e organizacional, não se reduz à ordem hierárquica da verticalidade nem à ordem informal da horizontalidade. Trata-se da interpenetração – em âmbito instituinte – do produtivo, do revolucionário, do criativo.

[84] No paradigma ético-estético-político, ético diz respeito à via da 'experimentação': "A ética de que falamos é aquela que se põe a ouvir o estrangeiro que se produz no encontro com o outro" (BARROS, 2009, p. 323); o estético refere-se à via da criação/problematização: "A dimensão estética é a da composição/recomposição de universos de subjetivação" (BARROS, 2009, p. 323); e o político, à via da 'decomposição de verdades': "[...] aquilo que põe a funcionar os modos de expressão de subjetividade, opera 'processos de desindividualização'" (BARROS, 2009, p. 325).

> [...] a ampliação da transversalidade ou aumento do grau de abertura comunicacional intra e intergrupos, favorecendo a capacidade de interferência mútua entre sujeitos e a sua capacidade de deslocamento subjetivo; a inseparabilidade entre gestão e atenção e, finalmente, a aposta no protagonismo dos sujeitos em coletivos (PASCHE; PASSOS; HENNINGTON, 2011, p. 4544).

Como diretrizes foram estabelecidos: o acolhimento, a ampliação da concepção de clínica, a gestão democrática, a valorização do trabalhador e a garantia dos direitos dos usuários. Considera-se, ao propor a construção de um plano comum, as perturbações e conflitos como inerentes à produção na diferença de modos inventivos de cuidado.

Desta forma, essa política propõe um novo conceito de humanização.

> Assim, uma proposição conceitual sobre a humanização na saúde não se contenta em repetir velhos humanismos, ancorados em imagens idealizadas do Homem. Não se reduz a uma concepção de humanização ou de humano como uma medida padrão, definida a partir daquilo que é a norma, do mais frequente, pois este humano "normal" nunca coincide com uma existência concreta (CHAVES *et al.*, 2014. p. 71).

Parte-se, então, da experiência concreta e não do julgamento dela para construir condições para o protagonismo e autonomia dos atores envolvidos. Nesta direção, para a consolidação de um "SUS que dá certo" e na contramão da produção de normatizações e prescrições, a partir da articulação entre "o que fazer" e o "como fazer", da construção de processos dialógicos, é que se busca a efetivação da PNH.

> [...] a aposta tem sido direcionada a "tecnologias relacionais", nas quais as mudanças nos modos de pensar e de fazer ocorrem à medida que os sujeitos entram em relação, constituindo coletivos que possibilitem alterações efetivas nos modos vigentes de produção de saúde (CHAVES *et al.*, 2014, p. 71).

Conceituar a subjetividade "[...] como efeito emergente de uma complexa rede de forças biológicas, sociais, culturais e políticas[...]" e ampliar o conceito de saúde "[...] que estende a intervenção do campo sanitário para além dos conhecimentos e das práticas médicas" (PASCHE; PASSOS; HENNINGTON, 2011, p. 4545) são condições imprescindíveis para as mudanças relacionais no campo do cuidado em saúde.

Deste modo, a esta política se impõe uma dupla tarefa: uma nova produção de saúde e de subjetividades. A transversalidade, como diretriz da PNH, vem justamente lidar com as dificuldades relacionais que surgem neste âmbito e que dizem respeito às fronteiras, muitas vezes de difícil transposição, entre os diferentes saberes/poderes.

Considerando que a produção de saúde se dá efetivamente no trabalho vivo, no encontro entre os seus diversos atores: profissionais, gestores, usuários, é preciso construir estratégias criativas que tenham a capacidade de criar conexões produtoras de desvio em relação às regularidades que rebaixam a potência destas relações. Como política de dimensão pública, já que é o que se produz no plano do coletivo que garante o sentido público das políticas, esta deverá investir em novas formas de relação entre o homem real e as práticas concretas de fazer, trabalhar e produzir no campo da saúde (BENEVIDES; PASSOS, 2005). Assim, um dos caminhos possíveis para a consolidação dos princípios e diretrizes da PNH é a ampliação dos sentidos do trabalho, para que esta atividade humana possa, de forma engajada, produzir sujeitos com maior liberdade e autonomia.

Percurso metodológico
A via da Clínica da Atividade

Ao tomar a Clínica da Atividade como referencial teórico-metodológico da pesquisa, buscou-se possibilitar, aos participantes da pesquisa, a análise dialógica de uma atividade da formação em campo. A partir das contribuições dessa clínica, ao se realizar uma análise minuciosa e recorrente de uma marca/registro de uma atividade, é possível ampliar os recursos para a ação, sendo essa uma via para tornar possível o desenvolvimento da atividade (CLOT, 2010b).

A Clínica da Atividade considera que a via da análise dialógica do trabalho torna possível o desenvolvimento de uma atividade. Clot (2010b) nos esclarece que, para esta clínica do trabalho, a palavra é feita para a ação, para manter o vivido vivo, para transformar uma situação. Sendo assim, com a análise dialógica do trabalho busca-se ampliar o poder de agir dos participantes da pesquisa.

A noção "poder de agir" supõe

> [...] a capacidade de o sujeito aumentar a amplitude de sua
> ação no trabalho, colocando em sua atividade elementos de

> sua própria subjetividade, demonstrando domínio e controle sobre instrumentos e ferramentas, e conseguindo responder à atividade do outro para conseguir realizar a sua própria. (BENDASSOLLI, 2011, p. 85).

Ao tratar sobre o desenvolvimento de uma atividade fundamentando-se na Clínica da Atividade, é necessário fazer a distinção entre a atividade realizada e o real da atividade. Assim, a noção de atividade realizada, aquilo que se faz, que se pode ver, observar e descrever, "é a atividade que venceu entre muitas outras atividades possíveis, a atividade que venceu é uma das possibilidades" (CLOT, 2010c, p. 226). O real da atividade excede a atividade realizada, pois "[...] é aquilo também que não se pode fazer, aquilo que não se faz, que gostaríamos de ter feito, é aquilo que guardamos no estômago, é a atividade (re)engolida, impossível, as atividades suspensas, as atividades impedidas" (CLOT, 2010c, p. 226). O fato de a atividade realizada não ter o monopólio do real da atividade aponta para possibilidades inesperadas, portanto, para as possibilidades de desenvolvimento de uma atividade.

Sendo assim, a esta proposta metodológica "[...] interessa compreender as relações entre o real e o realizado e em que condições a experiência vivida pode ser, ou vir a ser, um meio de viver outras experiências" (OSÓRIO, 2011, p. 42).

Uma segunda via teórico-metodológica: a Análise Institucional

A fim de possibilitar a análise das forças atuantes no campo pesquisado e no próprio ato de pesquisar, tomamos a Análise Institucional (AI) como mais uma perspectiva teórico-metodológica. Segundo Lourau (1993), esta corrente inaugura um novo campo de coerência dentro das práticas de pesquisa, seguindo uma lógica dialética, e toma as contradições como objeto de trabalho na análise das instituições.

A AI propõe a análise das instituições tomadas, não como coisas observáveis, mas como algo que está em perpétuo movimento "[...] dinâmica contraditória construindo-se na (e em) história, ou tempo" (LOURAU, 1993, p. 11). Os movimentos instituídos e instituintes dão o tom da contradição presente nas instituições. Segundo Baremblitt (1992), os movimentos instituintes são os de transformação institucional que tendem a transformar ou fundá-las. Os instituídos, por sua vez, são o resultado/efeito da atividade instituinte.

O TRABALHO COMO OPERADOR DE SAÚDE

A fim de se afastar de leituras dicotômicas, maniqueístas, a AI considera que os movimentos instituídos e instituintes comportam contradições que têm como resultado a institucionalização. Esta "[...] é o devir, a história, o produto contraditório do instituinte e do instituído, em luta permanente, em constante contradição com as forças de autodissolução"[85] (LOURAU, 1993, p. 12). É importante enfatizar que estas últimas estão sempre presentes nas instituições, sendo de fundamental importância para a manutenção do seu dinamismo.

A noção de implicação se constitui como de vital importância para as práticas de pesquisa em AI; ela trata dos valores conferidos pelo cientista à ciência e considera que "[...] a neutralidade axiológica, a decantada 'objetividade', não existe" (LOURAU, 1993, p. 16). Com isso, torna-se fundamental, para o trabalho científico, a análise da implicação do pesquisador em situação de pesquisa. O conceito de implicação fala de um processo não apenas

> [...] psíquico, nem inconsciente, mas um processo de materialidade múltipla, complexa e sobredeterminada, um processo econômico, político, psíquico etc., heterogêneo por natureza, que deve ser analisado em todas as suas dimensões (BAREMBLITT, 1992, p. 73).

Sendo assim, a AI "considera muito importante, para a construção de um novo campo de coerência, uma relação efetiva e nítida com a libido e com os sentimentos em geral" (LOURAU, 1993, p. 19). Para lidar com essa dimensão intensiva do processo de pesquisa, este movimento propõe o uso das técnicas: restituição e diário de pesquisa.

O ato de realizar a restituição da pesquisa de campo é uma característica importante dessa técnica. Considerando a possibilidade de restituições com caráter de "exploração fantasiada",[86] é fundamental que sejam realizadas restituições concretas. Sendo estas "[...] restituição pessoal, implicada e posta, dentro da pesquisa, como um procedimento real e necessário do ato de pesquisar (intervir)" (LOURAU, 1993, p. 55). Portanto, para o analista institucional a restituição não deve ser considerada como um ato de caridade e gentileza, mas como uma atividade inerente à pesquisa, tão importante quanto os dados publicados em artigos, revistas e livros científicos ou especializados.

---

[85] Baremblitt (1992) esclarece que se trata da natureza transitória e mortal de um dispositivo instituinte ou de um grupo sujeito. Esta é uma precondição para o bom funcionamento destes. Sendo assim, a perpetuação desses dispositivos e grupos não deve ser tomada como uma finalidade em si mesma.

[86] Diz respeito ao tratamento negligente em relação à população estudada pelo pesquisador em função da pesquisa, de forma que esta "[...] não obtém uma restituição verdadeira, concreta e objetiva de seus resultados – sequer sabe que pode exigir essa restituição" (LOURAU, 1993, p. 55).

O diário de pesquisa, por sua vez, traz à cena o "fora texto" para dar-lhe o seu devido valor, o político. O texto oficial, que não é de forma alguma acessório, somado ao diário de campo, vem trazer todo o aspecto processual implicado no trabalho de pesquisa. O "fora-texto" apresenta algumas características importantes do ato processual de pesquisar, como a temporalidade da pesquisa, que está para além da produção de resultados ou da produção do texto institucional. Ao romper com o imaginário de uma produção científica asséptica, ele possibilita o conhecimento sobre o 'como' se dá esta prática; além de dar visibilidade à subjetividade do pesquisador.

Processo da pesquisa no campo: metodologia

A pesquisa de campo realizada do ano de 2016 ao ano de 2017 no hospital Evandro Chagas – INI/Fiocruz, utilizou como referenciais teórico-metodológicos a Clínica da Atividade e a Análise Institucional. Como métodos de colheita de dados, foram empregados na investigação a observação direta, o diário de campo e as rodas de conversa.

Objetivou-se, com a observação direta e com a produção do diário de campo, acompanhar os movimentos instituídos e instituintes, as relações, os impedimentos, os conflitos presentes no cotidiano do campo empírico. Esse material também orientou os trabalhos nas rodas de conversa, assim como a análise das implicações da pesquisadora.

O Método da Roda (CAMPOS, 2013) foi utilizado com o objetivo de criar um dispositivo que pudesse funcionar de forma a ampliar a participação no processo de análise da atividade. Esse método tem sido amplamente utilizado no SUS para a construção de arranjos que buscam uma gestão mais participativa dos coletivos envolvidos no cuidado.

As rodas tinham como objetivo principal, a partir da análise dialógica de uma atividade, conhecer os modos de produção de subjetividade e de saúde neste campo. Além disso, ao criar um espaço de fala sobre a formação em campo, ao refletir sobre as escolhas até então realizadas, buscou-se ampliar os recursos dos alunos para a ação, possibilitando o desenvolvimento não só da atividade analisada, mas também das demais atividades e das outras por vir.

Participaram da realização das rodas de conversa: três pesquisadoras do Nutras, uma doutoranda[87] que ocupou a função[88] de coordenação nas

---

[87] Ariadna Patrícia Estevez Alvarez, uma das autoras deste texto.

[88] Essas funções não eram estanques. Foram estabelecidas tendo em vista a necessidade de uma organização mínima para a condução do trabalho, mas as funções circulavam.

O TRABALHO COMO OPERADOR DE SAÚDE

rodas, e, na função de observação, a pesquisadora responsável[89] (mestranda) e uma bolsista de iniciação científica.[90] Entre os participantes da pesquisa, 11 eram alunos da Especialização em Psicologia Hospitalar na área de Infectologia e um era estagiário de psicologia.[91] Entre eles, três tinham experiência anterior no SUS, três apenas passaram por experiências pontuais no SUS – especificamente na rede hospitalar – e cinco estavam vivenciando a sua primeira experiência nesse campo. Os participantes que se encontravam na pós-graduação se dividiam em dois grupos: turma nova (2017-2018) e turma antiga (2016-2017). Os primeiros estavam iniciando a formação (março/2017), enquanto os segundos a estavam finalizando (junho/2017). O estagiário se encontrava em seu segundo ano de estágio (março/2017). Todos participavam das atividades supervisionadas[92] desenvolvidas no campo de pesquisa, o Hospital Evandro Chagas, e tinham supervisão clínica. Somente os alunos da pós-graduação *lato sensu* tinham a obrigatoriedade de participar de aulas que se dividiam nos módulos específico[93] e multidisciplinar.[94] Em ambos os módulos e na prática, os princípios e diretrizes do SUS estavam contemplados, assim como os da PNH, mas a instituição era fortemente marcada pelo modo de cuidado e ensino pautado no modelo biomédico.

Entre os encontros em roda, o trabalho-formação ia acontecendo, realizando trocas. O campo nos dava recursos para as discussões no coletivo, e estas produziam efeitos no campo. Além disso, após o término das rodas, a segunda turma permaneceu contribuindo constantemente para a produção de intervenções no campo, no sentido de uma nova produção de saúde, sobretudo sustentando dispositivos, mas também criando meios para a afirmação de um ethos, uma atitude de cuidado no/com o encontro. Portanto, marcando, em suas narrativas e atos, os efeitos do trabalho realizado pela pesquisa, que se deram de modo a provocar movimentos, transmutar subjetividades para a ampliação do seu poder de agir.

---

[89] A pesquisadora, que em um primeiro momento ficaria na função de coordenadora, após a análise do pequeno grupo formado para a realização desta atividade, passou a observadora, devido às implicações do lugar que ocupava – formadora-trabalhadora-pesquisadora – diante os participantes.

[90] Naiara Duque da Silva Brito, também uma das autoras deste trabalho.

[91] Estágio não obrigatório com bolsa.

[92] Atendimento aos pacientes e rede social de apoio e participação em espaços multidisciplinares de discussão, rounds e PTS; e interações pontuais com membros da equipe, como atendimentos em conjunto e interconsultas.

[93] O módulo específico aborda conteúdos da área de psicologia hospitalar e sobre a inserção da saúde mental no SUS. Ele é obrigatório para os especializandos em psicologia hospitalar.

[94] O módulo multidisciplinar aborda conteúdos sobre infectologia e SUS, e suas aulas são compartilhadas com alunos de outras áreas, como enfermagem, nutrição e fisioterapia.

A pesquisa, desde o seu projeto, foi apresentada ao conjunto de trabalhadores do hospital do INI. Esta apresentação se deu em momentos diferentes e foi feita diretamente com cada serviço (medicina, nutrição, enfermagem, fisioterapia, serviço social e psicologia), com a Direção, Vice-direção de Serviços Clínicos[95] e Vice direção de Pesquisa.

O INI tinha em sua história a construção de trabalhos pautados nos princípios e diretrizes da PNH, devido ao apoio, por meio de força-tarefa, do Ministério da Saúde, aos hospitais federais da capital fluminense em função da crise local na saúde pública, em 2005, da qual participaram representantes, técnicos e consultores do HumanizaSUS (MORI; OLIVEIRA, 2009). Contudo, quando foi iniciada a pesquisa de campo, contávamos principalmente com dispositivos e funcionamento próprios do modelo biomédico e hospitalocêntrico: equipe com funcionamento multidisciplinar, estrutura de gestão e relações organizadas hierarquicamente, fragmentação dos processos de trabalho, gestão e atenção. Concomitantemente, havia em funcionamento dispositivos que, de certa forma, rompiam com o modelo de gestão e atenção hegemônico, que demandava o envolvimento de parte da equipe com um trabalho que se fazia no sentido de avançar, forçar os limites para se alcançar mudanças efetivas e duradoras, que levavam em conta que, para produzir saúde com base nos princípios e diretrizes do SUS, seria preciso produzir novos modos de subjetivação.

Em relação à vinculação da instituição com a PNH quando a pesquisa foi iniciada, havia apenas uma profissional responsável ligada à gestão, que, na época, propunha algumas iniciativas, ainda pouco implicadas com mudanças efetivas de paradigma, como, por exemplo: a extensão do horário de visita, a lógica da referência no cuidado e a criação de dispositivos que buscavam a desfragmentação da atenção. Houve uma grande preocupação, neste momento, com o modo de organização do trabalho, mas as estratégias estavam mais associadas à ambiência, às mudanças na estrutura, na organização física. Um dos principais feitos foi a criação de um espaço, o Núcleo de Atendimento ao Familiar – NAF.[96]

---

[95] Gestão responsável especificamente pelas atividades de assistência do hospital do INI.

[96] Através de um funcionamento multiprofissional, este teria como objetivos: ser o principal elo entre o INI, familiares e os pacientes internados; realizar acolhimento; informar as normas da instituição, a localização dos pacientes, o estado clínico, o diagnóstico, a evolução da doença e óbitos; informar eventos assistenciais ("disclosure"); fornecer orientações pós alta; entre outras atividades de orientação solicitadas pelos familiares ou pela equipe multiprofissional (CHAVES, 2018, p. 93).

O TRABALHO COMO OPERADOR DE SAÚDE

Ainda durante o processo da pesquisa no campo, mudanças na gestão ocorreram, não havendo, contudo, nenhuma formalização de trabalho no sentido da implementação da humanização, apenas movimentos instituintes realizados por atores específicos implicados, seja pela trajetória de vida e/ou pela formação, com as propostas da política.

Por outro lado, antes de a pesquisa iniciar efetivamente no campo, no ano de 2015, um arranjo particular produziu efeitos importantes. Intercorrências devidas ao fato de o instituto ter sido designado como uma das referências para receber casos suspeitos do vírus Ebola dispararam a necessidade de intervenções no campo do trabalho, que contaram com manejos do Núcleo de Saúde do Trabalhador – NUST/Fiocruz em parceria com a Seção de Psicologia e a Vice-direção de Serviços Clínicos do INI.

Os efeitos das intervenções acabaram extrapolando a demanda inicial.[97] Assim, foram realizados encontros, espaços coletivos e participativos, com trabalhadores de diversas áreas, o que permitiu o estabelecimento do diálogo a respeito dos seus processos de trabalho de forma ampliada. Eles se colocaram disponíveis para abordar e discutir o funcionamento institucional no cotidiano de trabalho e apontaram como maior impedimento das atividades a comunicação, problemática principal para uma produção de saúde dentro das prerrogativas do SUS.

Esse trabalho deixou um legado em um ambiente no qual o único espaço de reunião de pessoas, nada coletivo e participativo, era o *Round* médico, a Discussão Multiprofissional de Casos Clínicos na Internação.[98] Esse encontro produziu um deslocamento nas relações a partir de um modo de funcionamento mais próximo da interdisciplinaridade.[99] Configurou-se também como um espaço mais democrático e participativo de fala e escuta das diferentes práticas e discursos. Com o passar do tempo, o dispositivo ia

---

[97] Estas estavam diretamente ligadas à resolução de situações específicas associadas às respostas dos trabalhadores ao risco implicado nos cuidados dos casos suspeitos de Ebola.

[98] Espaço no qual era discutido um caso clínico escolhido pela equipe por sua complexidade e implicações no cotidiano do trabalho. O objetivo era construir projetos terapêuticos singulares, considerando a necessidade de articulação interdisciplinar ao buscar lidar com o cuidado em saúde, tendo em vista a sua complexidade.

[99] Para Passos e Barros (2000), a tentativa de flexibilização das relações das disciplinas com os seus respectivos objetos se realiza através de diferentes procedimentos: a multidisciplinaridade e a interdisciplinaridade. A multidisciplinaridade diz respeito "ao movimento de disciplinas que se somam na tarefa de dar conta de um objeto que, pela sua natureza multifacetada, exigiria diferentes olhares" (PASSOS; BARROS, 2000, p. 74). A interdisciplinaridade, por sua vez, trata-se de "[...] movimento de criação de uma zona de interseção entre elas, para a qual um objeto específico seria designado" (PASSOS; BARROS, 2000, p. 74). Contudo, para os autores, o efeito em ambos acaba sendo a manutenção das fronteiras disciplinares, dos objetos e, especialmente, dos sujeitos desses saberes.

resistindo aos atravessamentos institucionais que, por vezes, caminhavam para a sua dissolução[100] ou captura.[101]

Outro dispositivo que já estava em funcionamento durante a pesquisa de campo resultou da intervenção realizada pelo NUST, iniciada na vigência de uma parceria firmada entre o Hospital Sírio Libanês e o INI,[102] a Reunião de Serviços. Esta acontecia quinzenalmente com representantes de quase todos os serviços – nutrição, fisioterapia e medicina – e seções – psicologia e serviço social – do Centro Hospitalar. Participavam, ainda, de forma permanente ou quando convocados, setores que prestavam apoio aos serviços e seções.[103] O objetivo deste dispositivo era promover discussão coletiva sobre as atividades e processos de trabalho, de onde saíam algumas decisões sobre mudanças nos modos vigentes. Este espaço coletivo, onde já se configurava um ensaio para a cogestão, pois já havia um certo grau de autonomia em relação às discussões e deliberações, ainda, por vezes, precisava do aval da gestão instituída para levar adiante as propostas do coletivo.

Outros dispositivos, efeitos da parceria firmada entre a instituição e o Hospital Sírio Libanês, foram criados sob os princípios de diretrizes do HumanizaSUS,[104] os Rounds Multiprofissionais e espaços de construção do Projeto Terapêutico Singular. Nestes ocorreram importantes transformações

---

[100] O espaço enfrentou redução de seu horário por ter sido colocada outra atividade coletiva no seu horário inicial. Além disso, a mobilização para a participação de representantes de alguns serviços e seções que prestam assistência ao paciente, principalmente da equipe médica, muitas vezes acarretava um sobretrabalho para a equipe que se encarregou do funcionamento dessa atividade.

[101] Proposta de inserção de instrumentos que a descaracterizariam, identificando-a mais com espaços já existentes, marcados por fragmentações e hierarquias.

[102] Em função de renúncia fiscal, foi estabelecida tal parceria por intermédio do Ministério da Saúde, através de um Curso de Especialização em Gestão Hospitalar e consultoria. No Curso de Especialização, em função das problemáticas apresentadas pelos alunos/trabalhadores do INI, foram divididos grupos de trabalho para atuar em algumas frentes. Uma delas dizia respeito às problemáticas relativas à comunicação. Na ocasião, eu fui chamada pela coordenadora do grupo para ajudá-la a pensar em um arranjo para trabalhar o tema a partir do que havia sido levado pelos trabalhadores na intervenção realizada pelo NUST. A atividade realizada por este também havia dividido o coletivo em grupos para trabalhar as principais problemáticas identificadas, e a comunicação já tinha sido apontada como o principal problema. Eu era a única participante deste grupo que ainda exercia atividades no Centro Hospitalar. Com a mudança de gestão, em junho de 2017, a coordenadora desta atividade, responsável pela humanização na época, que fazia parte da Vice-direção de Serviços, saiu de licença, e a mediação passou a ser realizada por mim, por solicitação da Vice-direção de Serviços Clínicos, com anuência das chefias dos serviços e seções.

[103] Tais como: hotelaria, Núcleo de Segurança do Paciente – NSP, Comissão de Controle de Infecção Hospitalar – CCIH, informática, Serviços de Documentação do paciente – SED, entre outros.

[104] Importante destacar que, entre os consultores do Hospital Sírio Libanês, encontrava-se Carlos Alberto Gama Pinto, que havia sido Coordenador do Curso de Aprimoramento de Apoio Institucional. Os trabalhadores do instituto mais diretamente implicados com as mudanças propostas na intervenção haviam estabelecido forte vínculo com ele. A formação de apoiadores institucionais era uma das estratégias centrais da PNH para tornar a política efetivamente pública.

O TRABALHO COMO OPERADOR DE SAÚDE

do ethos profissional, já iniciadas nas intervenções no NUST, alterando o modo como as relações e a comunicação se davam entre os profissionais envolvidos com a gestão e a assistência do INI. O caráter paradoxal do primeiro dispositivo, expresso na própria nomenclatura, marcava os tensionamentos, dando o tom das modulações que iam acontecendo na instituição. O Round médico agora contava com a participação efetiva das demais categorias profissionais, mas as trocas ainda se davam de modo prescritivo e hierarquizado.[105] As discussões e seus efeitos ainda eram incipientes, com modos de funcionamento que transitavam entre a multidisciplinaridade e a interdisciplinaridade, havendo, por vezes, uma abertura do grau de transversalidade, em um ensaio para a transdisciplinaridade.[106]

O fundamental na observação desses acontecimentos era o caráter inicialmente instituinte em tensionamento constante com os já instituídos, o que dava o tom de processos que caminhavam de forma cambaleante no sentido da institucionalização de novas formas de produzir saúde e de produzir subjetividade neste campo.

Resultados

O material produzido pela pesquisa de campo foi dividido em duas seções para a análise: as produções da observação das práticas locais, da experiência concreta dos sujeitos, registradas em diário de campo, e as produções das rodas de conversa. Por fim, foi possível realizar uma análise do que havia de comum em relação à produção de subjetividade e de saúde a partir das produções registradas pelos diferentes métodos de colheita de dados.

---

[105] Nos Rounds Multiprofissionais, seguindo um roteiro, um a um, os profissionais da medicina, enfermagem, fisioterapia, nutrição, farmácia, psicologia e serviço social, nesta ordem, colocavam a sua avaliação sobre os pacientes que acabavam de internar. Embora essa organização dominasse o modo de funcionamento do coletivo, por vezes havia alterações importantes, que iam no sentido da inter/transdisciplinaridade, principalmente quando se discutiam os chamados "casos difíceis". Antes, nos Rounds médicos, somente a categoria médica em roda discutia o caso, enquanto as demais categorias profissionais ficavam ouvindo em um canto da sala e faziam intervenções pontuais, na maior parte das vezes quando convocados para falar.

[106] Para distinguir a noção de interdisciplinaridade da noção de transdisciplinaridade, Passos e Barros (2000) marcam uma diferença radical das noções de interseção e intercessão. No primeiro caso, a relação é de conjugação de dois domínios na constituição de um terceiro, que se espera estável, idêntico a si e para o qual se pode definir um objeto próprio. É o caso da interdisciplinaridade. No segundo, que é o caso da transdisciplinaridade, a relação que se estabelece entre os termos que se intercedem é de interferência, de intervenção por meio do atravessamento desestabilizador de um domínio qualquer (disciplinar, conceitual, artístico, sociopolítico etc.) sobre outro. Na interdisciplinaridade, portanto, teríamos a gênese de uma nova identidade, enquanto na transdisciplinaridade, um processo de diferenciação que não tende à estabilidade.

Nas rodas de conversa, os principais temas suscitados foram: os diferentes modos de produção de saúde no campo e os efeitos destes no cuidado; a lógica da produtividade na produção de saúde (tempo de internação); a produção de saúde fragmentada; a predominância do cuidado centrado no modelo biomédico e na doença; a forte hierarquização das relações; as problemáticas comunicacionais – ausência/falha na comunicação; os afetos no processo de cuidado; e os desafios e transformações implicados no processo de formação.

Estava marcada na narrativa dos participantes da pesquisa uma indissociabilidade entre as temáticas apresentadas. Estas, amplamente discutidas no campo da saúde pública, colocam em questão o modelo de cuidado e de gestão hegemônico. Foi possível acompanhar no campo e nas discussões das rodas de conversa que o modelo biomédico e hospitalocêntrico de cuidado guarda uma relação estreita, ou melhor, indissociável, com a racionalidade gerencial hegemônica. A produção de uma saúde dentro desse modelo se dá unicamente com a supressão da doença. O cuidado centrado no corpo biológico, tomado como algo apartado do que o torna um dos fatores subjetivantes, ocorre de modo procedimental e fragmentado por equipes igualmente fragmentadas e hierarquizadas pelo seu capital político, pelas hierarquias que atravessam o trabalho no campo da saúde. Com base nesses modelos, o tempo de internação como analisador marca os efeitos dos modos como se davam as relações de saber-poder.[107] Assim, as atividades desviantes, fora da lógica preponderante de produção de saúde, acabavam por estar constantemente sob o risco da dissolução ou captura, impedidas e constrangidas em seu funcionamento em decorrência de formalizações excessivas e submetidas aos modos de organização verticalizados, com centralidade na figura do médico.

> [...] será que isso é produzir saúde? É até saúde pra visão dos médicos, mas o paciente ele não só precisa de saúde com relação às doenças, e quais outras "saúdes" a gente podia tá produzindo pra ele?... Então, vocês falam de modelo biomé-

---

[107] A questão da centralidade do tempo de internação na atenção hospitalar daquela unidade, nessa época, era tratada de modo pouco claro. O Hospital Chagas, por ser um hospital de ensino e pesquisa, atendia, principalmente, aos pacientes que já eram Evandro acompanhados ambulatorialmente no instituto e/ou eram participantes de alguma pesquisa clínica. O que se sabia, ou o que se dizia, era que parâmetros haviam sido estabelecidos para cada tipo de quadro clínico com base na expertise angariada ao longo do tempo com o acompanhamento de casos semelhantes. Contudo, os participantes da pesquisa entendiam que poderia haver uma relação direta entre tempo de internação, tal como ocorre com os procedimentos, e a produtividade institucional com retorno pela via monetária. O que faz sentido, visto que, se procedimentos médicos não seriam mais necessários, haveria uma redução da produtividade e, portanto, do retorno financeiro para a instituição.

dico e estava lendo um texto ontem e aproveitando... pensando sobre isso... a integralidade surgiu realmente pra romper com isso, é vigente, é insistente, mas a gente também tem que ser insistente pra mudar e melhorar (F1-1) (CHAVES, 2018, p. 97).[108]

Acho que a equipe em uma forma geral, pensando em todos os profissionais, pensam numa lógica muito da produtividade, da alta ser cada vez mais rápida, porque aí diz de uma cura mais rápida, ou de uma melhora do quadro clínico mais rápido. Então, alguns fatores que... às vezes a gente fala: "ué, mas essa pessoa pode ter alta?" "Pode!" Não é fator de exclusão da alta [...] A sensação que eu tenho, no atendimento, é que algumas coisas ficam negligenciadas... acho que até considerando algumas negligências... pra que seja rápido, pra que tenha alta rápido, pra que a coisa funcione melhor [...] algumas questões desse paciente, social, psíquica, às vezes até... da fisioterapia também. Não tá andando? Não é fator de exclusão de alta. Vai pra casa! Não é isso que prende aqui. Isso é fala dos profissionais: não é isso que prende aqui, né!? Isso aqui não é um hotel. Não é isso? Então, o que é, né? Até foi discutido também nessas reuniões, o que que é impeditivo de alta?... É muito delicado... porque o que é isso, né? Que saúde é essa que é produzida? (A2-1) (CHAVES, 2018, p. 97).

Eu penso que talvez tenha uma parte institucional aí, parece que existe [...] de liberação do leito... se, por exemplo, uma paciente está no leito, e está "mais ou menos", então vai pra casa para que possa vir outro pior. Então parece que tem uma parte institucionalizada, não sei, é uma impressão minha. Como exemplo, o meu paciente de hoje [...] veio a óbito. Como pode um paciente ter tido alta terça-feira e falecer na quinta, será que ele estava saudável? Então eu não entendo até que ponto tem essa preocupação com a saúde, culpo a instituição porque estou tentando entender essa parte... (C1-1) (CHAVES, 2018, p. 98).

Quando ela falou do assunto comunicação, eu tive a mesma impressão que a D teve sobre a fragmentação da produção de saúde. E a comunicação muitas vezes parece fragmentada também, assim como elas falaram da reunião quinta-feira, é perceptível que após a reunião desses pacientes que são eleitos, tem um direcionamento melhor, tanto clinicamente,

---

[108] As letras indicam os participantes das rodas de conversa e não têm qualquer relação com os nomes deles. Associado à letra, o primeiro número faz referência ao número da fala na roda específica. O último número, que sucede ao hífen, diz respeito ao número da roda de conversa (1, 2 ou 3).

> quanto de encaminhamento até pra rede de saúde depois da alta aqui no hospital. Então... lógico, né?! há muita evolução a ser feita, até a própria adesão da equipe, mas tem um direcionamento melhor do que dos outros que não são discutidos. Justamente porque na reunião essa comunicação fica menos fragmentada, mais compartilhada, aí o direcionamento fica melhor, a produção de saúde é melhor nesse sentido (I1-1) (CHAVES, 2018, p. 98).
>
> O fato de estar sendo falado pra várias pessoas, né?! Uma coisa é a gente chegar pra um médico e perguntar... e um paciente que não tinha previsão de alta e no dia seguinte ele receber alta. Mas na discussão é dito na frente de outros profissionais... são várias pessoas ouvindo. Então eu penso que isso faz com que as pessoas pensem mais antes de falar, tenham um cuidado maior. (M2-1) (CHAVES, 2018, p. 98).

Das principais temáticas apresentadas, as questões que envolviam problemas na comunicação, quase sempre atrelados a um funcionamento baseado em rígidas hierarquias de saber/poder, apareceram, durante todo o processo que envolveu a pesquisa de campo, como o que mais vinha afetando os alunos e trabalhadores. Essas hierarquias são primeiramente marcadas pela divisão estabelecida entre aqueles que centram o cuidado no corpo, desqualificando os processos subjetivos, e aqueles que buscam incluir, não excluindo os biológicos, outros fatores implicados na produção de subjetividade. Posteriormente, entre profissionais das áreas biomédicas há uma hierarquia subjacente não muito clara sobre o lugar que cada categoria ocupa nos seus estratos, mas no qual visivelmente a medicina ocupa lugar central, em tensionamento constante com a enfermagem. O modo de cuidado reverbera no modo como a comunicação é possível entre paciente e equipe. Os trabalhadores acabavam por sentir, na mesma lógica verticalizada, a perda da autonomia de seus processos de trabalho, duramente conquistada nas brechas dos instituídos, pela força/poder da gestão.

Tanto na observação direta quanto nas rodas de conversa, a redução da autonomia no desenvolvimento das atividades que iam na contramão do modelo biomédico e hospitalocêntrico aparece como algo que dificultava o funcionamento do trabalho/formação como operador de saúde (OSORIO DA SILVA; RAMMINGER, 2014).

> É um pouco... essa questão hierarquizada... Se eu me posiciono, mas não tem ninguém que possa escutar aquilo, eu volto só com a angústia, claro que nem sempre, também

O TRABALHO COMO OPERADOR DE SAÚDE

> é assim, né? Às vezes aquilo pode produzir alguma coisa, mesmo a gente querendo que produza mais e... A gente se angustia também porque quer promover alguma coisa e nem sempre é possível. Mas claro, né, se não houvesse conflito, também não haveria mudança. Mas é que alguns conflitos produzem mais angústias do que resoluções e aí é a questão do adoecimento (A1-3) (CHAVES, 2018, p. 101).

> É porque eu acho que tendo conflito, acho que tem que ter argumentos também e eu acho que é em cima desses argumentos que algo vai ser produzido. E a gente vê, às vezes, um conflito que é finalizado com "é isso!". É a palavra do médico, então vai ser isso, né. Até por essa hierarquia. Aí eu vejo que não é um conflito produtivo, é mais um adoecimento. (D2-3) (CHAVES, 2018, p. 101).

Os modos como se davam as relações neste campo, por sua vez, aparecem na fala dos participantes como inquietações geradoras de conflitos, disparando questionamentos sobre toda uma lógica baseada em rígidas hierarquias de saber/poder que atravessa de modo majoritário as práticas dos profissionais de saúde. Modos que, para eles, prejudicam a comunicação e tudo o que dela depende: a formação, o cuidado, a saúde. Por outro lado, diante das questões e tensionamentos, a partir de reposicionamento subjetivo, da não aceitação e do enfrentamento dos modos instituídos, dos valores e lugares supostamente dados, foi possível encontrar brechas, abertura para novas experiências de cuidado.

> Eu lembro de algumas vezes, eu lembro de uma situação específica [...] uma das primeiras vezes que fui falar com o médico e como foi importante esse posicionamento, né?! Eu já tinha conversado com a supervisão antes e tal. Eu cheguei e perguntei e ele tava sentado, e como foi importante mostrar pra ele que eu queria ouvir [...]ele, queria ser ouvido também. Esse posicionamento de... porque foi bem assim a experiência, né: eu cheguei assim e falei que queria conversar. Ele disse: "Fala. Pode falar". Eu fiquei quieto esperando ele virar e olhar pra mim. Então isso fez uma diferença muito grande [...] de ele ouvir o que eu tava falando, de responder aquilo e de eu ouvir ele também, de como isso era importante para o paciente. Então, esse posicionamento que é contínuo, é diário, é sempre quando a gente tá ali [...] todas as pessoas são diferentes né?! (I1-3) (CHAVES, 2018, p. 105).

> Eu tava pensando em algo quando a E falou [...] as rejeições, né, que a gente está muito novo aqui, então pode ser que em algum

> momento a gente não consiga lidar bem com isso. Não só da equipe profissional, mas dos pacientes, né?! Tem pacientes que negam atendimento, porque eles não querem. Essa semana comecei a atender um rapaz que [...] ele já recebeu até alta. Ele falou que a forma como eu cheguei para me apresentar pra ele, fez com que ele continuasse conversando comigo, porque se eu chegasse pra falar como outros profissionais ele ia ficar de cara amarrada. Então quando E falou sobre isso, eu pensei que isso também está suscetível de acontecer (F3-3) (CHAVES, 2018, p. 105).

A partir da observação direta e da produção de diário de campo foi possível presenciar esse funcionamento preponderantemente hierárquico com repercussões na comunicação e na relação entre os seus atores. Mas foi possível também acompanhar acontecimentos, novas formas de produzir saúde e de produzir subjetividade neste campo, como: funcionamento interdisciplinar, ensaios para a transdisciplinaridade; momentos de funcionamento democrático e participativo, ensaios para a cogestão; aberturas do grau de transversalidade; e corresponsabilização.

> Quando a gente pensa em produção de saúde, a gente pensa numa coletividade mesmo, né! Eu tô pensando numa discussão que a gente tem às quintas-feiras, que é a discussão multiprofissional de casos clínicos na internação... Acho que é uma reunião que ajuda muito a gente como profissional a pensar juntos em relação a um caso ou algum tema que a gente achou importante pra internação. Acho que isso tem ajudado a gente a produzir saúde aqui dentro, porque quando paramos a rotina, tá todo mundo... na correria, a gente tira meia hora pra discutir alguma coisa e realmente se dedica para o trabalho, para aquilo. Então, acho que não só ajuda a nossa prática, porque a gente acaba tendo quase um plano terapêutico e isso acho que também ajuda o paciente, porque vai ter um plano terapêutico que tem mais a ver com o que ele precisa, a família dele. Pensando muito rápido, eu acho que isso é uma das coisas aqui que fazem produzir saúde (J1-1) (CHAVES, 2018, p. 97).

> Acho que tem muitas questões, mas essa reunião é uma... luz no fim do túnel para manter uma chama da gente pensar nesses pacientes de uma maneira mais ampliada, não só na questão orgânica, mas em todos os seus aspectos... Mas a reunião, acho que é importante para as pessoas terem esse momento de pensar mais ampliado e ter outra visão, no caso (L 2-1) (CHAVES, 2018, p. 98).

Conclusão

Os dados produzidos a partir das técnicas utilizadas corroboraram estudos anteriores realizados no mesmo campo. Sendo assim, concluímos que havia persistência de características que designamos como principal problemática institucional, observadas também em pesquisa qualitativa realizada no mesmo campo (CARDOSO, 2010; CARDOSO; HENNINGTON, 2011): forte hierarquização das relações com repercussões na qualidade da comunicação, o que podemos contemplar aqui como baixo grau de transversalidade. Esta pesquisa teve como objetivo apreender a vivência dos trabalhadores nas relações interprofissionais e utilizou, como técnicas, entrevistas semiestruturadas e observação participante.

Embora esses trabalhos tenham sido realizados anteriormente no mesmo campo, de certo eles contemplam outro contexto, a partir de outros olhares. Com isso, se por um lado eles parecem complementar-se no que diz respeito à ratificação dos instituídos, por outro, complementam-se, ainda, de uma outra forma, já que ambos, ao desvelarem as pequenas diferenças, movimentos instituintes, permitem dar visibilidade a um novo modo de subjetivação e de produção de saúde em uma dimensão bastante tênue, mas não menos importante. Se na pesquisa citada havia uma construção à espera dos sujeitos da mudança, agora já foi possível observar, ainda que timidamente, a presença de tentativas de cogestão (CAMPOS, 2013) dos processos de trabalho. Diante disso, chamamos a atenção para a importância das estratégias de intervenção consonantes com a revolução paradigmática proposta pela PNH para a emersão de sujeitos-acontecimentos que fortaleçam os movimentos de estilização/singularização do cuidado conforme os princípios e diretrizes do SUS.

Ao acompanhar os processos moleculares, pudemos perceber algumas contribuições da pesquisa atual sobre o tema, tanto no sentido da produção de conhecimento quanto no fomento para novas intervenções (no âmbito da assistência, pesquisa e/ou gestão). Embora ainda persistam as características já citadas sobre o funcionamento organizacional, houve uma mudança significativa no que tange à postura dos atores envolvidos.

Os dados produzidos por esta pesquisa permitiram demonstrar que, embora a mudança quase sempre seja imperceptível, latente, nem por isso ela deixa de acontecer e produzir os seus efeitos. Falamos aqui de alterações tanto na relação aluno-profissional de saúde-paciente, quanto na relação entre os profissionais de saúde, entre outras que permeiam esse campo circunscrito. Assim, pudemos observar que, embora a repetição de fato aconteça, ela não exclui a existência de movimentos cada vez mais potentes no sentido da estilização, da singularização.

Com isso, ao acompanhar o movimento deste campo – que embora no momento da pesquisa não tivesse uma organização oficial no sentido da humanização, mas apresentasse um histórico de intervenções neste âmbito –, pudemos presenciar o funcionamento da PNH – fruto de uma relação de complementariedade entre macro e micropolítica. A partir da ampliação do grau de transversalidade que se dava em alguns espaços ou mesmo acontecia em situações inusitadas, por meio das mais diversas formas de intervenção, foi possível acompanhar a produção de subjetividades protagonistas, cor-responsáveis, cogestoras de suas atividades, implicadas com uma produção de saúde integral, não apartada da vida em sua multiplicidade.

10

COLETIVO E MULTIDÃO: DIÁLOGO ENTRE A CLÍNICA DA ATIVIDADE E A FILOSOFIA SPINOZISTA

Marianna Araujo da Silva
Cristina Mair Barros Rauter

Introdução

A clínica da atividade é uma corrente teórico-metodológica fundada na perspectiva histórico-desenvolvimentista vigotskiana (CLOT, 2010b) que visa a estudos e análises do campo do trabalho. Durante seus mais de 30 anos de construção, muitos diálogos foram realizados com outras perspectivas teóricas, com a finalidade de desenvolver a clínica da atividade e ampliar os recursos para a ação do clínico da atividade. Observamos, no decorrer desse período, a ampliação dessa corrente teórico-metodológica em diálogo com as ferramentas da análise institucional francesa (OSÓRIO DA SILVA, 2016), com o conceito de experiência em Benjamin (BARROS; FREITAS; CHAMBELA, 2019), com o conceito de transferência em Freud (PERROT, 2017), e com o conceito de afeto em Spinoza (CLOT, 2010b), entre outros. Esses são só alguns exemplos de diálogos com outras perspectivas teóricas que possibilitaram e possibilitam o desenvolvimento dos estudos sobre o trabalho.

Neste capítulo, apresentaremos uma interlocução entre a clínica da atividade e a filosofia spinozista desenvolvido no trabalho de douto-rado intitulado *Confiança e Autonomia: a circulação de afetos na produção de coletivos autônomos. Uma intervenção em clínica da atividade em um grupo de residência de enfermagem no Rio de Janeiro, Brasil* (SILVA, 2019), que faz uma contribuição para a ampliação das ferramentas teórico-metodológicas em clínica da atividade, em especial para o conceito de coletivo. O objetivo da pesquisa foi, dentre outros, pensar como os conceitos de afeto e multidão apresentados na Ética spinozista podem desenvolver o conceito de coletivo de trabalho na clínica da atividade.

No presente texto, suas autoras expõem esse fio seguido da discussão que provocou entre a então doutoranda Marianna Araujo da Silva e a professora Cristina Rauter, estudiosa da obra de Spinoza e componente da banca de defesa. Esse debate tornou viável pensar a potência do desenvolvimento de conceitos que está sempre num porvir, na possibilidade de novos arranjos e novas potencialidades, e não num desenvolvimento finalista.

Como o conceito de multidão desenvolve o conceito de coletivo? Um diálogo entre a filosofia spinozista e a clínica da atividade

Propomos neste texto pensar a ampliação do conceito de coletivo a partir do conceito de multidão e da concepção de afeto presentes na filosofia spinozista. Mostraremos como Clot (2010b) se baseia no conceito de afeto para desenvolver o conceito de atividade, enunciando a importância de se analisar a vida em ato ou, como se diz em clínica da atividade, o trabalho situado. Ao afirmar que nada é mais útil ao homem do que outro homem (SPINOZA, 2014), o conceito de multidão na obra desse filósofo só é possível quando acionado no encontro com o outro.

Na ética de Spinoza, entende-se por afeto um estado do corpo que aumenta ou diminui sua aptidão para a ação. Entende-se também que ação se refere a fazer da experiência vivida meio de viver novas experiências. O inverso, a passividade, é entendido como fazer de cada experiência nova um meio de reviver a mesma experiência; assim o que nos ocorre é sempre a mesma coisa. O afeto pode ser definido como o transporte da passividade em atividade. O afeto é variação da potência na ação. A força dos afetos varia, em cada indivíduo, em função daquilo que acontece a ele e, também, em função dos recursos próprios e coletivos de que ele dispõe para converter em atividade uma relação de passividade.

A atividade é afetada no caminho do conhecido (o já vivido) ao desconhecido (aquilo que ainda se vai viver). Entre a experiência que temos e a experiência que faremos. A atividade é situada no tempo e no espaço, no já vivido e naquilo que está em curso para se viver, em que se apresenta o inesperado. A atividade é afetada por esse conflito potencial sob o impacto do conflito da tríade dialógica que cada um vive no presente entre o indivíduo, o objeto e o outro. É na intercessão entre esses dois conflitos que o indivíduo encontra a fonte das flutuações da sua vitalidade – o afeto – e a energia para avaliar (CLOT, 2016b).

A atividade é um conflito entre o vivido e o vivo, ainda em curso. É uma dimensão viva, sempre situada, que faz com que esse conflito seja sempre aberto.

Há tensão no fato de que a atividade humana não pode ser antecipada, padronizada de maneira satisfatória, e de que a vida saudável não pode coexistir com a predeterminação completa das normas. A atividade humana é um processo dinâmico e tensionado que tende a articular o tratamento das limitações de toda forma de normalização e o registro de diversas oportunidades a serem vividas.

A partir do conceito de atividade que afirmamos, podemos compreender a clínica como um meio de criar condições para se pôr em diálogo o trabalho a partir de métodos indiretos, possibilitando que se produza, na vida, uma nova versão da realidade, fazendo da experiência vivida um meio de viver novas experiências. É criar possibilidades de o corpo afetar e ser afetado de diferentes maneiras. No evento exterior compartilhado, o afeto multiplica a vida em outras vidas possíveis.

Seguimos Spinoza (2014), na Proposição XXXIX da *Ética V*, segundo a qual quanto mais o corpo é capaz de fazer muitas coisas, mais forte, mais potente é esse corpo, dependendo do grau em que se der esse aumento de potência, mais forte é o corpo para perseverar no ser e criar novos modos de agir e ser. Spinoza (2014) amplia essa ideia ao afirmar que, ao perceber que, na união de forças, os homens podem evitar os perigos que os ameaçam por toda parte, se forma a multidão. E que o homem encontra maior utilidade se reunir suas forças, descobrindo as vantagens na vida social e política. "Nada é mais útil ao homem do que outro homem" (*Ética IV*, XVIII, escólio, p. 169).

Quando os homens descobrem as vantagens da união de forças, não fazem pactos nem contratos, mas formam *multidão*, formam um corpo político, mediado por instrumentos como a cooperação. Ao cooperar, unindo forças, o trabalhador supera suas limitações e desenvolve seus recursos para agir no trabalho, aumentando as forças individuais e a força do corpo coletivo. Fortalece a luta pelo comum, na concórdia de se afastar daquilo que é capaz de destruir e se aproximar daquilo que potencializa.

Compreendemos que é no fazer juntos, no compartilhamento, que conservaremos a vitalidade do ofício, do trabalho coletivo e do coletivo de trabalho. Em suma, a vitalidade da atividade. Compartilhamento esse que se refere à responsabilidade do ato ou da palavra que não é individual e sim coletiva, que garante uma capacidade real de escolhas pelos sujeitos e pelos coletivos. Precisamos estar atentos aos movimentos para que se possam oferecer instrumentos, recursos para manter a vitalidade da atividade e não sua necrose.

Seguindo Clot (2010b), podemos afirmar que o ofício é, ao mesmo tempo, impessoal, transpessoal, pessoal e interpessoal, sendo conflito e ligado ao movimento entre essas instâncias. O impessoal é aquilo que diz respeito à tarefa, enquanto o transpessoal concerne à memória coletiva. Esses são entendidos como instrumentos ou objetos da atividade dos sujeitos. A instância interpessoal refere-se à relação entre os pares, na observação de como o meu par faz antes os imprevistos do real, e à relação pessoal, à dimensão das experiências individuais do sujeito com diferentes gêneros, fazendo parte da memória pessoal. Clot afirma que estas duas últimas são forças instituintes do coletivo de trabalho no processo de criação e recriação; tensionam o já instituído, reconfigurando-o. As forças instituintes são potencialidades de processos de criação e recriação que provocam transformações.

Na tensão entre as quatro instâncias são formados novos recursos. É esse movimento que caracteriza o ofício e equipa a atividade, que, no encontro com o real, traz novas ferramentas, novos conceitos, novos gestos e modifica o ofício. É um ciclo virtuoso. Esse movimento revela o conceito de atividade como atividade dirigida ao outro, aos instrumentos, e como afeto, pois são os afetos que engendram essa movimentação. É o processo de afetar e ser afetado, a multiplicação dos contextos, que permite o desenvolver-se: "[...] se desenvolver é tirar aquilo que envolve" (CLOT, 2010b, p. 293).

Clot (2016/2017)[109] relaciona as quatro instâncias do ofício com as noções de trabalho coletivo e coletivo de trabalho. Ele afirma que as instâncias impessoal e transpessoal estariam atreladas à noção de trabalho coletivo, que é o conjunto de tarefas (impessoal) e o repensar junto à atividade conjunta (transpessoal), ou seja, a cooperação como instrumento para instaurar uma atividade responsável, criando-se uma memória que não pertence a ninguém e é de todos. A função do trabalho coletivo é a de permitir o acesso à memória coletiva, ou seja, ele está disponível à atividade de cada um no decorrer da ação e não está relacionado a um coletivo supraindividual. E é a partir do acesso à memória coletiva por meio da cooperação, como já mencionado, que se torna possível a formação do corpo multidão – ou, nos termos da clínica da atividade, do coletivo de trabalho.

---

[109] Anotações das aulas ministradas pelo Professor Yves Clot em disciplinas do mestrado (2016) e no curso de formação em Psicologia do Trabalho em 2017.

O TRABALHO COMO OPERADOR DE SAÚDE

Podemos afirmar, então, que o coletivo aparece duas vezes no desenvolvimento da atividade individual, como recurso naquilo que se refere ao trabalho coletivo, como instrumento para a nossa ação e fonte no plano do coletivo de trabalho, sendo este último aquele que reorganiza o trabalho coletivo por meio da "história comum", do diálogo entre os pares. O coletivo de trabalho é meio de desenvolvimento de cada um ao ser apropriado – a cooperação como instrumento de recriação na ação e pela criação de repertórios para o trabalhador agir em seu trabalho, que não pertence a ninguém em particular, pertence ao corpo coletivo de trabalho.

Há vitalidade no ofício a partir do momento em que é possível que o trabalho coletivo se torne coletivo de trabalho. Tal vitalidade se constitui por meio dos afetos, do deixar afetar e ser afetado, pela multiplicação dos contextos. Afetos esses que possibilitam a transformação das experiências vividas e sedimentadas para viver novas experiências. Um trabalho coletivo ativo que utilize as experiências vividas para construir novas maneiras de agir no trabalho e que não se fixe nas experiências vividas, repetindo-as. O trabalho coletivo em curso é o de um coletivo de trabalho inscrito na história e capaz de orquestrar a atividade.

Podemos aqui nos referir à ação no ambiente de trabalho; o gesto realizado é uma ação coletiva e individual. Coletiva porque para executá-lo se realiza um diálogo interno com o interlocutor comum aqui descrito – o coletivo de trabalho –, refletindo se, ao realizar tal gesto, ele será respaldado pelo coletivo; individual por se assumir uma liberdade no gesto, colocando um pouco de si nela, retocando-o.

Resumidamente, o trabalhador age de acordo com as regras prescritas da atividade (impessoal), e no encontro com o real a vida extrapola, a atividade extrapola, sendo preciso lançar mão de outros recursos. Ele então observará o seu par, aquele que está próximo a ele (interpessoal), para poder, assim, resolver o inesperado. Nisso, é preciso que dialogue com seu par, entenda como ele resolve, ou seja, busca a experiência do outro para resolver aquilo que extrapola. Observamos aqui que, no diálogo, o trabalhador se inscreve na memória coletiva do grupo de trabalho ao qual pertence (transpessoal). Além de acessar essa memória coletiva por meio do diálogo com os pares, ele faz um diálogo interno com o que já possui de recursos, acessando suas experiências pessoais (pessoal). Ao misturar-se com as diferentes maneiras de fazer a mesma coisa em determinado meio profissional é que ele decanta a atividade própria por meio da dinâmica dos contrastes, distinções e equiparações entre os pares, liberando-se do trabalho do outro ao se compor com ele.

Observamos que o ofício é o conflito entre as instâncias aqui descritas, e que para resolvê-lo é preciso "digerir" a prescrição que é instrumento para a ação, acessando as outras instâncias. A "digestão" possibilita ao sujeito "tomar liberdade" com a tarefa e com a memória coletiva, porque ele domina os dois, assim o indivíduo se apropria da instância impessoal e transpessoal, graças aos recursos interpessoais do coletivo, ao diálogo com os pares, e faz um uso pessoal, transformando a si, o trabalho, as relações e inclusive o próprio coletivo. O sujeito é preparado pelas liberdades que ele pode tomar com as três instâncias que o endossam e com as quais ele pode trabalhar no exercício do seu ato. Ao compartilhar com os pares as dificuldades, os conflitos, criam-se para todos novas maneiras de resolver, ampliando o poder de agir de todos. Seguindo Spinoza (2009, p. 126), no capítulo IX, parágrafo 14, afirma-se que "os engenhos humanos são demasiado obtusos para que possam compreender tudo de imediato, mas consultando, ouvindo e discutindo que se aguça e encontram o que querem que todos aprovam e que ninguém tinha pensado antes", privilegiando a potência da multidão e o bem comum. Acreditamos que nessa construção o trabalho coletivo, por meio da cooperação entre os pares, se desenvolve em coletivo de trabalho, em corpo multidão.

Segundo Clot (2010b), o coletivo se constrói na voz comum, no desenvolvimento da garantia comum, da responsabilidade compartilhada no ato. O coletivo é sobredestinatário[110] da ação individual, um destinatário de segurança. É na relação social, é no encontro com outros corpos que o produzimos e nos aliamos a isso para perseverar no ser de maneira mais forte, mais potente. É em diálogo que ampliamos nosso conhecimento e descobrimos ou encontramos melhores soluções ante os inesperados do cotidiano, da vida em ato, que encontramos recursos para ampliar o poder de agir.

É importante frisar que essa experiência – de construção do comum – é possibilitada pela análise da atividade do trabalho situado. A análise da

---

[110] Mas, além do destinatário direto, há o sobredestinatário, um terceiro invisivelmente presente – Deus, a moral, a ciência, entre outros –, que também conforma o enunciado produzido. Essa terceira pessoa tem primordial importância, pois é um elemento que reforça a influência das forças sociais sobre o modo de construção e de apreensão do discurso. Portanto, os enunciados de profissionais e dos pacientes/usuários do sistema de saúde não podem ser compreendidos em sua completude sem tomarmos a posição responsiva dos seus (sobre)destinatários (CORRÊA; RIBEIRO, 2012, p. 336).

atividade possibilita o diálogo entre os pares sobre ela e coloca em análise os processos, os afetos, tornando possível o desenvolvimento do corpo-multidão, corpo-coletivo.

Nas intervenções em análise do trabalho que tem como referencial metodológico a clínica da atividade, observamos que o afeto circula no diálogo, possibilitando que certos gestos executados sejam apoiados no coletivo de trabalho sem qualquer medo ou dúvida. O coletivo de trabalho se desenvolve em função das trocas exteriores no trabalho coletivo. A ação é sempre aumento de potência de existir que conserva o coletivo de trabalho atuante no trabalho coletivo.

Afirma-se que no ato dialógico com os pares sobre o trabalho mediado pelas fotos (OSÓRIO, 2011), pela filmagem (CLOT, 2010b), pela instrução ao sósia (CLOT, 2010b) – entre outros métodos – o trabalho se coloca em novos contextos, mobilizando um novo olhar sobre a atividade. O trabalho coletivo se torna instrumento do coletivo de trabalho por meio da cooperação, em que o sujeito se apropria ativamente da sua atividade pessoal e coletiva num processo de liberdade do gesto, da ação. É na ação conjunta de perseverar no ser por meio da luta comum do trabalho bem feito que faz emergir a multidão, o coletivo de trabalho que possibilita a autonomia coletiva do indivíduo no seu fazer no trabalho. A ação, então, é possibilitada pelo acionamento do corpo multidão-coletivo, que se torna interlocutor da ação individual, em que ela não é só individual como também coletiva. O corpo multidão-coletivo é acionado a partir da luta comum a favor do ofício desses trabalhadores, que possibilita viver e agir na vida, no trabalho, com mais força, mais potência. Aqui se abre uma pista importante para pensarmos o modo como o conceito de multidão pode contribuir para o desenvolvimento da clínica da atividade, em especial, para o conceito de coletivo.

Ato e multidão na filosofia de Spinoza: um diálogo com a tese *Confiança e Autonomia: a circulação de afetos na produção de coletivos autônomos*

Que pode trazer a filosofia de Spinoza para o campo da psicologia? Essa pergunta pode ser respondida de várias maneiras. Podemos dizer que Deleuze trouxe Spinoza para a cena da filosofia do século XX, embora Bergson também tenha se utilizado de Spinoza sem explicitá-lo. Spinoza tem sido utilizado por alguns autores contemporâneos sem mediação, como se fosse um autor contemporâneo. Laurent Bove, Frédéric Lordon, Toni Negri são alguns dos filósofos contemporâneos que nos autorizam a fazer essa aproximação direta da filosofia do século XVII com o campo da psicologia e das ciências sociais. Para Deleuze, esta é, antes de tudo, uma filosofia prática. Seguindo uma perspectiva transdisciplinar, não usamos Spinoza para estabelecer uma psicologia enfim verdadeira, ou para produzir um campo de saber indiferenciado, no qual não mais existiriam os diferentes campos da psicologia, da filosofia, da política, da antropologia etc. Trata-se de estabelecer ressonâncias entre campos diferentes do saber, não para construir um novo todo ou uma nova verdade que resolveria todos os problemas, mas para inserir novos problemas e para construir novas estratégias, de modo a ampliar nossa compreensão e nossa capacidade de intervenção sobre os fenômenos (DELEUZE, 1992). É possível pensar que a psicologia está colocada no coração da problemática da subjetividade contemporânea, uma vez que psicólogos são chamados a intervir diretamente sobre os efeitos do capitalismo nos modos de ser e na vida cotidiana. A psicologia de hoje não pode se dissociar da política, uma vez que a problemática da subjetividade está atravessada por múltiplos meios de docilização, de uniformização e de afastamento da experiência, grande parte deles operados pela mídia, inclusive digital. Para Laurent Bove (2010), um dos principais ensinamentos que a filosofia de Spinoza pode trazer para o campo da psicologia é o de romper com a dicotomia entre fatos individuais e sociais. Com a ajuda deste filósofo, podemos construir uma psicologia na qual a psicologia social e a psicologia clínica se interpenetram constantemente.

É o conceito de afeto que permitirá que ultrapassemos essa antiga e marcada diferenciação que a psicologia e a psicanálise estabeleciam entre indivíduo e sociedade, entre fatos sociais e individuais, passando a considerar essa constante interpenetração das duas dimensões. O que existe entre os dois campos são diferenças de regime, e não de natureza. Eles mantêm entre si uma relação de coextensividade (DELEUZE; GUATTARI, 1976). O indivíduo é uma multidão, a multidão é composta de múltiplos indivíduos e é, nela mesma, um indivíduo multiplamente composto.

Spinoza abre espaço também para que consideremos a dimensão do coletivo como uma dimensão ontológica, pré-individual. Essa dimensão está presente nos grupos humanos, mas pode ou não ser acionada. Acionar a dimensão do coletivo foi o que pretenderam os que lutaram pelo fim dos manicômios quando realizaram grupos em instituições. Instaurar assembleias e grupos horizontais de discussão entre profissionais e pacientes, subvertendo hierarquias e tecnicismos, foi a estratégia usada por Basa-

O TRABALHO COMO OPERADOR DE SAÚDE

glia (1972) na reforma psiquiátrica italiana para acionar essa dimensão insurgente e transformadora que está sob todas as organizações humanas. Também Antônio Lancetti (1993) fez dos grupos institucionais a principal estratégia na desconstrução do hospital Anchieta em Santos. Na perspectiva de Spinoza, a dimensão do coletivo ou da multidão não está escondida em nenhum lugar, ela sempre está logo ali, e sempre pode ser acionada, se soubermos construir estratégias eficientes para isso, o que não deixa de ser algo raro e sem garantias prévias. Abre-se dessa forma todo um campo de experimentação para a psicologia, ainda que se tenha que abrir mão da busca de uma psicologia verdadeira. A verdade é um grau de potência do pensar, um modo de afetar e ser afetado, e não um certo discurso com regras formais ao qual deveríamos nos submeter; também não é a simples adoção um modelo lógico matemático. Não diz respeito a conteúdos, antes às forças que os atravessam.

A pesquisa de doutorado de Marianna Araújo se propõe a pensar e construir uma clínica da atividade a partir de conceitos spinozistas, o que nos leva a muitas reflexões sobre *o ato* nessa filosofia. No campo da psicologia clínica, ou da psicanálise, já se considerou a ação como algo a ser desaconselhado durante o tratamento. Pedia-se aos analisandos que adiassem decisões como casamentos e separações, enquanto estivessem em análise. Agir neste momento poderia estar a serviço da resistência, no chamado *acting out*. Noutros campos da psicologia pode ser difícil pensar a ação, já que podemos estar envolvidos com a história individual, com as profundidades psicológicas ou com modelos prévios de funcionamento psíquico. Abordemos mais de perto o que é agir para Spinoza, para construirmos uma perspectiva de valorização da atividade ou da ação, como a que parece buscar a clínica da atividade em Psicologia do Trabalho, na perspectiva de Yves Clot, também ele um estudioso de Spinoza.

Já na parte I da *Ética*[111] verificamos que a potência de Deus e a existência das coisas que Ele cria estão indissoluvelmente ligadas. Essência envolve existência (*Ética*, Parte I, Proposição 7). Deus não está dissociado do que ele cria, mas cria e se cria a si próprio ao existir. Não esquecendo que Deus em Spinoza é sinônimo de natureza, podemos considerar que conhecer o mundo é a melhor maneira de conhecer a Deus. Deus está no mundo, e não escondido em algum lugar, acima de nós, nos julgando e castigando. Analogamente, se consideramos a nossa própria potência singular, ou o nosso

---

[111] Ver: SPINOZA, B. *Ética*. Belo Horizonte, Autêntica, 2014.

desejo, Ele também está indissoluvelmente ligado às coisas que criamos, e quando as criamos nos recriamos a nós próprios também. Isso ocorre porque a potência de Deus ou da natureza age em nossa essência singular. Existência e potência estão, portanto, ligadas, de maneira autopoiética.

Em nossa existência, somos determinados por causas exteriores, e não somente por nossa potência. Porém Spinoza reserva a palavra "ação" para aquilo que fazemos quando estamos sendo determinados por nossa própria potência. Quando se está em si (*Ética*, Parte III, Proposição 6), se é livre. Somos tanto mais livres quanto mais pudermos agir segundo essa determinação. Isso vale tanto para os indivíduos estritamente considerados quanto para os grupos humanos, para a vida coletiva. Por outro lado, quando estamos na paixão, ou seja, quando estamos determinados a partir do que é exterior ao nosso conatus, ou ao nosso desejo, não agimos, mas padecemos.

Dissemos que é o conceito de afeto que nos permite ultrapassar a marcada diferenciação entre fenômenos individuais e sociais. Isto se dá porque os coletivos humanos são formados a partir do afeto. E o que é afeto para Spinoza? É variação de potência, sendo a variação para mais, o aumento de nossa potência, percebido por nós como alegria, e a diminuição como tristeza, nas várias nuances que esses afetos possuem, como o medo, a inveja, o ódio, ou o contentamento, o júbilo, e muitos outros, cada uma dessas nuances concebidas como graus de potência. Os afetos são efeitos dos encontros de corpos, ou das afecções que fazemos. Somos constantemente afetados pelos outros corpos da natureza: humanos, animais, materiais. Eis porque não podemos estar sempre agindo de acordo com nossa própria potência, pois as potências de outros corpos agindo sobre nosso corpo limitam-no. Além disso, somos particularmente afetados pelos afetos vividos por aqueles a quem consideramos como nossos semelhantes (*Ética*, Parte III, Proposição 27). Se alguém a quem amamos nos apresenta alguém que ele próprio ama, isso já é meio caminho para que também amemos essa pessoa. O contrário também acontece: sem conhecer, estamos predispostos a não gostar de alguém a quem nossos objetos de amor odeiam. Não somos virgens em nossos encontros com pessoas: entre nós e a realidade há uma espécie de filtro constituído por nossa imaginação, meio pelo qual conhecemos os efeitos dos encontros de corpos sobre nós. Um meio não muito fidedigno, pois esse conhecimento diz mais respeito ao estado do nosso corpo do que aos corpos exteriores que nos afetam. Mas, paradoxalmente, é por esse meio que nos unimos a outros seres humanos. Nos unimos por motivos que podem ser fúteis, como por pertencermos a um mesmo time

O TRABALHO COMO OPERADOR DE SAÚDE

de futebol, por frequentarmos a mesma universidade, a mesma igreja, ou por morarmos num mesmo bairro. Estabelecemos esses elos de semelhança que são, também eles, frutos de nossa imaginação, face à multiplicidade que constitui cada indivíduo. Podemos passar a odiar um povo inteiro ou uma família inteira porque tivemos uma má experiência com algum de seus membros. Esses laços afetivos são instáveis, já que os afetos variam como os fenômenos meteorológicos ou como as ondas do mar. São imprevisíveis. Para Spinoza, são a presença da natureza em nós.

Como dissemos, é justamente por meio desses afetos que a multidão é constituída. O contágio afetivo é o que faz com que nos unamos. Essa união pode se dar pelo medo (RAUTER, 2017), ou pela alegria, como no carnaval, quando, esquecidos dos medos que há até bem pouco tempo faziam-nos temer as ruas, os brasileiros se juntam nas escolas de samba e nos blocos. Nascida dos enganos da imaginação, a multidão ou a união com nossos semelhantes faz aumentar nossa potência. O mesmo tipo de "engano" está presente na definição spinozista de amor, uma alegria acompanhada da ideia de uma causa exterior. Para Spinoza, o aumento de potência referido exclusivamente a uma causa exterior, como o amor por um determinado objeto, apresenta uma limitação, pois a ampliação de nossa potência deve ser buscada em nossa própria potência. Mas, longe de menosprezar os afetos humanos, Spinoza quer compreendê-los, estudá-los em seus deslocamentos num plano de superfície.

Estamos constantemente ameaçados por potências maiores que as nossas, que podem nos destruir e diante das quais o indivíduo isolado está sempre em desvantagem. Qual é o único meio disponível para enfrentar essa situação de constante ameaça presente na natureza como um todo e na política? A união com outros indivíduos, já que um homem é um Deus para outro homem, diz Spinoza (*Ética*, Parte IV, Proposição 35, corolário. 2, esc.).

A capacidade de nos unirmos a quem consideramos semelhantes é a nossa maior força. Eis o paradoxo Spinozista, para quem se, de um lado, as imaginações da mente podem nos enganar, por outro, ao nos unirmos a outros semelhantes, nos tornamos mais potentes. Na multidão abrimos mão, de certo modo, de nossa potência individual em prol da potência do coletivo. É certo que não nos agrada obedecer a um semelhante, e lutamos contra isso; porém experimentamos a utilidade do agir na multidão com o aumento de nossa potência e a possibilidade, tornada mais concreta, de realizarmos objetivos comuns. A multidão, como indivíduo multiplamente composto, está também sujeita a variação afetiva. Pode estar diminuída em sua potência pelo medo, mas pode estar num grau máximo de potência, quando os indivíduos que a compõem formam "um só corpo e uma só mente" (SPINOZA, 2009, cap. 2, p. 15) numa luta política. A multidão pode atacar um alvo errado, tomar por inimigo alguém que não o é, deixando de perceber quem são seus reais inimigos. A multidão é mente e corpo: na vida coletiva pensamos e agimos melhor, pensa Spinoza, descortinando-se nesse ponto uma concepção de razão que está ligada à vida coletiva, à vida em comum. Spinoza se refere à razão, na parte IV da *Ética*, como algo muito diferente daquele tipo de conhecimento produzido num espaço retirado do mundo e dos afetos em sua constante variação. Ao contrário, diz respeito a um tipo de conhecimento que provém de uma multiplicidade de experiências e, portanto, da vida coletiva. Spinoza pensa que, quanto mais encontros fizermos, mais potentes seremos, tanto do ponto de vista do corpo quanto do ponto de vista da mente.

Viver em concórdia, buscando o que é melhor para todos, diz respeito à ampliação do conhecimento coletivo, a uma ampliação da potência do pensar. Mas estaria este conhecimento restrito a alguns eleitos, aos filósofos, aos líderes? Não. Para Spinoza o conatus coletivo é constituído tanto dos sábios quanto dos ignorantes. Cada um dos indivíduos que compõem a multidão persevera no ser com suas virtudes e suas deficiências e é contagiado pelos afetos dos semelhantes, no sentido horizontal, de modo a constituir esse indivíduo multiplamente composto que é a multidão. Quando está "sob a jurisdição de si mesmo" (SPINOZA, 2009), e não submetido à jurisdição de outrem, um povo é mais livre, mais capaz de agir segundo o conatus coletivo ou a potência da multidão. Analogamente, quando "se está em si", se é mais capaz de agir, ressalvando-se que este si não é uma interioridade, mas a natureza ou Deus que está presente em cada indivíduo.

A dominação política também se estabelece por meio dos afetos: esperança e medo são utilizados pelos governos para manter seu domínio sobre a multidão. Sendo os afetos humanos instáveis, o medo pode se transformar em revolta, o que torna um governo pelo medo mais instável que um governo pela esperança. A potência dos tiranos é ilusória: eles a retiram da própria multidão, sequestrando-a. Enquanto dura o governo de um tirano, podemos ter certeza de que ele conta com adesão de parte significativa da sociedade, ainda que essa adesão seja silenciosa. Mas, em face da instabilidade que caracteriza os afetos humanos, essa configuração pode mudar de uma hora para outra. Por isso, para Maquiavel, parceiro de

O TRABALHO COMO OPERADOR DE SAÚDE

Spinoza no Tratado Político, um governo é eterno enquanto durar, como o amor para Vinícius de Moraes. O governo de um tirano ou qualquer governo dura enquanto a potência da multidão o sustentar.

Uma das concepções mais revolucionárias da filosofia de Spinoza, neste ponto influenciada pelo pensamento de Maquiavel (1994), é aquela que diz respeito à positividade do conflito. Há uma relação virtuosa entre conflito e lei demonstrada, por exemplo, quando ele crê que é dos conflitos que podem resultar boas leis. Porém nem todo conflito tem esse desfecho, pois alguns podem ter efeitos destrutivos.

A concepção spinozista do direito está indissoluvelmente ligada à noção de conflito. O direito de um só para nada serve, pois só se torna operante na vida coletiva. Ele se define pela potência da multidão, que é produtora de leis e regras, numa concepção que temos dificuldade de compreender a partir de nossa experiência atual do direito, na qual as leis se apresentam como algo a ser obedecido mais do que algo a ser construído. Direito e luta, direito e conflito estão indissoluvelmente ligados nessa filosofia, e neste ponto podemos pensar num tipo de obediência que não está ligada à submissão, mas à construção de um estado civil que contemple o bem comum.

A positividade do conflito na filosofia de Spinoza se faz acompanhar do elogio da multidão como dimensão primeira, estabelecendo um primado da vida coletiva ou da multidão na análise do funcionamento de uma sociedade ou das instituições. Este primado da multidão nos permite chegar a uma concepção na qual a linguagem não é primeira, mas está constantemente atravessada pela variação afetiva e pelo corpo. Não é o diálogo nele mesmo que teria qualquer eficácia, mas o grau em que ele diz respeito a um processo que subjaz a ele. O conatus – ou a potência da multidão – não é interpretativo, ele é primeiro em relação à linguagem. Para ilustrar o que queremos dizer, retornemos aos processos de desconstrução das instituições totais, narrados por Basaglia (1972) nas experiências de reforma psiquiátrica dos anos 60: o que Basaglia pretendia ao instaurar de alto a baixo assembleias e grupos institucionais era criar condições para que a multidão pudesse se expressar, desfazendo as hierarquias institucionais que colocavam os loucos no grau mais baixo e os médicos e sua psiquiatria asilar no topo. Como dissemos, a multidão não está escondida em nenhum lugar, ela sempre pode ser acessada, se soubermos construir estratégias para isso. Esse processo de desconstrução não diz respeito à linguagem nela mesma, ainda que utilizemos a linguagem nos grupos institucionais e nos diálogos ali estabelecidos. O mais importante é a criação de condições para que o corpo da multidão fale. Por essa via, falar é agir, e não interpretar.[112]

Trouxemos brevemente neste texto algumas das ricas questões levantadas pela tese de Marianna Araújo, buscando desenvolvê-las. O estudo da filosofia de Spinoza pode levar a muitos lugares inusitados. Como o próprio filósofo avisa em muitos momentos, ele irá nos conduzir pela mão no estudo de sua obra. Ler a *Ética* é como entrar numa espiral, onde uma proposição sempre remete a proposições anteriores, num movimento sem fim. Conduzindo-nos por essa mão, que alguns acham que é "de ferro", entraremos nessa vertigem, da qual talvez não saiamos mais... Mas qual é o fascínio dessa filosofia do século XVII para os dias atuais? Talvez ela nos aproxime de um mundo já distante para nós, onde o protagonismo da multidão se fazia presente na vida política de um modo que desconhecemos. Um mundo anterior às muitas tecnologias de dominação e de controle que conhecemos, desenvolvidas pelo capitalismo para se perpetuar, quando muitos já previam seu fim próximo. Spinoza nos ajuda a perceber que esse projeto fracassará, ao descortinar a potência da multidão como uma dimensão que não poderá ser obstaculizada.

Ressonâncias

Observamos que o diálogo entre a clínica da atividade e a filosofia spinozista cria movimentos e recursos novos para o fazer clínico e amplia os conceitos. Esse debate abre possibilidades para outras pesquisas e contribuições. Ademais, afirma, em conjunto, a importância de resgatar a filosofia spinozista para se pensar o contemporâneo e o quanto essa filosofia, ao trazer a primazia da ação e o protagonismo da multidão, nos oferece recursos para intervir-agir na vida em ato, no trabalho situado.

Rauter (2017) afirma que dialogar com Spinoza, um filósofo do século XVII, para a cena no século XXI acarreta ressonâncias entre campos diferentes do saber, com a finalidade de colocar novos problemas e para construir novas estratégias, de modo a ampliar nossa compreensão e nossa capacidade de intervenção sobre os fenômenos, no caso da clínica da atividade, no mundo do trabalho. Observamos que, tanto na clínica da atividade como na filosofia spinozista, há uma valorização da atividade ou

---

[112] *Cf.* "Linguagem e Poder em Spinoza: a questão da interpretação". *In:* BOVE, L. (org.). *Espinosa e a Psicologia Social*: ensaios de ontologia política e antropogênese. Belo Horizonte: Autêntica, 2010, p. 77-88.

O TRABALHO COMO OPERADOR DE SAÚDE

da ação; percebemos, então, o porquê de o diálogo entre a clínica da atividade e a filosofia spinozista ter começado por aí. É a partir da ação com os outros, dos afetos, que a multidão é constituída – e por meio dela podemos enfrentar aquilo que nos ameaça.

Verificamos um elogio de Spinoza à multidão, assim como na clínica da atividade é feito o elogio ao coletivo. Há um primado da vida coletiva ou da multidão na análise do funcionamento de uma sociedade ou das instituições. Rauter (2017) afirma que esse primado é que nos permite também chegar a uma concepção de que a linguagem não é primeira, mas está constantemente atravessada pela variação afetiva. Ela nos faz um convite ao falar de uma concepção de clínica que crie condições para que o corpo da multidão fale, para que a multidão seja protagonista da vida. Vemos nesse convite um desafio à metodologia clínica da atividade para propor instrumentos que acionem a multidão em que se façam valer os direitos e os valores dos trabalhadores.

11

TERAPIA OCUPACIONAL E CLÍNICA DA ATIVIDADE: INTERCESSÕES NOS DEBATES DA ATIVIDADE DE FORMAÇÃO

Roberta Pereira Furtado da Rosa
Claudia Osório da Silva
Maria Elizabeth Barros de Barros

Introdução

Este texto se propõe a apresentar uma pesquisa de doutorado que teve como foco a formação do terapeuta ocupacional na perspectiva da atividade. Falamos de uma atividade de formação que está diretamente ligada aos processos de intervenção desse profissional no trabalho, e, para discutir isso, foi feita uma intercessão com os estudos em clínica da atividade. Tal articulação é possibilitada por uma compatibilidade epistemológica que nos permite estabelecer um diálogo entre o conceito de atividade – desenvolvido pela clínica da atividade – e um modo de pensar a atividade em terapia ocupacional, ampliando o debate teórico-conceitual na formação desse profissional. A perspectiva de estudo em terapia ocupacional estudada aqui se articula com os estudos da arte, da filosofia e do corpo. Tal debate nos ajuda a pensar em modos de formar e intervir que possibilitam um exercício de análise da atividade, de modo processual, e que se serve das experiências vividas para produzir novas experiências. Uma análise que, atenta aos movimentos do presente, mobiliza outros modos de pensar, perceber, sentir e agir, ou seja, produz subjetividade pela atividade. O estudo foi feito a partir de uma experiência de trabalho em uma Instituição de Ensino Superior (IES) onde a então doutoranda é também trabalhadora e onde participou como tutora de um projeto de pesquisa e extensão com estudantes do curso de terapia ocupacional: o PET Saúde Redes. Este é o campo privilegiado de análise.

Como caminho metodológico, afirmamos um exercício de pesquisa que é também intervenção, que busca produzir um olhar estrangeiro sobre o próprio campo. Para isso, foram usados conceitos da análise institucional, como a análise de implicações. Como ferramentas para a análise da atividade, foram usados o diário de campo, ao modo como Lourau (1993) propõe, e o exercício de instruções ao sósia. Este último foi desenvolvido em parceria com outra pesquisa, de mestrado (CONCEIÇÃO, 2016), desenvolvida no mesmo grupo, o Nutras (Núcleo de Estudos e Intervenções em Trabalho, Subjetividade e Saúde).[113] Ambos os métodos, o diário de campo e o exercício de instruções ao sósia, fazem o acompanhamento dos processos formativos dos estudantes e da tutora por meio do debate das controvérsias vividas em campo, possibilitando, assim, o acesso ao real da atividade.

Essa análise desloca os modos já instituídos do fazer, permitindo ampliar os recursos para a ação de todos os participantes, e no desenvolvimento dessa atividade é possível cuidar de todos. Um cuidado que se refere a um exercício de si sobre si, que permite ampliar os modos de perceber e intervir no presente. Falamos de uma formação como processo contínuo, e é nesse caminho que apostamos na intervenção e formação em terapia ocupacional. Entendemos que colocar o estudante em atividade, fazendo-o pensar em seu próprio processo de constituição, pode contribuir também para que ele, como profissional, pense outros modos de intervir, operando nesse movimento processual da vida. A atividade aqui está sendo entendida como meio e fim dessa prática, uma vez que a atividade que analisamos se refere aos processos em curso no trabalho, ou na vida, e a finalidade dessa análise é nos colocar ativos.

Apresentando o terreno e as ferramentas da pesquisa

Todo esse material produzido nos quatro anos de doutorado é resultado de uma variedade de experiências que nos mobilizaram, e, nesse processo de construção de uma tese, também um corpo pesquisadora foi sendo construído. A pesquisa realizada traz as indagações de uma terapeuta ocupacional que está continuamente buscando caminhos que a ajudem a afirmar uma prática profissional, seja ela na clínica ou na docência.

A pesquisa se debruça sobre a prática docente, em que vários encontros nesse novo campo passam a interpelar um corpo (docente/pesquisadora). Assim, a construção da tese, durante o curso de doutorado, serviu como

---

[113] Apresentado em outros capítulos deste livro.

O TRABALHO COMO OPERADOR DE SAÚDE

ferramenta para colocar em movimento tais indagações. É diante disso que elegemos uma questão principal: como formar terapeutas ocupacionais na perspectiva da atividade?

A formação de que falamos se relaciona aos modos como nos constituímos e constituímos o mundo, ou seja, ela se dá como um exercício que nos permite produzir outros modos de pensar, agir, perceber a realidade, abrindo a possibilidade de modificá-la no mesmo movimento em que nos modificamos. Falamos de uma formação que produz subjetividade. Nesse processo de formação, estamos interessados em acompanhar como nos tornamos terapeutas ocupacionais de maneira contínua.

Nesse caminho começa a se compor um campo problemático: as indagações, sob a perspectiva docente, se voltam para os processos formativos na Instituição Pública de Ensino Superior. Pensamos em como construir ferramentas que nos ajudem a acompanhar o processo formativo com os estudantes, aproveitando suas experiências como meios para ampliar os recursos para ação que possam servir à clínica que eles vão exercer como profissionais. Falamos em modos de formar que se articulam com os modos de intervir nessa profissão, ou aos processos formativos que se ligam ao trabalho do terapeuta ocupacional e como ele se coloca em atividade em seu ofício. Entendemos que é por meio da análise desse processo que a atividade desse profissional pode se desenvolver.

Falamos de uma formação na perspectiva da atividade, ou seja, como a atividade nos serve como ferramenta conceitual que nos ajuda, pela sua análise, a colocar em movimento os modos de formar e de intervir em terapia ocupacional. Nesse debate da atividade notamos uma compatibilidade epistemológica que nos permite estabelecer o diálogo entre um modo de pensar a atividade em terapia ocupacional e o conceito de atividade desenvolvido pela clínica da atividade. Pretendemos, na construção desse diálogo, produzir interferências que contribuam para ampliar a densidade conceitual em torno da questão da atividade na terapia ocupacional.

Seguimos uma perspectiva em terapia ocupacional que direciona seus estudos sobre a atividade humana a partir da interface com a arte, o corpo e a filosofia. Articulamo-nos com esse modo de pensar a terapia ocupacional e com o conceito de atividade a partir dessas intercessões. Falamos de intercessão como uma relação com outros domínios que é "de interferência, de intervenção através do atravessamento desestabilizador de um domínio qualquer [...] sobre outro" (PASSOS; BARROS, 2000, p. 77).

Pensamos em modos de formar, pesquisar e intervir que tomem a atividade como ponto principal da análise. Assim, a metodologia da clínica da atividade torna-se relevante para o nosso estudo por ser uma ferramenta que contribui grandemente para ampliar e mobilizar tais debates.

Como metodologia desse estudo, buscamos exercitar um modo de pesquisar marcado pela experiência, e nesse sentido colocamos em análise a experiência de trabalho da própria pesquisadora, em que foi preciso produzir continuamente um corpo estrangeiro, ao qual fosse possível estranhar o espaço cotidiano das práticas, olhando-o de outro modo. Articulamo-nos também com a perspectiva da Análise Institucional Francesa com Lourau (1993) e outros autores, brasileiros (OSÓRIO DA SILVA; ZAMBRONI; BARROS, 2016), lançando mão de alguns de seus conceitos. Damos destaque a uma maneira de pesquisar que afirma a não neutralidade. Uma pesquisa engajada que pretende habitar territórios e se deixar impregnar por eles, em que a produção do conhecimento se dê junto ao campo pesquisado, e não sobre esse campo (ALVAREZ; PASSOS, 2009). Compreendemos que "todo processo de pesquisa intervém, participa da produção de uma realidade que não é jamais estática e acabada" (OSÓRIO DA SILVA; ZAMBRONI; BARROS, 2016, p. 60).

Discutir a atividade de formação do terapeuta ocupacional inclui trazer de modo mais amplo os debates da formação em saúde, uma vez que essa profissão se insere no rol das profissões de saúde no Brasil. Estes são guiados pelas Diretrizes Curriculares Nacionais (DCNs) criadas em 2001, que têm como eixo comum: a formação de profissionais promotores do cuidado em saúde a partir dos princípios norteadores do Sistema Único de Saúde (SUS).

Notamos nas DCNs e na NOB/RH-SUS um destaque dado à formação ligada a uma proposta de educação permanente que permite articular a realidade das práticas em saúde com os saberes desenvolvidos nas universidades. Essa visão também se destaca no Projeto Pedagógico do Curso de Terapia Ocupacional do Instituto Federal do Rio de Janeiro (IFRJ), quando diz que a iniciação científica, a extensão e a monitoria se configuram como atividades complementares que se vinculam à matriz do curso, proporcionando flexibilidade ao processo formativo pela escolha do estudante na área de interesse.

> A extensão articulada com o ensino contextualiza a formação às questões sociais contemporâneas, servindo de meio que

O TRABALHO COMO OPERADOR DE SAÚDE

> propicia as trocas entre os saberes científicos e populares e o direcionamento de projetos de pesquisa e de intervenção voltados à demanda da sociedade (BRASIL, 2018, p. 83).

O campo de pesquisa investigado se refere ao campo de trabalho da tese que é aqui apresentada: uma Instituição Pública de Ensino Superior, o IFRJ, Campus Realengo, que mantém cursos de graduação na área da saúde (Farmácia, Fisioterapia e Terapia Ocupacional). De modo específico, damos foco em projetos de pesquisa-extensão desenvolvidos nessa instituição, dos quais faziam parte alunos de terapia ocupacional. Esses projetos se referem ao PET Saúde (Programa de Educação pelo Trabalho para a Saúde) e são propostos pelo Ministério da Saúde, em parceria com o Ministério da Educação, com o objetivo de promover a integração ensino-serviço-comunidade e a educação pelo trabalho, por meio do fomento de grupos de aprendizagem tutorial (Brasil, 2010b). Esse direcionamento se refere a um modo de pensar os processos formativos que se aproxima das nossas indagações nessa pesquisa. Desta forma, torna-se necessário o estudo do dispositivo PET Saúde. Os projetos PET Saúde Redes[114] se desenvolveram por dois anos nessa IES – de 2013 a 2015. Foram, ao todo, dois projetos em que cada um teve como equipe 12 alunos bolsistas, seis preceptores (trabalhadores da rede de saúde local) e um tutor (professora da IES). O Projeto PET Saúde Redes, no qual a autora da pesquisa atuou como tutora, teve como campos de ação dois Centros Municipais de Saúde (Bangu e Sulacap) e uma Clínica da Família (Realengo).

As ferramentas metodológicas usadas nessa pesquisa foram: o diário de campo da pesquisa e o exercício de instruções ao sósia, desenvolvido com os alunos bolsistas do PET Saúde Redes. Essa segunda ferramenta foi feita em parceria com outra pesquisadora também participante do grupo de pesquisa Nutras. Essa parceria faz desse campo um meio de discussão de duas pesquisas distintas, mas que têm como ponto comum pensar a formação por meio da ação. Dessa forma, contribui para ampliar os debates em ambas as pesquisas.

As ferramentas adotadas têm como propósito trazer uma situação vivida e retrabalhar essa experiência. Nesse exercício, não apenas se acessa uma memória, mas a gênese das escolhas, tornando evidente a atividade presente no processo. É essa recriação do vivido que permite a possibilidade de novas experiências (CLOT, 2000).

---

[114] A designação PET Saúde Redes de Atenção se refere ao Edital nº 14, de março de 2013, do Ministério da Saúde, para seleção de propostas para PET Saúde, que nessa edição teve como temática central as Redes de Atenção (PET Saúde Redes) (BRASIL, 2013).

O diário de campo como meio mobilizador do trabalho em saúde no PET

A atividade de formação, levantada como questão a partir da experiência docente, vai tomando corpo nessas reuniões do PET Saúde Redes, nesse lugar de tutora assumido pela docente. Aqui é colocado o desafio de, ao pesquisar a mesma instituição na qual se trabalha, habitar o próprio território de uma outra forma. Podemos pensar em um modo de pesquisar que se afirma como uma "epistemologia da estrangereidade" (MISOGUCHI, 2016), ou seja, ao pesquisar foi preciso produzir continuamente esse corpo estrangeiro, que permite estranhar o espaço cotidiano das práticas, olhando-o de outro modo, estranhando o campo e a si mesmo.

Visando à análise da atividade de trabalho dos participantes do PET (alunos e tutora), são criados métodos que buscam desenvolver esse processo de trabalho, para analisá-lo. É perante essa proposta que a ferramenta do diário de campo ajuda. A escrita do diário de campo é marcada por uma experiência irrepetível, por uma singularidade, e, ao ser usada como ferramenta para análise das práticas, intensifica o diálogo interior entre análise e intervenção, incluindo nessa alternância o desenvolvimento da atividade de trabalho do próprio pesquisador/trabalhador (OSÓRIO DA SILVA; ZAMBRONI; BARROS, 2016). No encontro com o material escrito no diário, é possível retomar, por meio daquilo que foi realizado, a variedade das outras ações concorrentes que também estão presentes no curso da atividade.

A proposição do diário de campo foi inserida nos processos de trabalho e supervisão desde o início do projeto. Ele servia como disparador do diálogo durante as reuniões de supervisão que ocorriam semanalmente com os estudantes extensionistas. Foi proposto que nele deveriam ser anotadas todas as intensidades vividas em campo, que abarcavam desde questões que eles elegiam como relevantes no acompanhamento do trabalho em saúde até percepções, incômodos, dúvidas, sonhos, ou seja, tudo o que eles poderiam relacionar com a experiência de atuar em um projeto de pesquisa e extensão no âmbito do SUS. A partir dessa encomenda,[115] surgiram variados discursos levantados pelas anotações dos estudantes.

Apresentamos, então, algumas questões que apareceram de modo mais frequente no diário de campo. Percebemos que a entrada dos estudantes em campo nos serviços de saúde produziu neles um certo deslocamento, provocado

---

[115] Esse termo é usado no texto a partir das referências da Análise Institucional Francesa (LOURAU, 1993).

O TRABALHO COMO OPERADOR DE SAÚDE

por esse novo campo de práticas que os mobilizava. Foi a partir desses diálogos, disparados pelas questões levantadas pelos estudantes, anotadas em seus diários, que a pesquisadora/professora /tutora também escreveu seu diário. A seguir, um trecho do diário que traz a transcrição da fala dos estudantes e a reflexão da tutora, mostrando deslocamentos (dos estudantes e da professora/tutora):

I: *"[...] (o preceptor) me disse que está tudo certo, mas apresentou a gente só para uma pessoa da Estratégia de Saúde da Família (ESF). Não conhecemos a equipe, estou me sentindo perdida";*

W: *"[...]elas (as preceptoras) acham que a gente tem que fazer as coisas por conta própria, dizem isso pra gente, mas não acho que tem que ser assim, elas precisam participar".*

Tutora: Me senti incomodada de imaginar que todos me viam aqui, na imagem de tutora, como aquela que vai resolver todos os problemas, como representante ou como aquela que é mediadora de conflitos. Percebi uma grande ansiedade e preocupação com tudo o que está para acontecer.

Eles buscavam, assim como a tutora, modos de funcionar diante das incertezas que o campo lhes apresentava. Interessante notar a potência de um campo de práticas que desafia tanto aluno como professora/tutora a entrarem juntos em um exercício de retomada das ações para a construção de encaminhamentos possíveis mediante aquilo que se apresenta como interrogação no campo. Como cada um de nós, como novatos, criávamos, juntos, recursos ainda não experimentados para lidar com as situações de trabalho?

Esses discursos dos alunos bolsistas podem ser tomados de modos distintos: como denuncismo ou como motor de criação de outros modos de funcionar.

No modo denúncia, as situações destacam-se como fatos isolados a serem corrigidos. Com isso ocorre uma naturalização de problemas, de lugares, de encargos sociais, de práticas, nesse caso, especificamente do profissional de saúde. Quando esse movimento esperado, ou esse modo tido como ideal nas atitudes de um profissional de saúde não é encontrado, e os fazeres vividos no cotidiano de trabalho destoam dessa expectativa, tais fazeres são tomados como atitudes equívocas. Definir desse modo não ajuda a perceber que também a própria crítica, os discursos, os pensamentos sobre tais atitudes são produzidos nesta mesma relação. A crítica, quando ligada a uma atitude individual, pode acabar por desconsiderar a própria relação, posicionando os denunciantes como externos à questão levantada.

Outro modo diferente desse pode ser afirmado ao sustentar as questões trazidas pelos estudantes tomando-as de modo impessoal, ou seja, considerar que tal ação se dá sempre no entre, nem colada naquele que age nem fora dele, mas em um espaço-tempo comum, em um plano coletivo que é relacional (TEIXEIRA; BARROS, 2009), e assim não focamos naquele que fez algo, mas na própria ação ou nas práticas vistas como um modo singular de fazer.

No processo de ensino e aprendizagem em saúde, vão se construindo compreensões e ideias sobre a intervenção profissional, no cotidiano dos serviços, e nesse processo se aprende um prescrito para essas práticas. Porém, se esse prescrito passa a ser fixado como regra geral imutável, desconsiderando as renormatizações indispensáveis a qualquer ação, corre-se o risco de um enfraquecimento das possibilidades de ação e de trabalho. Isso se relaciona a um certo higienismo das práticas que invade os espaços de trabalho em saúde. Nesse caminho, os conflitos que surgem no trabalho são tratados como algo isolado, como problema individual de um ou outro trabalhador, e se busca para isso soluções urgentes e imediatistas para que ele não atrapalhe o andamento ou a boa organização do trabalho.

Clot (2010a) critica essa lógica higienista que desenha o trabalho como algo dado, com regras cristalizadas e sem possibilidade de serem discutidas e repensadas. Para ele, no trabalho sempre se pode construir novas possibilidades, novas soluções, quando em diálogo com o gênero de atividade profissional. Assim, as controvérsias, em vez de serem problemas que atrapalham o andamento do processo de trabalho, são, ao contrário, os motores para que se caminhe e se crie no próprio trabalho, a partir da participação e construção conjunta dos pares.

Acreditamos que só assim, envolvendo-se nessas questões e buscando pensar mais sobre elas, é que se faz um trabalho bem feito. Assim, entendemos que a atividade de pensar passa necessariamente por aquilo que nos afeta (CLOT, 2006). Percebemos, deste modo, a afirmação do pensamento como atividade, não ligado somente à cognição, mas permeado por sensações e experiências.

Aproximamo-nos neste estudo do que estamos nomeando de "atividade de formação". Na medida em que podemos olhar o processo de constituição de nós mesmos e das práticas, pensando-o de modo diverso, desviando dos modos de subjetivação que nos constituem para poder experimentar outros devires, nos formamos. Acompanhando Foucault (1998), afirma-

O TRABALHO COMO OPERADOR DE SAÚDE

mos que não valeria de nada a obstinação de saber se esta só servisse para a aquisição de conhecimento e em nada permitisse o próprio descaminho daquele que conhece.

Indagamos como é possível formar terapeutas ocupacionais nessa perspectiva. Se entendemos que a terapia ocupacional tem como direção ampliar as possibilidades de vida e saúde dos usuários atendidos por meio da atividade, incluindo o exercício de sua análise, é necessário pensar uma formação que coloque em questão os modos como nos constituímos, produzindo um exercício de pensamento por meio da análise processual das próprias práticas. Formar, então, tem a ver com ampliar as possibilidades de ação no mundo.

A Atividade na Terapia Ocupacional: modos de formar e intervir

Se falamos de atividade de formação, nos perguntamos: o que nomeamos por atividade? Poderíamos então pensar o conceito atividade por meio de duas dimensões diferentes e ao mesmo tempo inseparáveis. A primeira se refere à concretude dos fazeres (produções variadas, gestos, movimentos que dizem de uma materialidade) e que podemos nomear, como muitos textos em terapia ocupacional, no plural: 'as atividades' ou 'os fazeres', como tudo que se faz sendo esses instrumentos mediadores do devir – uma dimensão que podemos considerá-la como objetiva. A segunda dimensão é mais ligada a um modo singular presente nesse fazer, ligada a uma história, ou seja, um modo de agir no mundo que marca escolhas, dúvidas, decisões, iniciativas, percepções, ideias, modos de fazer e de escolher não fazer, que dizem de uma ancestralidade desse fazer[116] e que aqui poderíamos nomear, como já propunha Tosquelles (2012, p. 25), de "atividade própria", relativa a essa atividade singular, que fala de uma estilização. Afirmamos a atividade como processo em que essas duas dimensões da atividade são, ao mesmo tempo, meio e fim da intervenção.

Para melhor compreensão, apresentamos o seguinte quadro:

---

[116] Ancestralidade do fazer é "a história de nossas organizações, de nossas vivências, de nossos fazeres" (ALMEIDA, 2011, p. 159). Essa história não se refere, no entanto, a um receptáculo de memórias ligadas ao passado, mas é ela que nos potencializa ao devir, atualizando em nós novas potências ao longo da vida.

Figura 1 – Atividade(s)

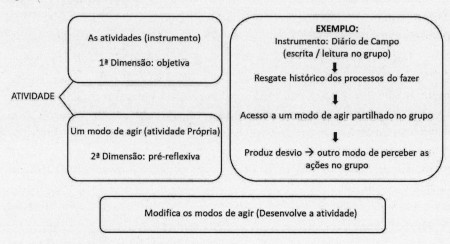

Fonte: elaborada pela própria autora

Importante marcar que as ferramentas ou artefatos diferem do que nomeamos de instrumentos. Um artefato ou ferramenta tem sua história, mas ela só se torna um instrumento quando vira meio para atingir certo objetivo de um fazer. Assim, uma ferramenta pode se tornar um instrumento diferente, segundo o modo como cada sujeito a utiliza (CLOT, 2007).

Como exemplo colocado no quadro, aproveitamos nossa experiência. A ferramenta do diário de campo é tomada como instrumento pela tutora e pelos alunos e serve como meio para expor as questões que nos mobilizaram no PET. Assim, essa escrita do diário por cada estudante e sua leitura junto ao grupo se refere a essa dimensão objetiva da atividade. Esse fazer permite um resgate histórico dos modos de agir no grupo de tutoria. No encontro com o material escrito no diário, é possível retomar a variedade das outras ações concorrentes que também estão presentes no curso da atividade. Nesse encontro se acessa a processualidade dos modos de fazer. Isso produz desvios, ampliando as possibilidades de ação.

Assim, se desenvolve "a atividade própria" (TOSQUELLES, 2012), ou seja, consideramos, então, que a atividade se desenvolve quando se desenvolvem os modos de escolher, pensar e agir, perceber. Desenvolvimento que não é evolução, mas deslocamento e ampliação de possibilidades.

Chegamos a essa elaboração de ideia por meio do diálogo feito entre textos e materiais que se referem ao termo atividade na terapia ocupacional e na clínica da atividade. Trazemos aqui alguns caminhos traçados por esses diferentes domínios. Na terapia ocupacional, vemos que o território profissional é marcado por uma multiplicidade de concepções e abordagens.

Destacamos que nossa compreensão do conceito de atividade se refere à mesma crítica já apontada por Nascimento (1990). Ela critica a ideia de que um fazer proposto por um profissional, por si só, se tornaria instrumento para a promoção da saúde/ação humana sem relação com os aspectos históricos, sociais e as relações de poder. Em oposição a tal mito, entendemos que a atividade inclui todas as circunstâncias que perpassam a vida singular de cada sujeito. Essas se referem aos sentimentos, usos do corpo, dúvidas, decisões, sensações, afetos, assim como à cultura, à história e aos sentidos construídos ao longo dela, às instituições, à política, às relações de poder no social etc.

Podemos também trazer essa crítica em relação ao conceito de atividade segundo Clot (2010b). Este autor, tendo como referência estudos de Vigotski, afirma que a atividade difere daquilo que é realizado, e que é evidente ao olhar. Clot difere atividade realizada de real da atividade. Esse real se refere ao que se faz, mas também ao que não se faz, ou ao que se desejaria poder ter feito, e também o que se faz para evitar fazer o que deve ser feito. Vemos, então, que a atividade é constituída por conflitos vitais.

Atividade e sua relação com o trabalho

Na terapia ocupacional nos anos 70 houve uma crítica ao modelo médico biológico (CASTRO *et al.*, 2004), que estava muito presente em práticas da terapia ocupacional e que vinha de uma concepção de saúde que não relacionava as condições estruturais da sociedade à produção social da doença, ou seja, as doenças eram vistas como o resultado de fatores autônomos entre si, mesmo os de ordem econômica" (SOARES, 1991, p. 209). Essa crítica abre possibilidades para outras práticas e concepções de atividade ganharem espaço, ampliando esse conceito. É afirmada a dimensão criadora da atividade humana e a compreensão de homem e sociedade como algo unitário (SOARES, 1991). A atividade humana é considerada, nesse contexto, como produto e meio de construção do próprio homem.

Em outra perspectiva de estudo, ligado às clínicas do trabalho, também a atividade é estudada no que se refere à sua relação com o trabalho, tendo diferentes linhagens históricas cuja fonte comum é discutir a unidade do ser humano. Destacamos, na ergonomia francofônica, os estudos de Wisner,[117] que traz essa visão positiva do trabalho. Para ele, o trabalho "é um lugar onde não se fica passivo, é um lugar de atividade, de saúde, de criação de um meio, não somente de ausência de doença" (CLOT, 2010c, p. 214).

Atividade e sua interface com a arte

Alguns autores têm se debruçado nessa interface entre arte e terapia ocupacional. A arte de que tratamos se refere a esse campo minoritário de construção de saberes que coloca o saber hegemônico em questão como forma de resistência da própria vida. É nesse caminho que trazemos importantes nomes do Movimento de Artes e Ofícios (MAO), como Ruskin e Willian Morris (ALMEIDA, 2015). Ambos veem a arte como um instrumento que produz mudança e que pode ser ativado pelos sujeitos, servindo como meio para construir outras possibilidades de viver e de lutar contra aquilo que os constrange. Alguns autores da terapia ocupacional se interessam pelo MAO, uma vez que essa intercessão contribui para o desenvolvimento dos modos de compreender a atividade como fonte de criação de vida. Há uma variedade de propostas em terapia ocupacional que trazem esse diálogo; uma delas muito conhecida é o debate entre arte e clínica impulsionado por importantes nomes como Nise da Silveira, Osório César e Luis Cerqueira, que seguiam um caminho comum ao afirmar a arte como instrumento de resistência à lógica psiquiátrica vigente à sua época, propondo outro modo de cuidado aos internos. Eles também seguiam influências de Simon (1937) e Tosquelles (2012).

Simon (1937) traz a proposta de uma "terapêutica ativa", que estimulava a responsabilidade do paciente em uma luta contra o patológico. Para ele, era preciso estar atento às forças existentes em todos os setores da vida corporal e anímica dos sujeitos. Tosquelles (2012, p. 44) também dizia que "cada vez que o paciente introduz alguma coisa de si no seu trabalho, os riscos de sua deterioração psíquica diminuem". Ele marca uma atitude que precisa ser afirmada contra a passividade que não se localiza apenas no usuário em tratamento, mas também nos profissionais (TOSQUELLES, 2012, p. 46). Ambos são referências comuns à clínica da atividade e à terapia ocupacional na perspectiva da atividade.

---

[117] Wisner foi um importante nome nos estudos em ergonomia. Era médico e estava atento às questões de saúde, tendo como foco o sujeito trabalhador que está inserido nas situações reais de trabalho e que sofre com sua condição social. A Ergonomia, segundo Wisner, transformou-se na luta pela saúde no trabalho, contra os acidentes e pela melhoria das suas condições (*apud* DANIELLOU, 2004).

O TRABALHO COMO OPERADOR DE SAÚDE

Pensamos os processos de intervenção e análise como um processo de formação pela atividade; assim, nossa aposta se direciona ao acompanhamento dos processos formativos em seu desenvolvimento, ou seja, falamos de uma análise da atividade que só pode funcionar de modo processual.

Vemos, então, as contribuições da análise da atividade segundo alguns autores da terapia ocupacional, entendida como uma análise sempre situada, em que lançamos mão de ferramentas nas quais apostamos, embora sabendo da imprevisibilidade dessas previsões. Assim, devemos estar atentos à relação que vai se estabelecendo no encontro com o outro, e, em meio aos acontecimentos, avaliamos as possibilidades de lançarmos mão de outras ferramentas. Para isso é necessário a construção de um olhar atento às relações que vão se constituindo nesse processo, ou um exercício de desacostumar o olhar para poder problematizar as ações do cotidiano (LIMA, 1997).

Em outro campo teórico, afirmando as contribuições da clínica da atividade, podemos pensar que analisar a atividade de trabalho dirige-se "não apenas ao procedimento realizado, mas também às intenções que levaram àquelas escolhas" (TEIXEIRA; BARROS, 2009, p. 86). Busca-se, nesse processo, ativar o protagonismo do trabalhador ao estimular o diálogo que une saber da experiência no trabalho com o saber acadêmico do analista do trabalho durante a intervenção.

A parceria na pesquisa – método de instruções ao sósia

Nesse caminho, lançamos mão de um segundo método para provocar esse desenvolvimento: o método de instrução ao sósia (CLOT, 2010b; CONCEIÇÃO, 2016), inspirado em Ivar Oddone (ODDONE *et al.*, 2020).[118] Esse método consiste em colocar o pesquisador como sósia do trabalhador. É proposto um exercício ao trabalhador: imaginar que o sósia irá substituí-lo por um dia no seu posto de trabalho; assim, o trabalhador deve orientar da melhor maneira possível o sósia sobre como agir no seu trabalho para que ninguém perceba a substituição.

Nessa intervenção foi feito um exercício de análise, levantando pontos mobilizados pela proposta, assim como debates referentes à formação

---

[118] Ivar Oddone era médico e psicólogo. Foi militante político-sindical italiano e um dos líderes do Movimento Operário Italiano (MOI). Esse movimento traz importantes contribuições teórico-metodológicas, sobretudo no que se refere às intervenções no ambiente de trabalho, tomando os trabalhadores como protagonistas em aliança com os profissionais de saúde (MUNIZ *et al.*, 2013). Oddone foi o criador, em 1970, do método de instruções ao sósia, para ser usado em espaços de formação com operários da FIAT, com a intenção de fazer aparecer o modo como cada trabalhador realizava a sua atividade de trabalho.

vivida no PET Saúde Redes pelos estudantes. Destacamos que a parceria na pesquisa foi importante, permitindo que a intervenção fosse feita por uma interlocutora externa ao campo. Isso pôde trazer outras inflexões, mobilizando não apenas os estudantes, mas também a tutora. Cristiane Lisbôa da Conceição,[119] a pesquisadora colaboradora, assumiu então a função de sósia.

Foram realizadas três reuniões com os estudantes: na primeira foi feita a contratação da proposta; na segunda realizamos o exercício de instrução ao sósia; e na terceira foi feita uma discussão desse vivido com a participação de todos. Onze alunos participaram da intervenção.

O segundo e o terceiro dias foram gravados em áudio. Após toda essa experiência, o material foi transcrito. Nós nos reunimos algumas vezes para analisá-lo, discutindo também a experiência vivida com o grupo de pesquisa Nutras. A partir disso, são traçadas algumas linhas de análise.

Primeira linha de análise: o que esse dispositivo fez funcionar?

Iniciamos com um trecho da fala da estudante que fez a função de instrutora:

1/72	Sósia: "Só vai estar eu e essa pessoa na sala?"
1/73	Instrutora: "Geralmente é... às vezes... ai que difícil! As vezes a gente prefere que fique só a pessoa que vai estar entrevistando a outra, e as vezes uma pessoa só assistindo. Depende do dia."
	[...]
1/75	Instrutora: "[...] após isso, após você ter certeza, pela conversa, que aquela pessoa tem perfil pro projeto, você faz o convite dela pro projeto, pro PET, pra oficina."

Nota-se que a estudante/instrutora, ao explicar como ela age no acolhimento, mostra facilidade em descrever o funcionamento do projeto em alguns momentos, como, por exemplo, quando se refere ao perfil dos participantes do PET, mostrando uma regra prescrita bem definida (1/75). Essa facilidade, no entanto, não se mostra presente quando a sósia lança perguntas que forçam a instrutora a explicar com mais detalhes essa atividade. Ela fala de uma dificuldade no momento em que a regra se mostra mais maleável (1/73).

---

[119] Psicóloga e doutoranda do PPG Psicologia – UFF; membro do Grupo de Pesquisa Nutras; pesquisadora colaboradora deste estudo.

O TRABALHO COMO OPERADOR DE SAÚDE

Quando abrimos para os demais alunos assumirem a função de sósia, estes também fizeram perguntas à instrutora. Nesse momento destacam-se dois tipos de pergunta: algumas parecem querer ajudar a instrutora a descrever melhor esse perfil de participantes do PET.

1/216	A: "Na oficina, que pessoas... com que idade eu convido a participar da oficina?"
1/217	R (Instrutora): "A partir dos 18 anos."

Outras perguntas, no entanto, focam nos imprevistos presentes no trabalho que fogem ao prescrito. Essas questões permitem que a instrutora modifique seu discurso, por exemplo, quando uma pergunta retoma o perfil.

1/277	A.S.: "R., se por algum motivo a pessoa gostasse muito da proposta da oficina e se mostrasse muito interessada, porém ela não faz o perfil, o que que eu faria?"
	[...]
1/282	R (Instrutora): "Você deixa ela participar (risos) (pausa). Desculpa, tutora!"

Essa fala mostra que o prescrito das normas não dá conta do real da atividade em curso no projeto. Apesar de a instrutora mostrar uma incerteza ao responder essa questão, ela afirma, junto com os demais, que suas ações transbordam o prescrito. Assumir isso perante um interlocutor externo e perante a tutora mostra que os estudantes sustentam esse real da atividade em conjunto.

Segunda linha de análise: debates da formação disparados pelo método.

Esse exercício possibilitou o debate da formação. Temas como afeto x neutralidade, uma postura profissional e ética do profissional são destaques no terceiro dia, sendo retomados na fala de algumas estudantes. A estudante abaixo se refere ao atendimento com um adolescente:

2/68. I: [...]"Meu Deus, eu tenho que me controlar, eu não posso...ou eu não posso chorar ou eu não posso fazer uma cara de espanto, ou uma cara de 'Ai, meu Deus'...", sabe? Querer pegar no colo. Então você tem que se manter ali meio...como uma profissional com aquele menino, sem perder a...não é..."
2/69. R (Instrutora): "A sensibilidade."

> 2/70. I: "É, sem perder sua sensibilidade. Você mostrar que você está ali disponível para ajudar, mas que você tem que ter essa barreira, essa barreira que eu digo assim, esse distanciamento para que não se confunda as coisas."
>
> 2/82. I: "É uma linha tênue..."

Segundo a estudante, haveria uma linha tênue entre uma certa insensibilidade e um descontrole, sendo necessário buscar esse lugar, para que o cuidado se efetivasse.

O primeiro ponto que achamos importante destacar é o fato de esses trechos falarem de afetos, ou seja, dos encontros que produzem desvio e fazem deslocar um modo de existência em nós. Isso nos remete à ideia de uma clínica que se dá no desvio, na desestabilização, de onde podem ser gerados novos mundos. É nessa linha tênue que se faz uma aposta clínica. Pensar a clínica como desvio significa olhar de modo atento para isso que desestabiliza, que causa impacto em nós, e acompanhar esse movimento.

O segundo ponto a ser destacado se refere a uma certa postura profissional a ser buscada pelos estudantes: notamos uma tentativa de tatear, na prática, um modo de atuar como profissional de saúde, como meio para se produzir bons encontros. No entanto, percebemos nas falas um esforço para que o dado que incomoda – esse impacto gerado no encontro – seja silenciado, na intenção de não atrapalhar a ação clínica. Um direcionamento que segue para o controle de sentimentos em prol do cuidado do outro, como mostramos no trecho a seguir:

> 2/175. | H: "A gente [...] quer se privar de sentimentos, quer ser estritamente assim, ético, com compostura, e acho que às vezes falar que tem sentimento ali, a gente acha que isso está afetando um pouco a nossa...pode afetar a nossa postura."

Certamente há na proposta clínica um esforço que se refere a esse olhar atento de que falamos; porém este precisa ser diferenciado de um controle daquilo que nos impacta nos encontros. Esses relatos mostram os modos como os alunos vão construindo a ideia do que seria um profissional de saúde. Discutir esses modos de agir no cotidiano possibilita pensar nessas ações e recriá-las; trata-se de um debate que é fonte de formação profissional.

Formar é cuidar

Esse processo de análise é também um processo que pode promover cuidado, se nele o coletivo assume o protagonismo das ações e as responsabilidades presentes, possibilitando mobilizar tanto os saberes instituídos como os que se busca instituir.

Retomamos, assim, alguns trechos que se referem à questão do saber nas práticas profissionais em saúde. Isso aparece na fala dos estudantes, como uma preocupação com um 'não saber', que marcaria uma separação entre um saber válido e reconhecido e um saber desconsiderado e ignorado. Vemos uma lógica de saber que é hierárquica, que sustenta lugares instituídos de poder, distanciando aqueles que supostamente sabem dos que "não sabem". Notamos isso na fala da estudante em relação ao supervisor de equipe do serviço.

| 2/246 | R: "[...] eu fico muito frustrada porque eu vejo que eu não sei, ele sempre sabe." |
| 2/251 | R: "[...] essa pessoa sabe o que fazer e eu nunca vou alcançar." |

Assim, entendemos que é pelo debate que é possível expor as possibilidades de detonar papéis cristalizados em uma equipe (GUATTARI, 2004). Consideramos que todos os saberes importam, e é na sua transversalização que podem se dar os cuidados em saúde. A dimensão de transversalidade se refere à ampliação dos graus de comunicação entre os diferentes níveis em um grupo ou em uma equipe.

Essa dimensão da transversalidade só pode ser posta em relevo em certos grupos que, deliberadamente ou não, tentam assumir o sentido de sua práxis e se instaurar como grupo sujeito (GUATTARI, 1985, p. 100). É cuidando do trabalho, dessa atividade presente nas relações profissionais, que podemos cuidar e formar continuamente os trabalhadores (CLOT, 2010c). É nessa direção que também afirmamos um modo de clinicar e formar em terapia ocupacional.

Falamos de uma formação e de um cuidado de maneira deslocalizada, ou seja, sem delimitação prévia nem privilégio de lugar onde esse processo formativo possa se efetivar (ROSA, 2011). Assim, a formação se dá como uma forma de resistência a qualquer tentativa de afirmação de valorização ou privilégio de atos, lugares, funções, saberes, em detrimento de outros.

Desse modo, quando afirmamos uma formação do terapeuta ocupacional pela atividade, estamos entendemos que ela é uma construção constante e que se abre a variados encontros, saberes, intercessões. Neste sentido, apostamos em uma terapia ocupacional que transborda qualquer tentativa de enquadramento. A formação do terapeuta ocupacional pela atividade é também cuidado, na medida em que propõe exercícios e práticas de liberdade que ampliam o poder de ação dos sujeitos. Pensamos em um processo de formação em terapia ocupacional que possa servir como meio de cuidar de si e do outro. É nesse caminho que trazemos algumas formulações de Foucault (2006) em relação ao cuidado de si. Ele destaca três pontos que o interessam na noção de cuidado de si: (1) se refere a uma atitude, para consigo, para com os outros, para com o mundo; (2) se refere a uma certa forma de olhar ou uma certa conversão do olhar do exterior para si mesmo; (3) designa, também, algumas ações exercidas de si para consigo.

Vemos que o cuidado de si não está só ligado à atividade de conhecimento, mas que a transborda, e concerne principalmente à prática de si. Pudemos perceber que o exercício de análise das práticas no PET Saúde Redes permitiu ampliar os debates da formação, mobilizando a atividade e, assim, cuidando desse espaço. Notamos que foi possível, por meio dos métodos, um exercício do pensamento que se refere a um reposicionamento subjetivo que foi viabilizado nesse processo. Diante disso, podemos nos utilizar dessa experiência situada para pensar em novas experiências que poderemos propor ao campo da formação em terapia ocupacional.

Tanto a formação quanto a intervenção em terapia ocupacional devem caminhar juntas nessa mesma perspectiva, em uma direção que sustente a arte de indagar o presente e, assim, manter viva a atividade.

Considerações finais

Buscamos costurar cada conceito, cada linha de investigação e cada experiência em campo com a questão da atividade de formação, apostando na análise dos processos formativos em terapia ocupacional a partir de uma experiência situada. Colocar o estudante em atividade, fazendo-o pensar em seu próprio processo de constituição, pode contribuir para que ele também, como profissional, pense em outros modos de intervir que operem nesse movimento processual da vida. Falamos da atividade como meio e fim de nossa prática em terapia ocupacional, uma vez que a atividade que analisamos se refere aos processos em curso no trabalho ou na vida, e a finalidade dessa análise é nos colocar ativos. Resultado esse que é sempre incompleto e que precisa ser exercitado continuamente. Apropriamo-nos, assim, de algumas formulações e métodos, como o diário de campo e o exercício de instruções ao sósia, que nos serviram para ampliar os debates sobre as ferramentas conceituais e metodológicas importantes à terapia ocupacional.

Tomamos então essa experiência situada do PET Saúde Redes como uma possibilidade de produzir novas experiências, seja na docência ou nos vários espaços de intervenção clínica.

Entendemos que o desafio do cuidado está presente em qualquer debate ligado à saúde, mas nos interessou acessá-lo por uma perspectiva que diz também dos modos como cuidamos de nós mesmos. No processo do cuidar também nos deparamos com conflitos, até mesmo porque não há atividade sem conflito, já que ela comporta uma infinidade de escolhas em que sempre elegemos e abandonamos algo. É a partir das controvérsias vividas, debatidas e refletidas em um grupo que se constroem maneiras outras de viver – e nesse processo se cuida.

Vimos que a clínica da atividade nos ajuda a pensar as intervenções na terapia ocupacional, podendo funcionar como um intercessor, possibilitando tensionar, colocar em questão e ampliar os saberes, principalmente no que se refere à atividade. Esperamos que este estudo possa nos ajudar a colocar em análise o modo como os terapeutas ocupacionais se formam cotidianamente no trabalho e na vida, e o modo pelo qual ferramentas como as usadas no presente texto podem servir de instrumentos para operar na análise de nossas práticas, na condição de profissionais e estudantes.

12

DIÁLOGOS E DESENVOLVIMENTO: O MANEJO DOS RISCOS DE TRANSMISSÃO DA TUBERCULOSE ENTRE OS TRABALHADORES DE UM HOSPITAL UNIVERSITÁRIO

Wallace Ribeiro
Cláudia Osório da Silva
Maria Elizabeth Barros de Barros

Introdução

A experiência que iremos apresentar expressa, principalmente, os resultados de um estudo de doutorado em Psicologia realizado entre 2016 e 2019 no Hospital Universitário Cassiano Antônio Moraes (HUCAM), da Universidade Federal do Espírito Santo, intitulado *O Colegiado Gestor como dispositivo de ampliação do diálogo em um hospital universitário* (RIBEIRO, 2019), no qual foi abordado o trabalho dos trabalhadores e trabalhadoras da saúde, no concreto das situações laborais. Trata-se de um estudo de caso que colocou em foco várias situações, dentre as quais destacamos, para os objetivos deste artigo, aquela em que pudemos observar o desenvolvimento de recursos para a ação diante dos riscos de transmissão da tuberculose entre trabalhadores do Hospital.

As experiências vividas por uma comunidade profissional, seu conjunto de conhecimentos consolidados historicamente e os instrumentos – técnicos e simbólicos – que constrói e utiliza funcionam como recursos de desenvolvimento do trabalho. É a atividade dialógica do trabalho que permite transformá-los em fonte de criação e recriação de novos recursos. É a atividade de trabalho que transforma a experiência vivida em experiência viva (CLOT, 2010a). Os profissionais de saúde têm experiências de enfrentamento de riscos biológicos do trabalho, que devem ser postas em debate tornando-se instrumentos para a manutenção e aprimoramento da qualidade do trabalho a ser realizado.

Atividade dialógica e desenvolvimento do poder de agir

O conceito de desenvolvimento adotado nesta intervenção é tomado da psicologia inaugurada por Vigotski (CLOT, 1999; CLOT, 2010b). Nesta concepção não é possível pensar um desenvolvimento humano que não seja histórico; um processo sempre imprevisível, cheio de surpresas. Há, na proposição de Vigotski, uma ruptura com o conceito, até então dominante, de desenvolvimento como algo endogênico e individual. Vigotski considera o meio social como recurso necessário, sendo, além de recurso, fonte – ou estímulo – para o desenvolvimento das formas psíquicas superiores. Vigotski segue em sua nova formulação com a noção de ato instrumental. No desenvolvimento das funções psicológicas superiores, o humano lança mão de instrumentos mediadores, que possibilitam outra relação entre ele e a natureza. Esses instrumentos podem ser técnicos ou semióticos. Para fazer frente à agonística, ou mesmo ao antagonismo, entre a complexidade das tramas sociais e os objetivos do sujeito inserido nessas tramas, o humano transforma a si mesmo e a realidade, recriando permanentemente um mundo para viver.

É essa atividade, de transformação de si e do mundo, da produção de outros mundos e de outras-novas formas de subjetividade, que interessa à clínica da atividade, ao analisar o trabalho como atividade humana.

A atividade dialógica do trabalho é fonte de desenvolvimento do poder de agir (CLOT, 2010b), é apropriação e utilização dos elementos concretos das experiências, dos conhecimentos historicamente consolidados em um gênero de atividade profissional, não só em instrumento técnico para interferir e manipular o ambiente, mas em instrumento psicológico, que pode ampliar a dimensão criadora do trabalho.

Para elaborar o conceito de gênero de atividade, Yves Clot e Daniel Faïta (2016) se apoiam nos estudos sobre a linguagem de Bakhtin, principalmente no conceito de gênero de discurso. O autor russo discutiu como os enunciados emergem e se circunscrevem de um modo específico em uma comunidade histórico-cultural. Quando alguém se expressa, expressa a voz de uma comunidade.

O gênero indica o pertencimento do sujeito a um coletivo e é, igualmente, um instrumento para a ação. Permite que os pares se reconheçam, se comuniquem e atuem conjuntamente, mesmo quando nunca o tenham feito antes (CLOT, 2007c). É uma espécie de etiqueta social para o convívio

O TRABALHO COMO OPERADOR DE SAÚDE

entre os profissionais e para manejar as relações em situação de trabalho que se formam em torno de objetivos de ação comuns. Trata-se, ainda, de um instrumento para a mobilização e indica as formas de proceder compartilhadas pelo coletivo. Ao se recorrer ao gênero pode ser possível evitar erros; torna-se viável o acesso às normatividades providas pela memória coletiva comum. O gênero tem caráter transpessoal, porque não vincula sujeitos entre si, entretanto vincula profissionais em suas interações (CLOT, 2010b). Assim, Clot considera que o gênero, em uma situação específica, pode direcionar as atividades, todavia marcado por especificidades daquele trabalhador que as realiza. Destarte, para Clot (2007c, p. 50) o gênero "diz, sem o dizer, o que deve fazer em tal ou qual situação o suposto desconhecido que jamais vamos conhecer."

A atividade, aquela que se traduz nos gestos e nas interações do sujeito com seu objeto de trabalho, não corresponde a tudo o que se passa no decurso da ação do profissional, ou seja, à atividade realizada articula-se o real da atividade, no qual se fazem presentes todas as possibilidades não efetivadas, as quais o sujeito tem que manejar. Esse devir da atividade, esses caminhos possíveis de serem criados, ainda não explorados ou abandonados por qualquer razão, possibilitam o seu desenvolvimento. Sigamos a formulação de Clot (2010b, p. 103-104):

> O real da atividade é, igualmente, o que não se faz, o que se tenta fazer sem ser bem-sucedido – o drama dos fracassos –, o que se desejaria ou poderia ter feito e o que pensa ser capaz de fazer noutro lugar. E convém acrescentar – paradoxo frequente – o que se faz para evitar fazer o que deve ser feito; o que deve ser refeito, assim como o que se tinha feito a contragosto [...]. Ora, a existência dos sujeitos é tecida nesses conflitos vitais, que eles procuram reverter em intenções mentais, para deles se desprenderem. A atividade é uma provocação subjetiva mediante a qual o indivíduo se avalia a si próprio e aos outros para ter a oportunidade de vir a realizar o que deve ser feito. As atividades suspensas, contrariadas ou impedidas – até mesmo as contra-atividades – devem ser incluídas na análise.

Ficam assim indicados os múltiplos destinos da atividade, uma vez que esta não se dá por uma ligação direta e unívoca entre o sujeito e o objeto de sua ação. Na perspectiva da clínica da atividade, assume-se que a atividade é triplamente dirigida. Por um lado, existe a conduta do sujeito, cuja relação com os objetos é sempre mediada por outros sujeitos, presencialmente ou virtualmente, de tal modo que o sujeito, mesmo que isolado em seu posto, tem uma conexão, ainda que aparentemente invisível, com colegas, chefias e usuários do produto fabricado ou do serviço prestado. A atividade, deste modo, é sempre atividade com o outro, ou mesmo uma contra-atividade, não no sentido de uma oposição, mas como uma sensibilidade responsiva à atividade de outrem. Para Clot, na situação vivida, a atividade é dirigida não só pelo comportamento do sujeito ou dirigida por meio do objeto da tarefa, mas também dirigida aos outros, cabendo ao gênero da atividade realizar a mediação entre esses eixos.

Essa direção conceitual metodológica visa, ainda, reposicionar a relação entre atividade e subjetividade, de forma que não são pensadas de forma estanque, como dois polos apartados, pois "a atividade é [...] o continente escondido da subjetividade no trabalho" (CLOT, 2001, p. 49). Assim, as ações impedidas compõem a atividade; o real da atividade refere-se ao movimento em direção a si próprio, mas também, ao voltar-se em direção à atividade do outro, seja ela destino da ação, forma de proceder estabilizada ou forma temporária, na história transpessoal do gênero. Clot (2010a, p. 225) propõe que:

> A atividade não é o contrário da subjetividade. A subjetividade eu a defino claramente [...] como uma relação entre atividades. A subjetividade é uma atividade sobre a atividade. É a minha atividade ou a atividade de meu colega de trabalho como objeto de pensamento. É assim que se desenvolve a produção subjetiva de minha experiência. Portanto, não somos obrigados a escolher entre atividade e subjetividade.

Ora, "a atividade realizada não tem o monopólio do real da atividade" (CLOT, 2010a, p. 226); logo sempre existe espaço para o seu desenvolvimento, pois sempre há mais possibilidades do fazer do que as que se manifestam concretamente na ação.

Diante disto, a clínica da atividade trata do sujeito que, ao agir, constrói significados sobre sua ação e, para além disso, pode reformulá-los e elaborar novas formas de proceder a partir do coletivo de trabalho. Esse coletivo provê instrumentos para a ação ao criar enunciados que se estabilizam em normas tácitas sobre como reagir diante do lapso em que se encontra o trabalhador quando toma sua tarefa e se dirige ao posto de trabalho. O gênero de atividade profissional só se torna possível ao sujeito que dele se apropria, a quem é facultado o direito de renová-lo, impondo sua marca pessoal. A pessoalidade, entendida como um estilo de agir, uma estilização, se faz absolutamente necessária, porque o gênero, como qualquer prescrição, não dará conta de todas as intempéries com as quais a atividade tem de lidar. Neste sentido, a pessoalidade é uma multiplicidade constituída por diálogos, ora consigo mesmo, ora com nossos pares, ora com os conhecimentos consolidados historicamente por um gênero profissional. Dessa maneira, o trabalhador insere na história do gênero suas vivências e experiências que, em larga medida, superam aquelas experimentadas exclusivamente no contexto de trabalho.

À clínica da atividade interessa transformar o trabalho, e dessa transformação deriva sua possibilidade de compreendê-lo. Assume-se que essa transformação é possível porque a atividade não se resume ao observável. Nela está incluído um potencial derivado do que não ganhou formas aparentes. Potencial que permite ao sujeito buscar novos modos de proceder quando as formas cristalizadas de agir já não dão conta das vicissitudes que se acumulam e podem paralisá-lo. A atividade realizada é, portanto, um dentre os inúmeros caminhos que permanecem como possíveis no real da atividade.

Dessa forma, superando as limitações de abordagens unicausais e deterministas, compreende-se que a ruptura conceitual proposta pela clínica da atividade contribui para problematizações no que concerne às demandas oriundas do mundo do trabalho, em especial às perspectivas em saúde do trabalhador (MINAYO-GOMEZ; THEDIM-COSTA, 1997).

Em um mundo pautado numa biopolítica que, por meio de dispositivos de vigilância, penetra nas esferas mais íntimas da vida, visa-se renovar possibilidades de uma prática comprometida com o desenvolvimento do poder de agir dos trabalhadores e, portanto, com a promoção da saúde, entendida como a ampliação de suas forças criativas na reinvenção de si e de mundos (CANGUILHEM, 2009). Desta forma, destaca-se que várias são as possibilidades de operar com esses conceitos e direção metodológica.

O movimento entre as dimensões do diálogo interpessoal (entre nossos pares de trabalho), do diálogo pessoal (consigo mesmo), do diálogo impessoal (com a tarefa, a infraestrutura disponível, as prescrições), do diálogo transpessoal (com os conhecimentos consolidados historicamente em um gênero de atividade profissional), produzindo conflitos de ideias, controvérsias de pontos de vistas, de conceitos, gera um tensionamento que amplia a mobilidade psíquica. Essas são as quatro dimensões (CLOT, 2010b) que se articulam para dar conta da "estrutura arquitetônica" do ofício.

Segundo Clot (2010b, p. 25), a réplica criativa é fonte de desenvolvimento, de mobilização de afetos e de ampliação do repertório de ações: "Essa é a própria força motriz do desenvolvimento das capacidades e dos afetos". Por isso, o autor afirma que a atividade de trabalho envolve produção de saúde. Sentimo-nos vivos, sentimos nossa energia vital aumentar quando efetivamente conseguimos criar um jeito próprio de agir e quando sentimos que estamos contribuindo para o fortalecimento do trabalho coletivo e do coletivo de trabalho.

Clot (2010b) incentiva a construção de dispositivos que ampliem a atividade dialógica do trabalho, para, assim, estudar o desenvolvimento da força motriz da subjetividade – o poder de agir. Como afirma Clot (2010b, p. 36): "Tentamos dar vida a uma Psicologia do Trabalho, direcionada para o desenvolvimento". Para o autor francês, a atividade dialógica dos coletivos sociais exerce uma função primordial para manter a subjetividade em uma zona de desenvolvimento potencial.

Daí decorre nosso interesse nos dispositivos que ampliam o diálogo no e sobre o trabalho para estudar o desenvolvimento do poder de agir dos trabalhadores do HUCAM. Tratamos, como objeto deste estudo, a atividade de trabalho do Macro Colegiado Gestor do Hospital, constituído por suas quatro gerências – gerência administrativa, de atenção à saúde, de ensino e pesquisa e de gestão do cuidado –, pelas referências técnicas das Unidades de Cuidado, pelas chefias ligadas à Gerência Administrativa, à Infraestrutura, Unidade de Apoio Terapêutico, Farmácia, Nutrição, Laboratório, pelos profissionais da Clínica Médica, Divisão de Enfermagem, profissionais do Núcleo de Atenção à Saúde do Trabalhador do HUCAM/Saúde Ocupacional e Segurança do Trabalho (NASTH/SOST) e pelos membros da Câmara Técnica de Humanização (CTH).

O Colegiado Gestor é um dispositivo da Política Nacional de Humanização da Gestão e da Atenção em Saúde (PNH), para ampliar o grau de comunicação entre equipe, gestores e usuários e assim aumentar a qualidade dos serviços de saúde, fundamentando-se nos princípios do Sistema Único de Saúde – SUS: de universalidade, equidade, integralidade e resolutividade. Um espaço coletivo e democrático, com função deliberativa. Constitui-se como espaço de análise dos processos de trabalho, de negociação coletiva e definição de prioridades; de definição dos investimentos. É o espaço para elaborar o projeto de ação de um serviço; organizar os procedimentos operacionais; intervir em seu processo de trabalho; sugerir e elaborar

O TRABALHO COMO OPERADOR DE SAÚDE

propostas; criar estratégias para o envolvimento de todos os membros e equipes do serviço; acolher e encaminhar as demandas de alta complexidade dos usuários; criar indicadores e monitorá-los; administrar imprevistos e prestar contas aos conselhos consultivos (BRASIL, 2010c).

No HUCAM, a construção de Colegiados Gestores nas Unidades de Cuidado se constituiu em uma das principais diretrizes da gestão 2014-2018. Neste processo, um Colegiado Gestor Executivo,[120] cujas reuniões mensais eram divulgadas e abertas à comunidade do Hospital, deu origem ao que foi nomeado como Macro Colegiado Gestor, que realizava reuniões temáticas abertas às chefias e ao restante da comunidade universitária. Convém destacar que os membros deste Macro Colegiado mantiveram um intenso diálogo diário por meio de um aplicativo de mensagens – o WhatsApp. Em julho de 2018, havia em sua composição 78 membros ativos de diversas categorias profissionais, como médicos, enfermeiros, engenheiros, assistentes sociais e psicólogos, além das reuniões agendadas, conforme já relatamos.

Os riscos e os recursos do trabalho em hospital: uma experiência vivida

A experiência que apresentaremos traz o relato do enfrentamento de uma situação em que foram evidenciados os riscos de transmissão de tuberculose entre os trabalhadores do Hospital e o caminho adotado para o desenvolvimento de recursos coletivos no seu enfrentamento.

Nossa participação na experiência relatada se deu em uma dupla condição: como psicólogo do Núcleo de Atenção à Saúde do Trabalhador do Hospital e como pesquisador (doutorando). Utilizamos como instrumento metodológico de registro e análise da experiência o diário de campo, na via proposta pela Análise Institucional (LOURAU, 2004), como forma de registro e de análise desta trajetória.

No segundo semestre de 2015, com desdobramentos até o primeiro semestre de 2016, um grande número de trabalhadores do Hospital foi exposto sem a proteção recomendada, como luvas, máscara e capote, a paciente positivo para tuberculose. O Núcleo de Atenção à Saúde dos Trabalhadores/Serviço de Saúde Ocupacional (NASTH/SOST), onde são

---

[120] O Colegiado Gestor Executivo é constituído pelos conselheiros das Superintendências do Hospital. No organograma instituído no Hospital está previsto esse Colegiado, que é um órgão deliberativo formado por gerências e chefias de Divisão. Para ampliar o diálogo, outros dispositivos foram utilizados. Um deles foi o Macro Colegiado Gestor, com reuniões em auditório e um grupo em aplicativo de comunicação.

homologados os atestados ocupacionais, começou a notificar uma quantidade expressiva de casos de trabalhadores com tuberculose. O NASTH/SOST era constituído por uma enfermeira do trabalho, uma técnica de enfermagem, uma médica do trabalho, um engenheiro de segurança e quatro técnicos de segurança, vinculados à Empresa Brasileira de Serviços Hospitalares (EBSERH), vinculada ao Ministério da Educação (MEC), que instituiu o SOST; contava também com uma assistente social e um psicólogo (o primeiro autor do presente texto), que pertencem ao quadro de servidores da Universidade Federal do Espírito Santo.

A enfermeira do trabalho e a médica do trabalho, em conversa com trabalhadores e com o Setor de Vigilância em Saúde e Segurança do Paciente, fizeram uma busca ativa para identificar o paciente fonte e os trabalhadores que estiveram em contato com ele. Foram 400 trabalhadores que precisaram ser acompanhados durante 120 dias, pelo Serviço de Saúde Ocupacional, conforme prevê o Programa de Controle Médico de Saúde Ocupacional (PCMSO) do HUCAM. A equipe do Setor de Vigilância em Saúde e Segurança do Paciente do HUCAM, o NASTH/SOST e a Chefe da Divisão de Gestão do Cuidado[121] discutiram a situação em reuniões semanais, por um período de três meses. Esses encontros aqueceram os diálogos. Eram conversas intensas. Muitas controvérsias nesse debate, colocando em discussão diferentes ações que poderiam ser definidas.

A princípio, os participantes dessas reuniões tentaram entender como foi possível haver a contaminação de vários profissionais. Perguntavam: "Quem fez a internação do paciente?" "Foi via regulação estadual ou via ambulatorial?" Em tom de acusação, recomendaram abrir um processo administrativo para punir o pneumologista que atendeu o paciente fonte, questionando se este médico havia registrado que o paciente era sintomático. E assim fizeram: abriram um processo administrativo com esse objetivo. Mas ficou confirmado que a evolução clínica havia sido preenchida corretamente, com sintomas registrados e condutas adequadas seguidas. Nesse contexto, emergiram acusações e ressentimentos. Enquanto alguns desejavam encontrar culpados, outros buscavam elaborar planos de ação. Dentre esses planos de ação, havia uma tendência à sugestão de práticas investigativas, voltadas para os registros estatísticos de casos e a construção

---

[121] As linhas de cuidado constituem um modo de organização dos serviços de saúde a partir da pactuação com o restante da rede. Cada hospital da rede estadual do Espírito Santo ficou como referência de algumas dessas linhas. O HUCAM passou a ser referência na linha de cuidado materno-infantil e gestação de alto risco e, no caso de emergência e urgência, dor abdominal aguda.

O TRABALHO COMO OPERADOR DE SAÚDE

de categorias de análise, como setor de contágio e profissão, por exemplo. Mas havia uma outra linha de sugestões voltada para práticas de saúde do trabalhador, direcionadas ao acompanhamento dos profissionais, à diminuição dos agravos à saúde e aos modos de evitar a transmissão. Havia, também, uma tendência de ampliação das prescrições, voltada para a elaboração de protocolos e normativas. Assim, percorrendo esses diálogos, começaram a elaborar um fluxograma de manejo de pacientes sintomáticos respiratórios.

Informado dos debates em curso, o superintendente do Hospital, que compõe o Macro Colegiado Gestor, convocou uma reunião para construir e legitimar um protocolo de manejo hospitalar do sintomático respiratório. Neste encontro, a princípio, foram discutidas mudanças nos protocolos de precaução e apresentada uma proposta de fluxograma para mapear os percursos de pacientes com sintomas de infecção nas vias aéreas superiores.

O debate convergiu para um caminho que se revelou bastante efetivo: foi decidido que se confeccionasse um carimbo, em tamanho grande, destacando no prontuário a condição do paciente de "sintomático respiratório", que seria preenchido pela equipe de saúde no momento da admissão no hospital, chamando enfaticamente a atenção de todos que o manuseassem para que medidas de precaução fossem adotadas imediatamente. Essa proposta emergiu em meio aos diferentes espaços dialógicos que foram instituídos, num processo dinâmico de controvérsias. Muitos debates, sugestões, longos períodos de conversa marcaram a instituição do uso do carimbo como estratégia para lidar com as situações enfrentadas no caso do paciente "sintomático respiratório".

Após essa definição, a equipe do Setor de Vigilância em Saúde e Segurança do Paciente passou a divulgá-la junto aos professores, já que o HUCAM é um hospital universitário. Nesse mesmo sentido, foi elaborada uma videoaula, disponível no Youtube e na homepage do Hospital, sobre o manejo de pacientes sintomáticos respiratórios[122] no HUCAM, com o fluxograma desses pacientes no Hospital e as precauções a serem adotadas pelos trabalhadores em saúde.

Enfim, um segundo encontro foi agendado pelo Macro Colegiado Gestor para a legitimação desses instrumentos de ação.

Segue abaixo a diagramação do carimbo confeccionado (Figura 1).

---

[122] Disponível em: https://www.youtube.com/watch?v=K2ullMqQFK8&t=4s. Acesso em: maio 2018.

Cap. 12/Figura 1 – Carimbo protocolo sintomático respiratório

PROTOCOLO SINTOMÁTICO RESPIRATÓRIO (SR):		
SR ou tratamento para TB	( ) Sim	( ) Não
Tempo de tosse/tratamento TB: ____ semanas		
Sintomas sugestivos de TB	( ) Sim	( ) Não
Imagem sugestiva de TB	( ) Sim	( ) Não
Escarro positivo	( ) Sim	( ) Não

Fonte: Vigilância NHE Hucam. *Youtube*. 25 out. 2017. 20m12s. Disponível em: https://www.youtube.com/watch?v=K2ullMqQFK8. Acesso em: 20 out. 2019

A recriação dos recursos técnicos que alimenta um gênero de atividade profissional é um índice do desenvolvimento psicológico, que se realiza em um processo de elaboração das experiências vividas e na utilização dos recursos com as necessidades das atividades presentes (CLOT, 2010b).

O carimbo, como ferramenta, é largamente utilizado nos procedimentos administrativos, mais ou menos atrelados ao fazer profissional, em geral com grande possibilidade de imprimir legitimidade ou legalidade aos atos.

Pode-se pensar no carimbo profissional, que leva o nome e o número de registro no conselho profissional, utilizado para registro e legitimação de um laudo, de um diagnóstico, de um prognóstico – a nosologia e a etimologia do sintoma –, que constitui um dos principais enunciados dos gêneros de atividade na área da saúde.

O carimbo ganha, então, um novo uso, com um novo sentido, passando a ser utilizado para sinalização de protocolos de cuidado, para carimbar especificações de manejo da tuberculose.

Em clínica da atividade, diz-se que a ferramenta foi apropriada como instrumento: "Uma ferramenta não é, em si mesma, um instrumento de trabalho, mas torna-se instrumento em uma situação que o faz despertar (RABARDEL, 1995; BEGUIN, 1994 *apud* CLOT, 2010b, p. 107). Isto permite uma abordagem da atividade como atividade criadora. A apropriação das ferramentas – sua transformação em instrumento – também ocorre no nível das experiências vividas, quando estas passam a ser utilizadas para outras situações. Clot (2010b, p. 114) afirma que o perigo vivido no trabalho, quando é elaborado por um coletivo, torna-se recurso histórico-cultural nos

O TRABALHO COMO OPERADOR DE SAÚDE

Gêneros de Atividade. A elaboração do medo, que enriquece a experiência, transforma-se em instrumento da atividade comum, fundamental para o gênero Clot (2010b, p. 108).

Nessa experiência no HUCAM, os riscos do trabalho entram em diálogo com os gêneros de atividade profissional, mobilizando o desenvolvimento de instrumentos de ação – a sintetização de um carimbo de manejo da tuberculose.

Nos ofícios de saúde, o carimbo é uma ferramenta primordial na legitimação das práticas, seja para preencher um prontuário onde demais profissionais irão dialogar com as condutas adotadas, seja para acompanhar as condutas dos profissionais, o manejo do quadro clínico, a evolução clínica, os encaminhamentos; enfim, é uma importante ferramenta de trabalho no Hospital. No movimento que analisamos, essa ferramenta passa a ser utilizada de mais uma forma, sendo desenvolvida como instrumento de segurança no trabalho. Ela passa a ser também um instrumento de ação diante dos riscos de infecção por tuberculose: um signo mediador que provoca a atenção para caminhos específicos de manejo e cuidado.

O desenvolvimento de instrumentos para manejo dos riscos seguiu, alimentado pelo diálogo com outros interlocutores.

Em uma visita técnica ao Hospital Universitário do Maranhão,[123] a equipe do HUCAM teve a oportunidade de conhecer um instrumento de segurança do paciente utilizado naquele Hospital (Figura 2), com ícones de segurança do trabalhador. Eles fotografaram e compartilharam este instrumento de identificação do paciente no grupo de conversa do WhatsApp do Macro Colegiado Gestor.

---

[123] Nesta busca pelas boas práticas de cuidado em saúde, o intercâmbio de experiências e as visitas técnicas em outros hospitais são atividades comuns aos profissionais de hospital universitário.

Cap. 12/Figura 2 – Instrumento de identificação do paciente no HUCAM

Fonte: instrumento construído pela equipe do Hospital Universitário do Maranhão

O encontro com os colegas do Maranhão alimentou os diálogos sobre a possibilidade de uso de instrumentos semióticos como recursos à ampliação da segurança e acerca dos modos como se poderia instituí-los no HUCAM. Como a Gerência da Gestão do Cuidado e o Setor de Qualidade já vinham se reunindo com todas as equipes médicas do Hospital para elaborarem um instrumento único de identificação dos pacientes internados nas enfermarias, a experiência do modelo utilizado no Maranhão serviu

O TRABALHO COMO OPERADOR DE SAÚDE

de inspiração. Num encontro com a Câmara Técnica de Humanização, a Gerência da Gestão do Cuidado e o Setor de Qualidade apresentaram uma proposta para análise e sugestões do referido modelo. No entanto, não havia consenso sobre quem iria ser registrado como profissional responsável por esse instrumento, ou se seria um registro digital apenas.

Em uma roda de conversa na CTH, quando colocamos em análise com os trabalhadores a atividade de trabalho dos Colegiados Gestores do Hospital, essa experiência retornou durante os diálogos. O Macro Colegiado Gestor havia postado no grupo do aplicativo de conversas WhatsApp um instrumento semiótico utilizado pelo HU do Maranhão. Então, a partir dessas rodas de conversa, a Divisão de Enfermagem constituiu um grupo de trabalho com a equipe de Enfermagem para a montagem de um instrumento semiótico de identificação de pacientes em leitos de internação, agora confeccionado no HUCAM, a partir da experiência do Maranhão.

Segue abaixo o protótipo desse instrumento (Figura 3).

Cap. 12/Figura 3 – Instrumento construído pela equipe do HUCAM

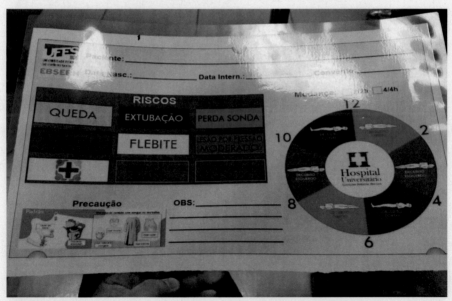

Fonte: instrumento construído pela equipe de Enfermagem do HUCAM

Nele havia medidas de precaução e segurança do trabalhador, com ícones de máscara, óculos de proteção, capote e luvas. Diferente do que ocorreu com o instrumento construído no Maranhão, outras práticas de cuidado com o paciente ganharam destaque, como por exemplo as posições e o tempo de mudança de posição de decúbito, os riscos de queda e de alergia, perda de sonda e flebite, que é uma inflamação venosa. A cateterização intravenosa periférica (CIP) é o procedimento invasivo mais comum entre pacientes. Por envolver diferentes finalidades e períodos de utilização, ela envolve um risco potencial para vários incidentes de segurança do paciente, incluindo a disseminação microbiana. Logo, as inflamações venosas são frequentemente monitoradas (URBANETTO; PEIXOTO; MAY, 2016). Convém destacar que, no HUCAM, o Setor de Vigilância em Saúde e Segurança do Paciente realiza constantemente treinamentos com as equipes de Enfermagem e campanhas de prevenção de flebite.

O "evento" transmissão da tuberculose foi um analisador que oportunizou a colocação de novos instrumentos de trabalho na rotina do Hospital. O Colegiado Gestor se constituiu, por outro lado, como um mediador do diálogo que possibilitou a criação dos instrumentos, que foram, então, incluídos na rotina do Hospital.

Assim:

1. As rodas de conversa mobilizaram a atividade dialógica que possibilitou a criação de um novo instrumento.
2. O instrumento traz medidas de segurança para os trabalhadores, sendo marcado com a palavra PRECAUÇÃO.

Portanto, foi possível acompanhar como o Colegiado Gestor pôde se tornar um dispositivo de desenvolvimento, pois exerceu uma função potencializadora dos diálogos, ao incluir diversos atores, de diversos setores, e ao manter aquecidos os diálogos sobre recursos de segurança do trabalho, legitimando práticas e instrumentos de ação.

Considerações finais

Neste estudo apresentamos uma experiência de trabalho a partir da atividade dos Colegiados Gestores de um hospital universitário federal. Ao longo do nosso percurso fomos vendo como os riscos e os recursos de ação emergem lado a lado, *gradus per gradus*, na atividade dialógica e concorrem até o último instante da atividade de trabalho no Hospital. Eles se constituem simultaneamente. Compõem um enredo que é fonte de desenvolvimento do poder de agir e mantém vivo interesse pelo trabalho.

O TRABALHO COMO OPERADOR DE SAÚDE

Riscos e os recursos se sobrepõem, em um jogo contínuo de forças, que se apresenta mais como um jogo de capoeira e um samba de gafieira, nos quais um gira sobre o outro, servindo de ponto de apoio para se lançar adiante. Desse modo faz brilhar a beleza da luta e da dança, que faz da vida uma aventura, uma epopeia, com desafios, com dor, adoecimento, mas repleta de alegria e júbilo, pois encontramos força onde jamais imaginávamos. Os riscos viram recursos, recursos viram combustível, elementos concretos de linguagem viram artefatos. Usando-os podemos transformá-los em propulsores dos movimentos, em instrumentos de ação, propulsores de produção de subjetividade.

A atividade de trabalho é este processo de transformação concreta do mundo, com seus riscos, restrições, limites e obstáculos, mas também repleta de recursos, que provêm de conhecimentos historicamente consolidados nas comunidades profissionais. Em diálogo com nossos pares e com nós mesmos, vamos traçando linhas de ação, desenvolvendo instrumentos para realizar o que for preciso. Trata-se da matriz do processo de elaboração de sistemas semióticos, que vamos utilizando para modelar os processos psicomotores, transformando a realidade de acordo com nossa história de vida, nossos planos e desejos. Um indicador dos processos da subjetividade, de sua força motriz, seu poder de agir.

É isso o que propõe a clínica da atividade, com a qual montamos nossos instrumentos de análise do trabalho no Hospital. Ora, o plano da experiência no qual estamos imersos, a atividade de trabalho no HUCAM, envolve lidar com riscos. Precisamos estar sempre construindo estratégias e dispositivos de ação. A atividade dialógica sobre o trabalho no Hospital mobiliza a força motriz da subjetividade, fonte do seu desenvolvimento, gerando instrumentos de ação.

Apostamos em uma Clínica do Trabalho que contribui para que a atividade dialógica possa funcionar como um gerador de recursos de ação para mobilizar essa energia potencial e favorecer a montagem de instrumentos de ação no trabalho, de superação dos riscos do trabalho em hospital, que ativam e desativam a atenção, a memória, os gestos; enfim, como os fluxogramas, os protocolos e os dispositivos audiovisuais.

Ao colocarmos em diálogo as atividades do trabalho, elas se tornam dispositivos de ação para coordenar gestos; podemos usá-las para novas experiências, como artefatos. Assim como construímos ferramentas para intervir no mundo concreto, também construímos signos, instrumentos semióticos para refinar os movimentos e mobilizar os afetos. Manejá-los de forma criativa será decisivo para transformar o trabalho em fonte de desenvolvimento.

A experiência no HUCAM nos indicou como os elos dialógicos na atividade de trabalho são fundamentais para ampliar a força motriz da subjetividade, na ampliação do poder de agir dos trabalhadores – atividade de apropriação de experiência, de utilização singular e paradoxalmente múltipla e dinâmica, que constitui um estilo de agir.

13

OFICINA DE FOTOS COMO DISPOSITIVO PARA ANÁLISE DA ATIVIDADE DE COLETA DE LIXO

Emanuelle de Aguiar Pacheco
Alessandra Louback
Cláudia Osório da Silva

Introdução

Este trabalho apresenta uma experiência de pesquisa-intervenção em uma empresa de coleta de lixo, numa cidade do Estado do Rio de Janeiro.

A experiência se caracteriza como uma clínica do trabalho, fundamentada na linha teórica da clínica da atividade (CLOT, 2006, 2010b), e foi objeto de uma dissertação de mestrado em Psicologia (LOUBACK, 2013). Contribuíram também para esse estudo da experiência com os coletores de lixo outras pesquisas em curso no Nutras (Núcleo de Estudos e Intervenções em Trabalho, Subjetividade e Saúde), grupo de pesquisa vinculado à Universidade Federal Fluminense.[124]

Uma das contribuições importantes da metodologia praticada na clínica da atividade é a posição, atribuída ao trabalhador, de protagonista da análise, tomando sua experiência e seus conhecimentos como pontos de partida para qualquer intervenção. Os trabalhadores, assim, se servem da presença do analista/pesquisador para se confrontar com diversos aspectos de seu trabalho, com seus possíveis e impossíveis, estabelecendo diálogos entre o conhecimento da experiência e o saber acadêmico.

Nessa perspectiva teórico-metodológica, a atividade de trabalho é sempre analisada como atividade dirigida, portanto dialógica. Na atividade necessária para atingir os objetivos propostos (partindo do trabalho prescrito), o trabalhador dialoga consigo mesmo, com seu objeto de trabalho e

---

[124] Destacamos aqui também a dissertação de mestrado de uma das coautoras deste artigo, em que se discute uma outra experiência com eletricitários (PACHECO, 2013). Agradecemos o apoio do CNPq na forma de bolsas de mestrado concedidas às duas autoras: Emanuelle Pacheco e Alessandra Louback.

com seus pares. Diálogos que são tanto reais quanto virtuais. O trabalhador busca os caminhos, ou melhor, constrói coletivamente esses caminhos, produzindo desvios para contornar os obstáculos que encontra no trabalho real.

Na experiência apresentada neste capítulo, foi utilizado como método a Oficina de fotos. Nele, as imagens são produzidas pelos próprios trabalhadores (OSÓRIO DA SILVA, 2011). O objetivo desse dispositivo é disparar, a partir da produção de imagens, questionamentos e reflexões acerca da atividade de trabalho. Configura-se como um dispositivo potente de uso da experiência como fonte de novas experiências (OSÓRIO; MAIA, 2010, p. 46), ampliando o poder de agir tanto do pesquisado como do pesquisador.

O cenário da intervenção

A gestão dos resíduos sólidos do município estudado foi concedida a uma empresa de economia mista que, por sua vez, para dar conta de uma população de quase 500.000 mil habitantes (XAVIER, 2007), terceiriza parte de seu sistema de coleta a outra empresa.

A coleta de lixo é realizada por 250 coletores de lixo e 40 motoristas, todos homens, de idades que variam entre 19 e 60 anos. Esses trabalhadores estão vinculados à empresa terceirizada responsável pelo contrato de coleta. Eles percorrem as ruas da cidade, de segunda a sábado, coletando cerca de 600 toneladas de lixo por dia. A divisão da coleta é feita em dois turnos: manhã e noite. O turno da manhã tem início às 6h50, e o turno da noite às 19h. A jornada de trabalho é de oito horas por dia, porém, nos dias de maior acúmulo de lixo, como segunda, terça e sexta-feira, a jornada pode ultrapassar as dez horas.

A coleta diurna é dividida em duas rotas, ou seja, uma equipe realiza a coleta três vezes na semana em certos bairros predefinidos, e as outras três vezes na semana, em outros. A coleta diurna ocorre nos bairros mais afastados do centro urbano e, muitas vezes, em regiões mais pobres, as "comunidades" ou favelas. Além da coleta nas ruas, também são realizados serviços especiais, como a retirada de lixo das encostas, geralmente em morros habitados de forma precária, onde o lixo é, muitas vezes, atirado pelas janelas das próprias casas, em áreas de difícil acesso. Para isso, é preciso que os coletores passem por treinamentos específicos realizados no Corpo de Bombeiros, com técnicas de rapel. Há ainda a capina, com a roçadeira, dos jardins das vias públicas ou de bairros mais afastados.

O TRABALHO COMO OPERADOR DE SAÚDE

Na coleta noturna, não há divisão de rotas, ou seja, cada equipe faz a coleta de lixo nos mesmos bairros todos os dias. A maioria das ruas em que há coleta noturna está em uma região de praias, onde se localizam o centro administrativo e comercial da cidade e as áreas habitacionais consideradas nobres. O grande número de prédios e o trânsito intenso faz com que a coleta nessa rota seja considerada "pesada". As equipes do turno da noite realizam a coleta de lixo nas areias das praias, tarefa que exige uma forma muito particular de realizar a atividade.

As coletas de lixo domiciliar e comercial envolvem uma tarefa que requer grande esforço físico, na qual o coletor de lixo anda, corre, sobe e desce ladeiras, além de levantar e transportar latões, latas e caçambas que variam de 50 a 1.050 litros (ROBAZZI, 1991). Assim, a repetição contínua dos movimentos e a grande sobrecarga física imposta durante a jornada de trabalho levam a um desgaste físico significativo, produzindo um alto índice de faltas ao trabalho. Para isso contribui também o fato de que uma das características da tarefa efetiva das equipes de coleta de lixo é a execução do serviço o mais rápido possível; quanto mais rápido coletarem o lixo da rota estipulada, mais cedo retornam para suas casas. Pode-se dizer que o desgaste físico decorre em parte das características da própria tarefa, mas também do ritmo acelerado e do número excessivo de horas trabalhadas sem pausas, levando o corpo, muitas vezes, à exaustão. As equipes são compostas por um motorista de caminhão e os coletores de lixo.

A intervenção se deu no contexto de um Programa de Ginástica Laboral que já vinha sendo desenvolvido por uma consultoria em qualidade de vida no trabalho, visando a uma reformulação do Setor de Saúde e Segurança no Trabalho da empresa coletora de lixo, com o propósito de reduzir os índices de afastamento por lesões musculares. Dando continuidade a atividades já tradicionais nesse tipo de programa, como exercícios físicos específicos e projetos de lazer e integração grupal, foi proposta a pesquisa-intervenção, aqui apresentada, destinada a ampliar a capacidade dos coletores de enfrentar coletivamente as dificuldades de seu trabalho, valorizando suas próprias estratégias criativas.

O projeto de intervenção clínica foi apresentado à empresa executora da coleta e contratante da consultoria. Tendo sido aprovado, foi levado aos trabalhadores – coletores em alguns encontros de sensibilização. Na apresentação do projeto foi destacado o modo como a intervenção se daria, tendo a Oficina de fotos como principal dispositivo de coanálise do trabalho.

A Oficina de fotos com os coletores de lixo

O uso da imagem em pesquisa e intervenção em Psicologia, com registros em vídeo ou em fotos, vem sendo importante, tanto na Psicologia do Trabalho como em outras áreas da Psicologia, como na área Jurídica e Escolar (TITTONI; ZANELLA, 2016).

Na autoconfrontação cruzada, proposta por Clot e sua equipe (CLOT, 2010b; VIEIRA; FAÏTA, 2003), há a gravação em vídeo, feita pelos pesquisadores. No Brasil, temos o exemplo do trabalho realizado no Rio Grande do Sul, por Fernanda Amador (2009), onde os próprios trabalhadores geravam vídeos do seu trabalho com a câmera filmadora. Também no Espírito Santo a equipe de pesquisa de Maria Elizabeth Barros de Barros tem usado fotos em suas pesquisas sobre o trabalho e em Psicologia Social e Institucional (ROSEMBERG; RONCHI FILHO; BARROS, 2011).

Na clínica da atividade a análise se faz sobre uma situação específica, bem definida, que é registrada de modo a se constituir em objeto de debate entre os trabalhadores que dela participam, entre os trabalhadores e o analista/pesquisador e entre eles e as tradições de seu ofício. Trata-se de uma análise ampla feita sobre um momento em que poucos participam de uma tarefa característica do processo de trabalho em debate.

Convidamos uma equipe – um motorista e quatro coletores de um mesmo caminhão – do turno do dia, formada por trabalhadores que estão há muitos anos na empresa. A equipe aceitou o convite, e passou-se ao processo, talvez mais delicado, de autorização por parte das gerências para a execução das oficinas. Após várias reuniões e pedidos de esclarecimento, a autorização foi obtida.[125]

A proposta de uma Oficina de fotos foi apresentada ao conjunto de coletores e motoristas durante o Diálogo Diário de Gestão Integrada,[126] sendo esclarecido que, nesse primeiro momento, o trabalho seria realizado apenas com uma equipe escolhida, por ser formada por trabalhadores com muito tempo na empresa. Foi apresentada, então, a equipe clínica: além da professora de ginástica laboral que já era conhecida, fizeram parte duas psicólogas, pesquisadoras integrantes do grupo de pesquisa Nutras.

Os encontros foram realizados fora do horário de trabalho, quando os trabalhadores retornavam à empresa, após as atividades na rua.

---

[125] As empresas envolvidas, bem como os trabalhadores participantes, autorizaram o estudo dessa experiência e seu relato em trabalhos científicos.

[126] DDGI: reunião feita, no início da jornada, pelo técnico de segurança com os trabalhadores da coleta de lixo.

O primeiro dia de Oficina foi numa quinta-feira, pois é o dia mais "leve" da coleta de lixo, em que a quantidade de lixo a ser coletada não é tão grande. Foi marcado por muita ansiedade por parte dos coletores. O encontro foi iniciado bem cedo e realizado na sala das reuniões da CIPA (Comissão Interna de Prevenção de Acidentes), onde foi montada uma mesa com um pequeno café da manhã: biscoitos e sucos. Os trabalhadores foram chegando aos poucos. Na quinta-feira, os uniformes usados estão geralmente um pouco sujos, devido ao fim da semana se aproximando, o que expõe a dificuldade diária do ofício. Nesse dia foi diferente, pois todos estavam de uniformes devidamente limpos e completos (o uniforme é composto por boné, luva, calça, blusa e boina). Foi oferecido o lanche e apresentada a proposta dos encontros em detalhes, ressaltando o compromisso de sigilo.

Foram propostos cinco encontros, com intervalos de uma semana entre eles, proposta aceita pelos participantes. Nesses encontros seriam postas em discussão algumas situações de trabalho. Para apresentar seu trabalho no encontro, cada trabalhador se comprometeria a tirar fotos que representassem o sentido de se trabalhar com o lixo. A seguir, escolheriam as fotos a serem apresentadas à equipe. Foi acordado que as fotos produzidas seriam escolhidas pelo grupo, para a montagem de um mural de fotos a ser exposto na Semana Interna de Prevenção de Acidentes (SIPAT), e que isso seria uma possibilidade de visibilidade, de reivindicação, e por isso as fotos deveriam ser muito bem analisadas pelo grupo.

Depois dessas explicações, todos se apresentaram com nome, idade e tempo de trabalho na empresa. As apresentações começaram pelas pesquisadoras, seguidas pelos trabalhadores envolvidos na Oficina. Chamou a atenção o fato de que quase todos, ao se apresentarem, nos relataram o primeiro dia de trabalho, a primeira impressão que tiveram ao chegar em uma empresa de coleta de lixo. Um relato interessante segue abaixo:

> *"Todo o lixo estava despejado no chão para poder bater pra dentro de outro caminhão... Quando olhei aquela montanha de lixo... Sinceramente me deu vontade de desistir... Aí o que acontece... Eu olhei assim... Olhei para o céu, chovendo, meu Deus, o que estou fazendo aqui... Trabalhei no Projac, meu Deus, o que eu estou fazendo aqui... Eu vou embora... Lá onde eu moro me chama assim, aí eu falei assim, eu estou olhando esse monte de lixo, aí nunca pensei que ia trabalhar nisso. Mas com o tempo fomos acostumando, acostumando, acostumando, e hoje eu vejo que é gratificante ver a cidade que trabalhamos limpa... Tem dias, sabe, que a gente olha pra trás quando estamos coletando, que*

olha pra trás assim... Poxa, que diferença que dá na cidade: a frente tá sujo e olha pra trás... As pessoas têm preconceito com o nosso trabalho, achando que nós somos imundos, que nós somos sujos, poxa, nós não somos isso, isso é uma coisa muito ruim... Mas têm pessoas que falam parabéns vocês são importantes pra nós." (Antônio Marcos)

De acordo com a clínica da atividade, é importante o trabalhador se reconhecer em algo, se orgulhar de um trabalho que reconhece como seu e como bem-feito. Para assim considerá-lo, é importante poder avaliar seu trabalho perante as regras de ofício, ou seja, comparado àquilo que é considerado correto entre pares. Esse reconhecimento de si, frente a um coletivo mais ou menos estabilizado, é importante "para poder suportar as desilusões próprias da busca de reconhecimento endereçada ao outro" (CLOT, 2010b, p. 289). Reconhecer-se no que fez é estar seguro tanto da utilidade social do serviço como de sua qualidade.

Depois da rodada inicial de apresentação, realizamos um quebra-gelo: um jogo em que são usados dois dados, chamado de Curtigrama (ANDRADE, 2010). Um dos dados em seus lados continha as palavras "Curto" e "Não curto", e no outro dado estavam as palavras "Faço" e "Não faço". Os dados são jogados ao mesmo tempo, e o trabalhador deve fazer um comentário sobre algum aspecto do seu trabalho relacionado ao par que resultou do lançamento dos dados. Por exemplo: algo que "curte", mas "não faz".

Esse jogo tem a função de trazer a atenção do grupo participante para a tarefa acordada, deixando outras preocupações de lado, fazendo com que os participantes da Oficina de fotos dedicassem esse tempo para interagir com o colega, numa análise coletiva da própria atividade. Além disso, ele confere um aspecto lúdico à situação.

A atividade foi bem interessante, pois permitiu maior integração do grupo, ajudando o engajamento de todos com a Oficina. Finalizamos o encontro com uma boa conversa em torno da mesa do lanche.

O segundo encontro começou com um exercício denominado "A arte de perceber". Com o auxílio de um projetor, foram projetadas, na parede da sala de reunião, imagens de figura e fundo (Imagens 1,2, 3 e 4):

Imagens 1 e 2

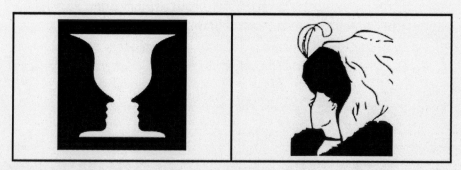

Fonte: Kofka, 1975

Imagens 3 e 4

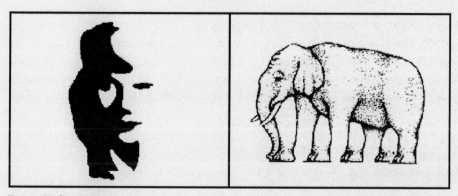

Fonte: Kofka 1975

Essas imagens, buscadas em experiências de pesquisa clássicas em Psicologia, foram utilizadas com o objetivo de estimular a possibilidade de perceber as coisas de diferentes maneiras. Poder olhar o que é comum, de todo dia, de uma forma diferente e poder assim ver uma nova situação.

A Psicologia da Gestalt tem contribuído para a maioria dos trabalhos que envolvem percepção. A noção da forma está estreitamente relacionada com a ideia de contorno fechado, que divide o mundo em duas partes – a de dentro e a de fora. É essencial para o observador, que desse modo decompõe a forma isolada, concentrar sua atenção nela e desvalorizar o resto do que contempla. Qualquer forma imperfeitamente fechada propõe espontaneamente ao observador o problema de fechá-la, isto é, completá-la. Essa forma, por outro lado, resiste às perturbações, caso consiga se impor com força à percepção do observador. Nesse contexto, a percepção é compreendida não como uma soma de diversas experiências sensoriais, mas como a totalidade da experiência imediata, tomada em si mesma (KOFKA, 1975).

As imagens foram utilizadas junto aos trabalhadores com o objetivo de estimular a possibilidade de perceberem as coisas de diferentes maneiras; poder olhar o que é comum, de todo dia, de uma forma diferente e poder, assim, ver uma nova situação. Dessa forma, esse exercício teve como foco a introdução de uma ideia criativa de trabalhar com imagens, em que o trabalhador se torna mais sensível ao "olhar" seu trabalho, seu cotidiano.

Ao término dessa atividade, uma máquina fotográfica digital foi entregue ao motorista, já que ele ficava em um lugar mais tranquilo (na cabine do caminhão), mas poderia ser usada por todos da equipe. Os coletores que estivessem com seus celulares também poderiam registrar fotos utilizando o aparelho.

No terceiro encontro, foi montada, como em todos os outros, a mesa de lanche. Diferentemente dos outros dias, não houve a necessidade de realização de nenhum quebra-gelo, a equipe já estava integrada na tarefa; as analistas do trabalho sentiam-se mais confortáveis e seguras. Todos levaram as fotos tiradas, que foram passadas para o computador. A maioria das fotos estava na máquina digital. Somente um coletor produziu as fotos com seu próprio celular, feitas durante a sua jornada de trabalho, após o primeiro encontro. Nesse dia foram escolhidas, dentre as fotos produzidas, aquelas que eles gostariam de discutir no dia seguinte.

No quarto encontro, foram apresentadas as fotos selecionadas. A atividade da coleta de lixo foi objeto de debate, provocado inicialmente pela indagação do motivo pelo qual eles as haviam escolhido.

A Oficina de fotos

A equipe decidiu tirar fotos da sequência exigida pela tarefa em um dado conjunto de ruas que requer subir a ladeira até o fim para coletar o lixo (Foto 1) e descer para fazer o descarte no cocho do caminhão. Para o coletor que aparece na foto, era muito importante mostrar como faz, subindo e correndo. A ladeira, para eles, traz a atividade real, do dia a dia, para as fotos.

Cap. 13/Foto 1 – Dificuldades

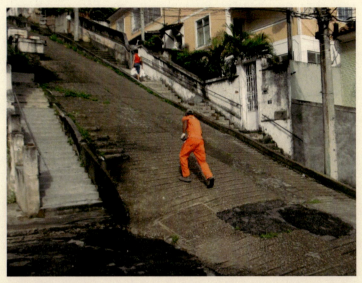

Fonte: registro dos autores

As fotos foram feitas pelos trabalhadores (motorista ou coletores) com seus próprios aparelhos de celulares.

Quando foram escolhidas e apresentadas, as fotos foram nomeadas pelos trabalhadores de acordo com o que demonstravam. A Foto 1 foi nomeada "Dificuldades".

Wanderson: "Decidimos tirar essa foto pra mostrar a dificuldade que a gente tem às vezes no dia a dia da coleta. Quando tá chovendo, a rua vira um sabão; tem que ter cautela, se não se acidenta".

Essa foto foi analisada por todos, antes mesmo da data combinada para os registros fotográficos. No momento em que os convidamos a participar da pesquisa e informamos-lhes qual era o propósito das fotos, a equipe imediatamente se mobilizou para juntos definirem o roteiro de situações e locais de trabalho que, para eles, seria importante mostrar. Essa sequência foi apontada como muito importante, tendo sido escolhida por eles para compor o mural na SIPAT.

No trabalho dos coletores, a carga física é expressa pelo gasto energético ou pelo desgaste muscular, devido a correr, saltar e subir diversas vezes e jogar o lixo no cocho do caminhão. Já a parte cognitiva relaciona-se às tomadas de decisões para a realização de dada tarefa; os coletores de lixo precisam pensar em toda a sequência de seus atos: como subir a ladeira, qual o melhor lado da rua, como caminhar com o solo escorregadio se estiver chovendo. É preciso pensar na relação entre as possibilidades e impossibilidades de regulação na carga de trabalho, o desgaste do corpo implicado na gestão da complexidade do trabalho e as exigências sociais que, eventualmente, podem entrar em contradição com as necessidades de regulação do corpo (VASCONCELOS, 2007).

Em outra sequência de fotos, é relatada a importância do trabalho para os coletores. Se é um trabalho difícil, é também um trabalho importante, que deve ser bem feito:

Bala (apelido): "O antes e o depois: a rua estava cheia de lixo e agora já limpinha, coletada".

O reconhecimento da importância social de seu próprio trabalho reduz a carga psíquica. O coletor expõe a importância de seu trabalho – manter a cidade limpa – e o orgulho de ver a cidade antes suja e, depois da realização de sua atividade, limpa. O reconhecer-se no que faz (CLOT, 2010d) é um importante resultado prático da ação.

Na Foto 2, intitulada "Amarras", surge uma polêmica: o que é um trabalho bem- feito? Esse debate existe em todos os ofícios, e sua explicitação é importante para a manutenção da vida desse ofício e para sua vitalidade.

A cena mostrada na Foto 2 é explicada pelos coletores:

Wanderson: "Os sacos ficam para o alto por causa dos cachorros, amarrados na grade, então a gente tem que desamarrar um por um, pra não arrebentar".
Bala: "Qualquer dia, eu vou levar uma grade pra casa, porque eu puxo mesmo".

Nesse diálogo, pode-se então observar uma situação em que uma controvérsia se explicita: para um coletor, o importante é a realização da tarefa de modo mais caprichoso, destacando-se o cuidado de desamarrar cada saco de lixo; para o outro coletor, esse modo de fazer pode levar a um atraso, e a maneira mais rápida de coletar é puxando os sacos.

Outras situações trazem aspectos contraditórios inerentes à situação enfrentada. Não há divergência entre coletores, mas aspectos do trabalho com múltiplos sentidos.

O TRABALHO COMO OPERADOR DE SAÚDE

Esse debate, essa complexidade das relações que se fazem no trabalho, vai aparecer em relação aos animais domésticos, que fuçam as latas e sacos, espalhando o lixo. A partir da foto 3, vão surgir comentários que destacam aspectos contraditórios

Wanderson: "Isso foi nossos inimigos [dito em tom de brincadeira], os cachorrinhos, eles espalham todo o lixo...".
Wanderson: "Olha nossos inimigos aí. Amigos em casa, inimigos na coleta."
Bala: "Esses são meus amigos, eles me seguem na favela, gostam de mim."
Jorge: "Eles têm até nome".

Cap. 13/Foto 2 – Amarras

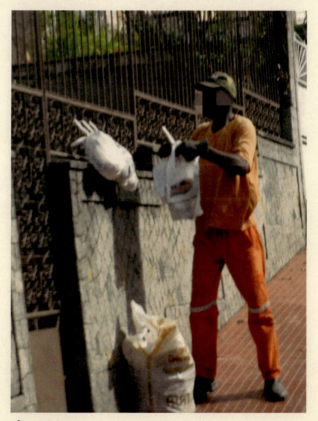

Fonte: registro dos autores

Cap. 13/Foto 3 – Amigos ou Inimigos

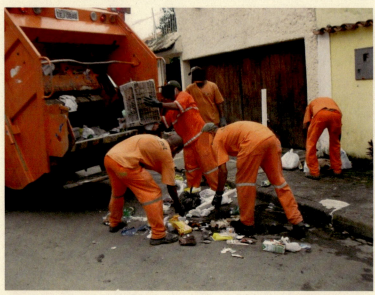

Fonte: registro dos autores

As contradições também existem em relação aos habitantes humanos da cidade: a foto 4 (intitulada "Inimigos?") mostra uma senhora que "cata lixo" para produzir alguma renda para si e sua família.

Wanderson: "Quando tem algumas pessoas que são desordeiras, a gente dá uma bronca, outras catam sem fazer bagunça no lixo, que tem consciência, a gente conversa e tal..."

Bala: "Essa senhora tá catando latinha, eu separei uma panela, saí e ela foi lá e pegou, aí falei pra ela 'assim a senhora quebra a firma' [risos]".

Tadeu: "Pode ver que ela tá tendo o cuidado de abrir o saco ali mesmo, em cima da piscina."

Bala: "Tem pessoas que sobrevivem do lixo..."

Jorge: "Tem um camarada em outra rota que, quando o caminhão chega, ele já colocou o lixo todo no esquema pro caminhão chegar lá e coletar, ele chega cedinho antes do caminhão".

Bala: "É tipo uma mão lava a outra".

Cap. 13/Foto 4 – Inimigos?

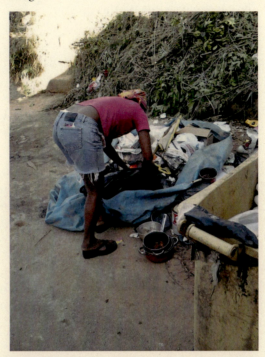

Fonte: registro dos autores

Cap. 13/Foto 5 – Bater o galão

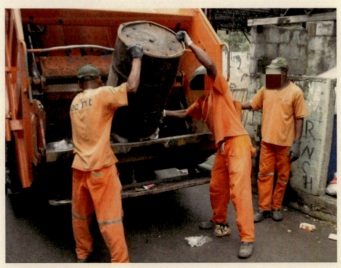

Fonte: registro dos autores

Já entre colegas, as relações de colaboração são menos controversas, como se vê na realização em pares de tarefas que implicam o levantamento de peso (Foto 5: "Bater o galão").

Bala: "Esse é o famoso bater o galão. Chamado de São Gonçalo".

"Bater o galão" é uma expressão usada por eles para se referirem ao ato de passar para o cocho do caminhão o lixo de contêineres, galões e outros recipientes. Bater o galão em dupla é uma das obrigações que esse coletivo de trabalhadores partilha num determinado momento.

Existe, por um lado, a prescrição ou a tarefa, e por outro um sistema de convenções partilhado pelo meio profissional, que constituem um patrimônio coletivo, de uso comum entre os coletores de lixo: o gênero profissional dessa atividade (CLOT, 2006). Poderíamos dizer que os gêneros contêm prescrições coletivas, prescrições de origem interna, formuladas entre os próprios trabalhadores.

Algumas estratégias inventivas, produzidas pelos coletivos de trabalho, são ainda mais claramente características de recursos para a ação, que são usados em algum momento e ganham força quando se revelam úteis. Dois exemplos foram registrados nas Fotos 6 e 7.

Cap. 13/Fotos 6 e 7 – Sem título

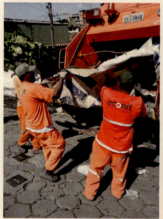
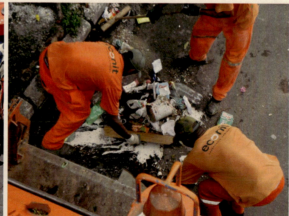

Fonte: registro dos autores

Bala: "Está vendo aquele monte de lixo lá? Então puxei dessa rua aí a esquerda. Essa rua é maior dificuldade em coletar, às vezes é tanto lixo que junto nesse poste que é mais pesado e depois quando eu sinto que dá pra mim arrastar, e mesmo assim eu tenho que fazer muita força pra mim arrastar. Tenho que arrebentar os sacos pra conseguir trazer do poste até aí o lixo, levo na piscina ou no plástico. Piscina velha..."

Wanderson: "Os outros jogam fora e nós aproveitamos como ferramenta. Usamos pra conseguir transportar e colocar dentro do caminhão o saco plástico, a gente usa pra fazer a puxada... eu tenho dificuldade no morro de usar o carrinho, então uso a piscina".

Um plástico grande, uma velha piscina infantil de plástico, se torna ferramenta de trabalho. Encher a piscina de lixo mobiliza também a "tábua" que já apresentamos anteriormente. A criação de novas ferramentas não é um simples desvio da norma por parte dos trabalhadores, corresponde ao enriquecimento de um objeto, desse pedaço de madeira ou plástico de que os coletores se apropriam de uma maneira específica. Essas invenções fazem parte do ofício, todos os coletores as têm como parte integrante do trabalho e são importantes recursos para a ação.

"O dia a dia de todos nós"

Essa frase foi o nome dado ao mural a ser exposto na SIPAT (Fotos 8 e 9), montado no quinto e último encontro. Para isso, levamos uma caixa grande e colorida de presente, com canetas, lápis de cor, giz de cera, cola colorida, tesoura, cola branca, papel, jornais e revistas, além do café e de um aparelho de som portátil. No início, os trabalhadores ficaram um pouco retraídos, e as analistas tiveram que tomar a iniciativa. O objetivo desse fechamento da Oficina era fazer com que os trabalhadores se confrontassem mais uma vez com as fotos, fazendo com que o próprio grupo analisasse e escolhesse quais fotos seriam expostas para toda a empresa. A cada foto escolhida eles fizeram uma retrospectiva do dia em que produziram a foto, atualizando no grupo a análise da atividade. Isso os levou a valorizar as suas próprias estratégias criativas, desenvolvendo sua capacidade de ampliá-las, bem como de discutir suas condições de trabalho com os diversos setores da empresa.

Cap. 13/Fotos 8 e 9 – O dia a dia de todos nós

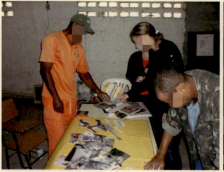 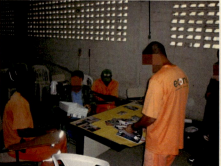

Fonte: registro dos autores

Considerações finais

No decorrer da Oficina de fotos, foi ficando evidente a potência existente nesse grupo, o conhecimento que constroem, os recursos e as artimanhas do trabalho. As pesquisadoras analistas, mas também os coletores, observaram que, ao desenvolverem ferramentas concretas e simbólicas para ação, são capazes de fazer de um serviço difícil, com cargas pesadas, um trabalho do qual podem se orgulhar por ser um trabalho bem-feito. Esse trabalho bem-feito é um importante operador de saúde (OSÓRIO DA SILVA; RAMMINGER, 2014).

A clínica da atividade propõe uma discussão do trabalho com os próprios trabalhadores, fazendo com que estes sejam parte ativa na análise da atividade. O falar na Oficina sobre o trabalho realizado em situação real transforma-se, como a própria atividade de trabalho cotidiano, num diálogo triplamente dirigido. O trabalhador discute consigo mesmo, com seus pares e também com seu objeto de trabalho. A função do analista do trabalho, neste caso também pesquisador, é produzir um tipo de interferência que propicie o desenvolvimento do gênero de atividade profissional, ou seja, dos recursos de que os trabalhadores desse ofício dispõem para a ação.

Ao ter que explicar para o analista do trabalho o que é sua atividade cotidiana, quais são seus diferentes aspectos e caminhos, ao ter que convencê-lo de suas próprias convicções, o trabalhador dialoga também com o gênero daquela atividade, lança mão de seus recursos e atua sobre eles, numa atividade que incide sobre sua atividade de trabalho cotidiana. O

O TRABALHO COMO OPERADOR DE SAÚDE

debate sobre a atividade, as criações e invenções de novas formas de trabalhar, as situações de campo vivenciadas pelo grupo e a visibilidade do trabalho em si podem propiciar um desenvolvimento individual e coletivo dos trabalhadores em questão.

Nessa experiência, a imagem fotográfica funcionou como boa mediadora do diálogo, não só entre coletores e analistas do trabalho, mas também entre os próprios coletores e entre eles e outras instâncias de seu local de trabalho. Mostrar as fotos em um mural na SIPAT ampliou o debate de um modo muito bem aceito por todos. Ao mesmo tempo, para os estudiosos do trabalho, esse uso da fotografia permitiu que tenha se dado a produção em comum, partilhada, de um conhecimento situado do trabalho de coleta de lixo. Essa ferramenta pode bem desenvolver uma outra atividade profissional além daquela dos coletores de lixo: a dos analistas e pesquisadores do trabalho.

14

DEMOCRACIA E CLÍNICA DA ATIVIDADE: DA POTÊNCIA DE UM MÉTODO DIALÓGICO À ESTRANHA FIGURA DO CLÍNICO-MILITANTE

Cristiane Lisbôa da Conceição

A formação é o objeto de estudo sobre o qual viemos nos debruçando, em uma atividade de pesquisa que envolve diversas parcerias[127] no Nutras. Esses encontros resultaram, dentre outras coisas, na produção da minha dissertação de mestrado (CONCEIÇÃO, 2016), na qual se constituiu uma espécie de alvo: pensar a formação por meio das clínicas do trabalho – particularmente da clínica da atividade. Assim, passamos imediatamente a conceber a formação como uma atividade dirigida, destacando o caráter processual e polifônico de tal objeto, e, em seguida, a encará-la como meio de desenvolvimento de recursos para ação.

Mas como pesquisar a formação senão pondo-a em marcha? Sabíamos que para nos aproximar de tal objeto precisaríamos não só acompanhá-lo, mas intensificar os processos que se dão em seu âmbito (OSORIO DA SILVA, 2014), transformando para conhecer. Foi assim que elegemos o exercício de instruções ao sósia como método clínico de análise da atividade de formação de estudantes de um curso de graduação da área da saúde em uma instituição de ensino superior no Estado do Rio de Janeiro. Afunilando um pouco mais nosso campo, voltamo-nos a um dispositivo de formação específico, o Programa de Educação pelo Trabalho para Saúde (PET-Saúde).

Tal programa destina-se a fomentar grupos de aprendizagem tutorial em áreas estratégicas do Sistema Único de Saúde (SUS), desenvolvendo iniciativas de integração ensino-serviço-comunidade. Desse modo, por meio do PET-Saúde os estudantes são inseridos em unidades de saúde pública, experimentando situações concretas de trabalho. Essa experiência, apenas, já é enriquecedora, pois avança no sentido de pensar uma formação para além

---

[127] Agradeço aqui em especial a parceria de Roberta Pereira Furtado da Rosa.

da transmissão de conteúdos em sala de aula;[128] entretanto, ao perspectivá--la segundo a clínica da atividade, não podemos encará-la apressadamente como um meio de formação. Afinal, não são raras as situações de trabalho com impedimentos à atividade e bloqueios ao desenvolvimento.

Desse modo, por um lado o uso de um método de análise da atividade nos possibilitou realizar uma espécie de avaliação do processo de formação que estava se dando com o grupo de estudantes que participaram da intervenção – apontando a imprescindibilidade de viver os conflitos da atividade de trabalho para a qual se quer formar, conjugada a espaços coletivos de discussão das experiências vividas no dispositivo de formação (CONCEIÇÃO; ROSA; SANTORUM, 2018). Por outro lado, evidenciou que a análise da atividade dos estudantes acionava processos de formação em todos os envolvidos na intervenção, resvalando em nós, as pesquisadoras.

Ou seja, estávamos mediante a constatação de que, ao sustentar um contexto dialógico que permita a ampliação de recursos para agir de determinando coletivo, o próprio analista do trabalho, em ação, cria recursos para o seu fazer, nesse caso intensificando sua formação em diálogo com seus pares.[129] A formação do analista do trabalho/pesquisador entrou, a partir desse momento, no foco de nossas preocupações, tornando-se o mote da pesquisa de mestrado.

Assim, levando em consideração que, em nossa experimentação com o campo, a formação se deu de maneira multidirecional a partir do compartilhamento de uma experiência comum na qual todos saem transformados, gostaríamos de considerar aqui justamente esse plano do "entre", plano das relações que traz ao debate a circulação de diálogos e afetos. Plano este crucial para uma perspectiva que se quer clínica e atenta à inseparabilidade entre atividade e subjetividade.

Nesse sentido, retomaremos algumas transcrições da intervenção produzida com os alunos, avançando no conceito de motricidade do diálogo (CLOT, 2010b) e na defesa do cultivo de uma política de relação com o outro que questiona uma noção de subjetividade centrada no indivíduo e evidencia a indissociável relação entre a clínica e a política. Por fim, levando em consideração que a metodologia da clínica da atividade busca operar uma intensificação dos diálogos, que valoriza os conflitos pela via

---

[128] Sobre as potencialidades do PET-Saúde como dispositivo de formação, ver capítulo da Roberta Pereira Furtado da Rosa.

[129] Sobre a formação do pesquisador/analista do trabalho em diálogo com seus pares no grupo de pesquisa, ver capítulo da Ana Armaroli.

O TRABALHO COMO OPERADOR DE SAÚDE

do seu desenvolvimento, acreditamos que a tarefa do clínico é possibilitar o exercício democrático nos ambientes de trabalho / formação, o que faz dele uma espécie de clínico-militante.

Antes de seguirmos, um último comentário: na literatura acadêmica podemos acompanhar vários modos de se referir a esta figura que analisa o trabalho a partir da perspectiva teórico-metodológica da clínica da atividade, tais como *intervenant*, analista ou clínico do trabalho, nem sempre se vinculando à atividade de pesquisa acadêmica ou produção de conhecimento. Aqui vamos optar pela terminologia que valoriza o caráter clínico dessa atividade, retomando uma importante questão formulada nas considerações finais de minha dissertação e que ainda faz eco em nossas preocupações: o que se passou na intervenção [entre o clínico e os estudantes]?

Instruções ao sósia: um método para a análise da atividade de formação

Pensar a formação por meio de uma metodologia de análise do trabalho não é uma preocupação nova (CLOT, 2000). Foi inclusive à procura de um método que permitisse formalizar e transmitir a experiência operária que o psicólogo italiano Ivar Oddone e seus colaboradores conceberam, nos anos 1970, o exercício de instruções ao sósia. Naquela ocasião, em meio a uma demanda dos trabalhadores de transformação dos ambientes de trabalho adoecedores, eles se deram conta da importância que tem a experiência "territorizada", ligada à situação concreta de trabalho, no sentido de analisar as relações entre a situação produtiva e a situação de saúde (ODDONE, 2007a, 2007b). Forjaram a partir daí um método que permite a elaboração dessa experiência, ao produzir uma atividade de verbalização e de pensamento sobre a atividade de trabalho em um exercício de grupo em que cada trabalhador dá instruções a um eu-auxiliar, um sósia (CLOT, 2000).

Na década de 1990, na França, Clot desenvolve as instruções ao sósia segundo a metodologia da clínica da atividade. O método passa a ser empregado como instrumento de intervenção na perspectiva da psicologia histórico-desenvolvimental, buscando um acesso ao real da atividade por meios indiretos, nesse caso pela interlocução com o sósia. Aqui a atividade é entendida como sempre endereçada, ou seja, dirigida ao objeto da ação e à atividade dos outros sobre o objeto. Essa concepção triádica da atividade – que envolve, simultaneamente, o sujeito, o objeto e o outro – apoia-se na obra de Lev Vigotski. Como relata Clot (2010b, 2014b): em um determinado momento de suas pesquisas, o autor russo se debruçou sobre os processos de saturação no decorrer da atividade de crianças. Propôs, nesse contexto, uma tarefa de desenho e percebeu que, quando já não há mais interesse em permanecer nessa tarefa, é possível reanimá-la modificando o sentido da situação. Basta pedir à criança que ela mostre a uma outra o que se deve fazer, ou seja, como realizar a mesma tarefa – o desenho. Neste momento, a atividade "cresce" ou se renova: a primeira criança passa a ser também instrutor, a segunda, aluna, e o objeto, o papel, passa a ser também um meio de ensinar. Ainda que o produto final seja o mesmo, o desenho, agora a atividade é outra, houve uma metamorfose no seu sentido; um desenvolvimento da ação, do objeto da ação e dos sujeitos envolvidos na ação.

Da mesma maneira, o exercício de instruções ao sósia autoriza uma "reentrada" na ação, o recomeço da ação em outra atividade que, agora, tem o sósia como interlocutor e a atividade de trabalho como objeto. Neste sentido, a verbalização das instruções é uma atividade em si, ou seja, uma atividade de linguagem sobre a atividade de trabalho, na qual se realiza o objetivo de "passar a ação pelo crivo do pensamento, não só do pesquisador, mas do próprio sujeito" (CLOT, 2010b, p. 201), produzindo-se uma coanálise.

A análise do trabalho em clínica da atividade busca valer-se dessa duplicação da atividade provocada pela interlocução com o sósia, e eventualmente retomada pelos pares, para oportunizar deslocamentos nos sentidos, abrindo outras possibilidades de ações realizáveis. A presença do sósia como interlocutor desse diálogo – sendo ele a princípio um estrangeiro no ofício analisado – coloca ao instrutor o desafio de não poder compartilhar sua atividade em "meias palavras" como o faria rotineiramente com seus pares. A diferença entre esses dois interlocutores, o clínico e os pares, quando cada um assume o papel do sósia, é um trunfo metodológico (CLOT, 2000), como poderemos acompanhar nas transcrições mais à frente.

Desse modo, a tarefa do sósia é resistir à atividade do instrutor, trazendo à tona versões não naturalizadas das situações de trabalho. A cada interpelação do sósia é preciso que caminhos sedimentados no passo a passo das ações se transformem em bifurcações – ou seja, colocando obstáculos, o sósia entrava o desenrolar habitual das operações. Isso significa evocar não só as ações realizadas, mas especialmente aquelas que não foram realizadas e que, nem por isso, deixaram de existir, compondo o real da atividade. Significa trazer à tona, segundo Clot (2000, 2007c), a gênese das escolhas, promovendo uma ruptura na cadeia operatória e reabilitando o real como possível. Revela-se, aí, não só a dimensão operacional da atividade, mas sua dimensão opcional. Esse método pode levar os trabalhadores à recriação da experiência vivida, em um novo contexto, no qual eles podem vê-la de modo diferente, em um encontro com o passado que pode metamorfoseá-lo.

A questão aqui é justamente como se deu esse acesso ao real da atividade, ou melhor, que tipo de relação estabelecida entre o sósia, o instrutor e o grupo de pares possibilitou esse acesso a um plano de possíveis ainda não realizados, desenvolvendo recursos para a ação.

A análise da análise: revisitando a experimentação do método de instruções ao sósia

Para a operacionalização de nossa intervenção, iniciamos o planejamento da pesquisa, retomando alguns aspectos técnicos do método (BATISTA; RABELO, 2013; CLOT, 2010b), o que culminou na construção de um roteiro de intervenção e do termo de consentimento livre e esclarecido (TCLE). Na construção desse roteiro, também foram levados em consideração outros aspectos, como calendário acadêmico, horário e local conveniente para os estudantes.

A fim de que essa intervenção não se caracterizasse como mais uma atividade concorrente, precisávamos adaptar o método às condições do campo. Optamos, então, por fazer três encontros de participação voluntária, ocorridos no mesmo horário e local das reuniões de tutoria do PET-Saúde, no próprio campus de ensino, contando sempre com a presença da tutora responsável pela execução do projeto PET daquele grupo.

Os estudantes foram convidados pessoalmente e por e-mail para um primeiro encontro, no qual foi apresentada a proposta de pesquisa e intervenção. Nessa apresentação, os 12 estudantes presentes demonstraram interesse, tanto pelos aspectos operacionais quanto pelos teóricos. Após sanar dúvidas, pactuamos os próximos encontros, apresentando as implicações do TCLE, tais como gravação em áudio e transcrição dos encontros seguintes.

No segundo encontro, explicitamos as regras do exercício de instruções ao sósia, esclarecendo o papel do instrutor, do sósia e do grupo de pares. Em seguida, o grupo escolheu uma instrutora e a sequência de trabalho que seria objeto das instruções. Por cerca de uma hora, somente a sósia (pesquisadora) e a instrutora (estudante) tinham a palavra. Logo depois, o grupo de pares presente e a tutora deixaram de ser apenas espectadores e ocuparam também o lugar de sósia, prosseguindo com as interpelações típicas desse papel. Ao final desse tempo, encerramos o exercício questionando quanto às sensações e impressões da instrutora e do grupo de pares. Esse breve momento serviu para dar vazão a possíveis mobilizações emocionais, levantando questões provocadas pelo exercício, que seriam objeto de discussão no terceiro encontro.

Como sugerem as proposições de Clot (2007c, 2010b), a gravação em áudio feita no dia do exercício foi entregue à instrutora, para que esta procedesse com a autoconfrontação mediada, agora não pelos questionamentos da sósia, mas pela escuta do áudio de suas próprias instruções. Nesse ponto, julgamos que a tarefa de transcrição do áudio pela instrutora não seria adequada. Optamos pela escuta e elaboração de comentários por parte da instrutora, a serem compartilhados com seu grupo de pares no encontro seguinte.

Por fim, iniciamos o terceiro encontro com esses comentários da instrutora e, logo depois, com comentários do grupo, que não teve acesso ao áudio do exercício. Neste último encontro foi possível perceber que o exercício de instruções ao sósia disparou várias questões, tais como: a relação com os preceptores e outros funcionários dos serviços; as negociações de quais tarefas eles poderiam exercer nas unidades e como elas poderiam ser executadas; os impasses surgidos entre tarefas prescritas e os imprevistos do cotidiano do trabalho designado aos estudantes; os modos de lidar com a emoção e o impacto diante dos casos atendidos e a construção de uma postura profissional (CONCEIÇÃO, 2016; ROSA, 2017).

Após um panorama geral da intervenção, seguindo o propósito deste texto, acompanharemos abaixo trechos breves da transcrição do exercício de instruções ao sósia referentes ao segundo encontro. Neste recorte é possível acompanhar instruções sobre uma das tarefas compreendidas na atividade desses estudantes: a captação de usuários do SUS para participação em oficinas voltadas à temática da medicalização no campo da saúde mental. Neste primeiro trecho, apenas instrutora e sósia (pesquisadora) têm a palavra.

> 69. *Instrutora/Estudante 1: [...]. ...Você volta pra sala da saúde mental 3 e aí você olha a lista e começa a chamar... chama o primeiro, chama o segundo nome, dos prontuários que você viu que eram pessoas que encaixam com o perfil da oficina. E aí você vai, chama essa pessoa...*
>
> 70. *Pesquisadora/Sósia: Chamo onde?*

O TRABALHO COMO OPERADOR DE SAÚDE

71. *Instrutora/Estudante 1: Você abre a porta e na sala de espera da saúde mental, onde os usuários dali ficam sentados, e aí você vai lá e a chama o nome da primeira pessoa, essa pessoa vai entrar, você vai dar bom dia, vai fechar a porta e essa pessoa vai sentar de frente pra você e você vai começar a conversar com ela.*
[...]

76. *Pesquisadora/Sósia: por quanto tempo eu vou ficar conversando com ela?*

77. *Instrutora/Estudante 1: uns 5 minutos*

78. *Pesquisadora/Sósia: Eu faço isso com todo mundo da lista?*

79. *Instrutora/Estudante 1: Com todos da lista... depende, quando você, na conversa com a pessoa, você sente que ela não tem o perfil, que as vezes você olha o prontuário e parece ser todo o perfil, mas quando você conversa, as vezes é outra coisa. Aí você conversando com ela percebe que tem alguma questão a mais do que só a depressão e só a ansiedade, então você já pergunta... por isso que as perguntas iniciais são assim, que que te trouxe a saúde mental? É ..., aconteceu alguma coisa? Você, é.... o que que você sente? Como é a sua vida? Você vai perguntando, se nessa conversa você sentir que tem alguma coisa a mais, você fica nessas perguntas. Então tá bom, muito obrigada, bom dia, é um controle feito pelo XXX mesmo, perguntando pras pessoas o que trouxe elas a vir, a frequentar a saúde mental, a psiquiatria e bom dia e tchau.*

80. *Pesquisadora/Sósia: Como eu sei o que que é essa coisa a mais?*

81. *Instrutora/Estudante 1: Às vezes você percebe uma, uma... não sei...pela fala da pessoa, muitas vezes você percebe uma questão... como se a pessoa... eu mesma já aconteceu isso, de eu conversando com a pessoa, ela começou a relatar queixas, parecia mais que eram alucinações, sabe? Alguns episódios, ou perguntas desconexas, faziam perguntas com nada a ver com o que eu estava falando na hora. E insistia naquela pergunta repetitivamente, eu falei... ah, isso é meio assim estranho, ou então você percebe também, além de talvez a pessoa ter um problema ali psicológico, você percebe uma questão neurológica, um atraso, entendeu? Ou, então, você só na conversa percebe que ela tem problema com.... com.... substâncias, drogas ilícitas, não é o perfil pro projeto, então você já descarta.*

82. *Pesquisadora/Sósia: Qual o perfil pro projeto?*

83. *Instrutora/Estudante 1: Pessoas com ansiedade e depressão.*

Essa última fala (83) aponta uma norma que orienta a realização da tarefa de captação de usuários, indicando o público ao qual se destina as oficinas que serão conduzidas pelos próprios estudantes posteriormente.

Essa norma, delimitada por um perfil de saúde mental, foi pactuada entre tutora, preceptores e estudantes a partir de uma construção coletiva. Assim sendo, segundo as instruções, nesse primeiro momento da sequência de trabalho, os estudantes do serviço em questão, de posse da lista dos usuários que serão atendidos naquele dia, devem selecionar, a partir de informações nos prontuários, aquelas pessoas que se enquadrem no referido perfil para realizar uma entrevista individual orientada por um questionário construído por eles.

Mais informações caracterizando esse perfil aparecem no momento em que todos os presentes – pares, tutora e pesquisadora – podem assumir o papel do sósia, seguindo com as interpelações.

> *[...]*
>
> 216. *Estudante 2/Sósia: Na oficina, que pessoas... com que idade eu convido a participar da oficina?*
>
> 217. *Instrutora/Estudante 1: A partir dos 18 anos.*
>
> 218. *Estudante 2/Sósia: Ah, entendi, crianças?*
>
> 219. *Instrutora/Estudante 1: Não, não pode participar.*
>
> *[...]*
>
> 226. *Estudante 3/Sósia: Instrutora, eu vou me importar com o tempo de uso da medicação do prontuário?*
>
> 227. *Instrutora/Estudante 1: Sim, geralmente a partir dos 6 meses do uso da medicação.*
>
> 228. *Pesquisadora/Sósia: E o que que eu faço se tiver mais de 6 meses de medicação?*
>
> 229. *Instrutora/Estudante 1: A partir dos 6 meses de medicação é o tempo ideal pra que você convide a pessoa pra oficina, antes disso que não seria o tempo ideal, então você vai considerar essas pessoas, 6 meses pra frente, anos... 40 anos de uso.*

Nesse segundo trecho, a presença da pesquisadora, que não conhece a atividade, é determinante para o conteúdo dos primeiros questionamentos apresentados pelos pares à instrutora. Ao perguntar, por exemplo, qual a idade do público-alvo das oficinas, eles trazem para o diálogo manifesto uma informação que todos compartilham, exceto a pesquisadora. Assim, sem diretamente lhe dirigir a palavra, esclarecem para a estrangeira detalhes sobre como realizam a tarefa de captação de usuários do SUS para as oficinas em saúde mental.

O TRABALHO COMO OPERADOR DE SAÚDE

No trecho a seguir, as interpelações feitas pelos pares à instrutora mudam um pouco de tom. Torna-se mais difícil responder aos questionamentos feitos, pois colocam entraves ao desenrolar mais operacional das instruções. Desse modo, põe em cena desafios e tensões do real da atividade compartilhados por todos no cotidiano de trabalho, sendo frequentemente objetos de controvérsia.

> *275. Estudante 2/Sósia: Instrutora, assim, se durante a entrevista aparecer um paciente muito interessado em participar da oficina, mas assim toma conta de algum sobrinho ou de alguma criança, ou então precisar ir acompanhado por alguma enfermidade ou alguma coisa, aceita essa pessoa participar ou não?*
>
> *276. Instrutora/Estudante 1: Você não... geralmente não tem como, não é adequado pra oficina você levar algum acompanhante, dependendo, muitas vezes esse acompanhante também tem a mesma... ele também faz tratamento na psiquiatria e tem o perfil, se for esse o caso, você vai fazer com que os dois participem, caso não aconteça isso, caso seja uma neta, ou um filho, ou uma pessoa que não esteja naquele segmento, você não vai, infelizmente você não vai poder chamar essa pessoa pra oficina, você vai falar pra ela que não é possível, por conta de não poder outras pessoas que não tem o perfil frequentarem a oficina.*
>
> *277. Estudante 4/Sósia: Instrutora, se por algum motivo a pessoa gostasse muito da proposta da oficina e se mostrasse muito interessada, porém ela não faz o perfil, o que que eu faria?*
>
> *278. Instrutora/Estudante 1: Quando a pessoa não faz o perfil, mas dependendo do que você está falando, é.... [fala gaguejante]. Perfil.... Você já viu que ela não tem o perfil no prontuário ou você está vendo pessoalmente que ela...*
>
> *279. Estudante 4/Sósia: Você está vendo pessoalmente, ela só não tem o perfil por exemplo, por não tomar mais antidepressivo, mas ela já tomou um tempo atrás...*
>
> *280. Instrutora/Estudante 1: Hum....*
>
> *281. Estudante 4/Sósia: É.... alguma coisa assim...*
>
> *282. Instrutora/Estudante 1: Você deixa ela participar. [Risos] Desculpa tutora! [Fala ligeiramente amedrontada se voltando à tutora].*

Avaliando o conjunto de trechos acima, de um modo geral, ao interpelar a instrutora, colocando obstáculos ao desenrolar habitual da atividade, o(s) sósia(s) produz(em) uma nova atividade (de análise) que esgarça a versão autorizada do trabalho, permitindo que a atividade apareça como conflito, como uma luta de ações possíveis, para as quais a instrutora deve escolher apenas uma. Se a captação de usuários para a oficina talvez pareça, em um primeiro momento, uma tarefa simples – orientada por uma norma que delimita de maneira objetiva o perfil do público que se quer captar –, ao retornar ao diálogo, ela se mostra enigmática. Revela, assim, sua dimensão opcional, para além da dimensão operacional que, a princípio, vinha sendo relatada.

Por se tratar de uma nova atividade, uma atividade de análise sobre a atividade de trabalho, podemos afirmar que instruir um sósia é experimentar um conflito real, é ter que realizar escolhas diante de várias possibilidades. Desse modo, a instrutora oscila entre relatar, na presença possivelmente constrangedora de sua tutora e de uma estrangeira com relação àquele trabalho, o que se deve fazer e o que efetivamente se faz – ou se gostaria de fazer –, muitas vezes transgredindo a norma.

É importante perceber que não se trata de uma simples negação da norma. Em nossa perspectiva a instrutora/estudante não fez seu trabalho errado, muito pelo contrário, a qualidade do seu trabalho repousa na possibilidade de cuidar da saúde mental daqueles que necessitam desse cuidado e o desejam. Nesse sentido, dadas as circunstâncias desafiadoras colocadas pelos sósias, para que o trabalho fosse bem feito, foi preciso transgredir a norma referente ao perfil dos usuários a serem convidados para as oficinas. Assim, se por um lado a norma é um recurso crucial, que dá escopo e organiza o trabalho, por outro lado a sua transgressão no real da atividade cria uma "saída" que cuida da vida, apontando uma postura ética a partir da qual se torna possível emancipar-se da tarefa, não lhe virando as costas, mas renovando-a (CLOT, 2013a).

Talvez possamos dizer que as instruções que envolvem o como lidar com essa norma referente ao perfil em saúde mental, por exemplo a maneira de rastreá-lo nos prontuários ou de confirmar sua identificação na entrevista, sejam uma construção genérica (CLOT, 2007c, 2010b) entre os estudantes. Ou seja, subentendidos compartilhados que pré-organizam a ação de todos. Esta construção genérica não diz respeito somente ao que foi explicitamente pactuado pelos diferentes atores envolvidos, mas principalmente a uma maneira própria que o grupo de estudantes foi criando ao longo do tempo para executar a tarefa. Isso quer dizer que, ao dar instruções de como identificar "pessoas com ansiedade e depressão", a instrutora também traz à cena parte da história desse grupo, que, com seus equívocos e acertos, foi criando uma maneira única de agir.

O TRABALHO COMO OPERADOR DE SAÚDE

Temos, assim, por um lado uma construção genérica – ou gênero profissional –, que é um conjunto de convenções de ação compartilhadas pelo grupo; por outro, temos um estilo da ação, responsável pela renovação dos gêneros profissionais na medida em que opera o retrabalho eventual destes, o retoque, no curso da ação situada. Como assinala Clot (2010b, p. 125-126):

> Aquele ou aqueles que trabalham agem por meio dos gêneros, enquanto satisfazem às exigências da ação. Assim, quando é necessário, eles ajustam e aperfeiçoam os gêneros, posicionando-se igualmente fora deles por um movimento, por uma oscilação, às vezes rítmica, que consiste em se afastar, em se solidarizar e em se confundir, de acordo com as contínuas modificações de distanciamento que podem ser consideradas criações estilísticas. Aliás, este trabalho de estilo é que produz uma estilização dos gêneros, suscetível de "mantê--los em estado de funcionamento", isto é, de transformá-los desenvolvendo-os.

Esse retoque é de suma importância para a vitalidade do agir do grupo e de cada um (CLOT, 2007c, 2010b), permitindo, como vimos, a criação de novas possibilidades mais condizentes com os desafios sempre inéditos do real. Por isso é importante que, para que sejam mais recursos que restrições, a "rigidez" de tais construções genéricas não constitua obstáculo para sua eventual superação (CANGUILHEM, 2009; CLOT, 2010b); o que significa dizer que, idealmente, os gêneros devem ser apenas relativamente estáveis. Nesse sentido, se o estilo é o que permite superar o gênero, à intensificação dos movimentos estilísticos torna as normas mais fáceis de serem superadas. Encontra-se aí a motivação para se levar adiante uma clínica do trabalho de inspiração vigotskiana que auxilie na mobilização dos processos fossilizados.

A partir dos trechos acima transcritos, podemos reconhecer que a variação do interlocutor, ou seja, o endereçamento da atividade de análise, é um trunfo metodológico, pois permite a estilização dos gêneros. Isso porque, ao dar instruções, a estudante luta o tempo todo contra uma compreensão incompleta de sua atividade, buscando "se explicar", levando em consideração seus destinatários (CLOT, 2000). O que cada interlocutor pode não entender varia não só entre a estrangeira e aqueles que exercem a mesma atividade, mas entre os próprios pares. Nesse sentido, a instrutora também luta para que a maneira de fazer eleita por ela naquele momento seja compreendida, e até mesmo justificada. Este é o ponto no qual as controvérsias tornam-se aparentes. Mediar a disputa entre diferentes maneiras de se fazer a mesma coisa seria a tarefa do clínico, não para que se estabeleçam consensos ou para que se ache a melhor maneira de agir, mas para auxiliar os coletivos a encontrarem soluções nas quais ninguém havia pensado antes.[130]

Esse é um dos principais nortes dos métodos dialógicos empregados a partir da clínica da atividade, produzir uma espécie de retrabalho das normas compartilhadas, possibilitado pela disputa entre pares, para ampliar o raio da ação desses coletivos. Nesse sentido, o aspecto formativo está sempre colocado. Sendo estudantes ou não, as lições a serem retiradas de tais métodos podem ser valiosas para o enriquecimento das possibilidades de ação no trabalho.

Aqui não vamos nos ater aos aspectos que apontam para o modo pelo qual a formação desses alunos estava se dando. Queremos apenas evidenciar o dispositivo dialógico posto em cena para refletirmos acerca do tipo de relação, clínica e necessariamente política, que se estabelece entre os diversos atores da intervenção.

Nesse sentido, diríamos, em resumo, que pelo menos três elementos foram fundamentais para a produção da atividade de análise. O primeiro deles foi a aderência por parte da estudante eleita pelo grupo para a tarefa de instruir um sósia, provocando seu compromisso de ser "fidedigna com o que acontece". Isso é evidenciado na fala a seguir, quando ela responde como se sentiu no papel de instrutora:

> 292. *Instrutora/Estudante 1: Nossa, eu me senti um pouco, não sei... um pouco nervosa, um pouco ansiosa e com uma responsabilidade muito grande de falar assim, às vezes eu me senti pressionada, tipo "caraca, você aceita pessoas que não tem o perfil?" E eu, caraca, cara... Eu vou falar que eu aceito? Não que aceita os psicóticos, mas assim, dependendo de qual grau, não sei, de medicação ou sei lá, de atraso neurológico mesmo já participou da oficina, então, assim, eu fiquei sentindo que é uma responsabilidade muito grande de você passar exatamente pra pessoa o que você faz, porque a pessoa tem que chegar lá e fazer exatamente o que você faz. Então, assim, é uma responsabilidade de ser fidedigna mesmo com o que acontece, então eu me senti com uma responsabilidade grande em cima de mim.*

---

[130] É pertinente citar aqui o filósofo Baruch de Spinoza, cujo pensamento é de forte influência na clínica da atividade bem como na construção da linha argumentativa deste texto, em seu Tratado Político: "O espírito do homem é, em geral, muito obtuso para penetrar no fundo das coisas ao primeiro lance de vista, mas se sutiliza deliberando, ouvindo e discutindo. E, enquanto procuram todos os meios de agir a seu grado, encontram uma solução que tem por si a aprovação geral e na qual ninguém teria pensado outrora" (SPINOZA, 2013, p. 134).

O segundo elemento fundamental para a análise foi a participação da sósia estrangeira na atividade (a pesquisadora), iniciando o exercício com interpelações à instrutora que, ao mesmo tempo que colocava entraves ao desenrolar "automático" e até mesmo superficial das instruções, mostrava para os outros presentes de que forma se espera que o sósia entre em diálogo com a instrutora neste exercício. O que nos leva ao terceiro elemento: a entrada dos pares no papel de sósia, em um movimento que ora busca dialogar com a pesquisadora – na tentativa de esclarecer detalhes sobre a tarefa –, ora tenciona o diálogo com a instrutora, possibilitando diferentes acessos ao real da atividade (CLOT, 2000).

Assim, longe de ser linear, a análise se fez muito mais pela circularidade e pluralidade de interlocutores. Destinando-se ora à pesquisadora, ora à tutora, ora aos pares, ora àquele mesmo que fala, o diálogo se enriquece, desenvolvendo o sentido daquilo que é dito.

> O movimento dialógico cria: relações renovadas, de situação em situação, entre o falante sujeito e os outros, assim como entre esse mesmo falante e aquele que ele havia sido na situação precedente, além do modo como ele o havia sido. Procedendo assim, ele transforma, manifesta e revela, no sentido fotográfico do termo, as posições dos interlocutores que se elaboram no decorrer do movimento, até mesmo se desestruturam sob o efeito de contradições engendradas por esse mesmo movimento dialógico. Falar-se-á, então, de uma *motricidade* própria ao diálogo (CLOT, 2010b, p. 135, grifo do autor).

Ao sustentar a dissonância que surge pela motricidade do dialógico entre diferentes interlocutores, sem nunca deixar que a última palavra seja dita, o clínico busca a precipitação das controvérsias e com elas uma mobilização subjetiva em torno do objeto "trabalho". Aqui a clínica da atividade assume uma via que se dispõe a cuidar do trabalho, contra perspectivas de cuidado das pessoas (CLOT, 2013a). Essa opção aposta em uma maneira de lidar com os conflitos que os encara como motor de desenvolvimento, ou como fonte potencial de criação.

> Na disputa profissional regulamentada que se procura levar a cabo, a atenção de cada participante é atraída mais para a atividade do que para o trabalhador ou trabalhadora que executa. É por esse motivo que a atividade que temos sob os olhos surge cada vez mais como o que ela é: apenas uma das atividades possíveis no conjunto das que teriam podido ser

realizadas ou poderiam vir a ser realizadas. Trata-se, por assim dizer, de fazer passar o trabalho realizado de um trabalhador para outro, para fins de decantação. Portanto, trata-se igualmente de obrigar nossos interlocutores a exercitar-se para separar, neles mesmos e entre eles, o trabalho e o trabalhador; trata-se de separar o discurso convencional do já dito e do pensamento pronto – centrípeto e monologuista – daquilo que, na realidade, é difícil dizer e pensar (CLOT, 2011, p. 76).

Dessa maneira, ao invés de uma clínica do sujeito trabalhador – numa perspectiva que busca remediar ou reparar os indivíduos adoecidos e/ou os ambientes adoecedores –, exercita-se uma clínica do trabalho que visa ao desenvolvimento dos sujeitos no trabalho, incluindo ferramentas, coletivos e organizações. Busca-se, assim, transformar o trabalho utilizando o coletivo como instrumento de cuidado, ou seja, procura-se

[...] manter ou restaurar a vitalidade dialógica do social, graças à análise do trabalho ao experimentar a função psicológica do coletivo em situação de trabalho; afinal seu objetivo consiste em ser capaz de propor à subjetividade se *reencontrar* em uma zona de desenvolvimento potencial (CLOT, 2010b p. 34, grifo do autor).

Nesta clínica que procuramos realizar com o auxílio do pensamento de Vigotski, o social não existe apenas fora dos indivíduos ou entre eles, mas também dentro deles, como recurso para agir (CLOT, 2006, 2010b). Esta compreensão de um social que não é estático é incompatível com a ideia de que haja uma relação dicotômica entre o indivíduo e a sociedade, assim como com a identificação da subjetividade exclusivamente com um plano pessoal ou íntimo. Isso porque, para o autor soviético, nunca podemos esquecer que os indivíduos se constituem numa rede de relações, ou seja, nós nos desenvolvemos ao nos relacionarmos com os outros, com os objetos e com o ambiente que nos cerca, determinando e sendo determinados por tal contexto.

Desse modo, pretendendo investigar o homem de uma maneira menos reducionista, Vigotski nos convida a voltar o olhar não para os elementos "homem" ou "social", mas para a relação produtiva que se estabelece entre eles. É nesse entre que também nos propomos pensar a subjetividade, como produto de uma relação, como atividade sobre a atividade (CLOT, 2007c), ou ainda, poder de afetar e ser afetado (CLOT, 2010b). Nestes termos, ao pesquisarmos a atividade, sem apartá-la da subjetividade, a política aparece também como plano inevitavelmente indissociável da clínica.

O protagonismo em questão: afirmando uma política de relação com o outro

Apesar de muitas vezes despertar desinteresse nas pessoas, sendo vista como um tema enfadonho ou complexo, a política está profundamente ligada à nossa vida cotidiana, mesmo que muitos não percebam. Recorrendo ao dicionário,[131] podemos encontrar uma definição de política como algo apartado das nossas vidas situadas; nela a política é vista como "Arte de regular as relações de um Estado com os outros Estados". Entretanto também podemos encará-la como uma arte de regular todo e qualquer tipo de relação: de trabalho, conjugal, entre vizinhos, de uso da terra etc.

Para a perspectiva ergológica em clínica do trabalho (SCHWARTZ; DURRIVE, 2010), tal desgosto pela política é reflexo de um enfraquecimento dos coletivos, entendidos como entidades de transição entre o polo dos valores relativamente universais – também conhecidos como valores sem dimensão – e o polo nos quais esses valores são processados e reprocessados no cotidiano da atividade de trabalho. Assim, o âmbito político, como lugar no qual se debate acerca do viver juntos e do bem comum, ganha um sentido e uma significação para as pessoas a partir do momento em que os coletivos operam como entidades que regulam essa transição entre o global e o situado "em via de mão dupla".

Destaco aqui a dupla direção desse processo porque o desinteresse pela política denuncia um emperramento nessa dinâmica entre valores e cotidiano, ou entre o global e o situado, nos fazendo sentir que ou nossa ação não tem qualquer efeito na prática dos governos (consequentemente nosso voto, por exemplo, não tem valor) ou o objeto de tal prática não diz respeito à vida do cidadão comum. Essa despolitização da vida cotidiana produz uma dissociação do poder e do poder de agir, particularmente visível no trabalho pelo fato de o empregador deter o monopólio das decisões (como também aparentemente é o caso daqueles que ocupam cargos políticos). Assim, por meio de uma asfixia dialógica – seja a partir de uma gerência extremamente autoritária, seja pela proliferação de espaços de escuta onde o que é dito em nada afeta a organização do trabalho –, o trabalho é relegado à sombra do direito privado, onde a cidadania é suspensa (CLOT, 2016c).

Cabe lembrar, como afirma Chauí (2016c, p. 2), que

---

[131] Disponível em: https://dicionario.priberam.org/pol%C3%ADtica. Acesso em:13 nov. 2020.

> A política foi inventada quando surgiu a figura do espaço público, por meio da invenção do direito e da lei (isto é, a instituição dos tribunais) e da criação de instituições públicas de deliberação e decisão (isto é, as assembleias e os senados).

Tais dispositivos cumprem a função de auxiliar na regulação das relações, marcadas por conflitos e divisões sociais. Porém, quando as relações de trabalho são despolitizadas, a divisão social entre os que são donos dos meios de produção e os que vendem sua força de trabalho é mascarada. Desse modo, o conflito que resulta desta divisão social é restringido pela falta de tratamento público das questões que dele emergem.

É isso que leva Clot (2016c) a afirmar que o estrangulamento do conflito em torno do trabalho bem feito é um veneno insuspeitado para a democracia, sendo a principal razão pela qual a política está se desvitalizando e intoxicando a vida social. Uma psicopatologia do trabalho de massa seria, assim, o sintoma de que a liberdade política não pode ser exercida no trabalho. Neste contexto, o Estado, como lugar exclusivo da política, não mais faz política, ou melhor, torna-se um aparelho de despolitização dos conflitos do real reprimidos por uma subordinação que dá errado.

Fazer o caminho inverso a essa despolitização da vida, dentro e fora do trabalho, é reconhecer publicamente as divisões sociais existentes, sem varrer os conflitos para debaixo do tapete, forjando formas de regular as relações. Lembrando que "a sociedade não é uma comunidade una e indivisa [...], mas, ao contrário, que está internamente dividida e que as divisões são legítimas e devem expressar-se publicamente" (CHAUÍ, 2016, p. 5)

Assim, esta regulação, de tipo democrática, não visaria ao término dos conflitos, o que seria uma ilusão, ou à construção de consensos, mas à sustentação de uma permanente disputa sobre a qualidade de vida. Falamos aqui em democracia porque ela é a "forma política na qual, ao contrário de todas as outras, o conflito é considerado legítimo e necessário, buscando mediações institucionais para que possa exprimir-se. A democracia não é o regime do consenso, mas do trabalho dos e sobre os conflitos" (CHAUÍ, 2016, p. 9). Ela é também uma maneira de lidar com os obstáculos da realidade por meio de controvérsias organizadas, o que, no caso do trabalho, pode ser entendido como uma disputa profissional possível – com regras –, desembocando em arbitragens operacionais a serem colocadas à prova na ação (CLOT, 2016c).

O TRABALHO COMO OPERADOR DE SAÚDE

Nesse sentido, a clínica que praticamos persegue a via do desenvolvimento do conflito, entendendo 'desenvolvimento' não como uma corrida rumo a uma meta conhecida, mas como metamorfoses resultantes de relações constituídas ao longo do tempo que vão sempre recolocando as disputas de uma nova forma. Por esta perspectiva, o trabalho clínico envolveria a passagem do conhecido ao desconhecido, ou seja, a possibilidade de se desfazer de ideias fixas ou de hábitos que carregam o risco da repetição de velhos conflitos.

No que diz respeito à clínica da atividade, trata-se de desenvolver o conflito acerca do trabalho bem feito, tanto para privar o empregador do privilégio de decidir sozinho o objeto do trabalho e os critérios de sua qualidade quanto para possibilitar que os trabalhadores exerçam uma espécie de cidadania no trabalho, legitimando suas diferenças e deliberando sobre as questões de interesse ao "bem-fazer" (CLOT, 2016c).

Em nossa intervenção, por exemplo, os acordos feitos com personagens hierarquicamente superiores (tutora e preceptores) puderam ser questionados e ajustados à prática cotidiana daqueles que de fato executam o trabalho que estava sendo concebido, os estudantes. Isso se tornou visível por meio do analisador "perfil de público-alvo", já que a norma referente a ele pôde ser objeto de controvérsia por meio da análise coletiva da atividade de trabalho.

Acreditamos, desse modo, que ampliar o poder de agir daqueles que trabalham é fomentar o protagonismo na deliberação sobre as questões que lhe dizem respeito no cotidiano de trabalho, o que está diretamente ligado a essa restauração da cidadania exercida na pólis. Como nos lembra Clot (2016c), gostemos ou não, os conflitos de critério existem no mundo da atividade e são fonte renovada de intensidade subjetiva potencial. A sua negação, e não os próprios conflitos, é que é um perigo, pois, como eles não cessam de agir, inflamam querelas pessoais e nutrem falsos conflitos sociais. A cooperação – ingrediente imprescindível do trabalho coletivo, como bem apontado por Marx (2013) – transita, segundo aquele, por acordos normativos, mas só sobrevive instituindo controvérsias de ofício em contato com o real.

Deste modo, podemos dizer que, ao operar com os conflitos, a clínica da atividade testa uma "cooperação conflituosa", fruto de uma atividade de deliberação entre protagonistas cujos interesses diferentes não desapareceram (BONNEFOND; CLOT, 2018). Esta operação possibilita o fortalecimento dos coletivos de trabalho,[132] sujeito político que carrega consigo uma potência de desequilíbrio, de abertura ao novo, de criação, ao modo da sociedade democrática:

> Justamente porque opera com o conflito e com a criação de direitos, a democracia não pode se confinar a um setor específico da sociedade no qual a política se realizaria – o Estado –, mas determina a forma das relações sociais e de todas as instituições, ou seja, é o único regime político que é também a forma social da existência coletiva. Ela institui a sociedade democrática. Dizemos, então, que uma sociedade — e não um simples regime de governo — é democrática quando, além de eleições, partidos políticos, divisão dos três poderes da república, respeito à vontade da maioria e das minorias, institui algo mais profundo, que é condição do próprio regime político, ou seja, quando institui direitos e que essa instituição é uma criação social, de tal maneira que a atividade democrática social realiza-se como um poder social que determina, dirige, controla e modifica a ação estatal e o poder dos governantes.
>
> Essa dimensão criadora torna-se visível quando consideramos os três grandes direitos que definiram a democracia desde sua origem, isto é, a igualdade, a liberdade e a participação nas decisões (CHAUÍ, 2016, p. 6).

A autora continua nos lembrando que a simples declaração do direito à igualdade, à liberdade e à participação nas decisões não institui concretamente esses direitos, mas abre o campo histórico para sua criação pela prática política. Estamos inseridos, assim, nesta prática clínico-política de criação cotidiana de igualdade, liberdade e participação, o que também pode ser visto como uma atuação a favor da ampliação do poder de agir dos trabalhadores, e ainda não deixa de ser uma ampliação do exercício de cidadania, especialmente no que diz respeito ao direito de participação nas decisões. Como afirmam Schwartz e Durrive (2010), trata-se de instaurar, no momento de qualquer decisão, um verdadeiro debate no seio da empresa, introduzindo, para além do ponto de vista econômico, o ponto de vista da atividade de trabalho.

É contra a tirania de um ponto de vista único nos debates e tomadas de decisões que estamos falando, o que nos remete a um importante princípio defendido nas intervenções tanto em clínicas do trabalho quanto

---

[132] Sobre a distinção feita por Clot entre trabalho coletivo e coletivo de trabalho, ver Clot (2010b).

no campo da saúde do trabalhador: o protagonismo dos trabalhadores na análise e na transformação do trabalho. Mas o que de fato este princípio quer dizer? Ainda nesse ponto Chauí (2016, p. 7) nos ajuda, ao falar do direto da participação nas decisões:

> O significado desse direito [direito à participação no poder] só se tornou explícito com as lutas democráticas modernas, que evidenciaram que nele é afirmado que, do ponto de vista político, todos os cidadãos têm competência para opinar e decidir, pois a política não é uma questão técnica (eficácia administrativa e militar) nem científica (conhecimentos especializados sobre administração e guerra), mas ação coletiva, isto é, decisão coletiva quanto aos interesses e direitos da própria sociedade.

Os trabalhadores são protagonistas no sentido de serem cidadãos com direito de palavra no que diz respeito à qualidade do trabalho. Não precisam de especialistas, pesquisadores ou intelectuais para lhes indicar melhores caminhos ou para tomar decisões por eles. Neste contexto, a função do clínico é instalar dispositivos dialógicos que não apaziguem o conflito e as diferenças dos interlocutores no debate acerca do trabalho bem feito.

Sem esquecer que ele mesmo é um desses interlocutores e que possui um ponto de vista próprio, o clínico sabe que o que produz a análise é a própria motricidade do diálogo. Nela surgem analisadores – como a questão do perfil em nossa intervenção – que, como na química, decompõem "um corpo em seus elementos, produzindo, *em certa medida*, uma análise. [...]. Não se trata de construir um discurso explicativo, mas de trazer à luz os elementos que compõem o conjunto" (LOURAU, 2004c, p. 70, grifos do autor).

Saber que a resistência e a crítica não são atividades que somente os intelectuais são capazes de desempenhar é um ato político, como lembra Clot (2016c). É esta sabedoria que marca a estranha figura que aqui chamamos de clínico-militante.

Considerações finais: a clínica da atividade como exercício democrático

A intenção deste texto nasceu de uma retomada da experiência de análise do trabalho, vivida no mestrado, em um novo contexto sociopolítico de intenso e ostensivo ataque à democracia brasileira e suas instituições.

Buscamos, então, numa inspiração vigotskiana, usar a experiência para viver uma nova experiência, ampliar o raio de ação na atividade de pesquisa e análise clínica do trabalho em diálogo com outros colegas no IV Colóquio Internacional de Clínica da Atividade, ocorrido em novembro de 2019.

As reverberações e conexões que resultaram desse profícuo diálogo nos fizeram reafirmar a ideia de que a qualidade de vida no trabalho não pode ser pensada em separado da qualidade do trabalho e da qualidade de vida como um todo. Uma vez que os critérios de qualidade, seja ela qual for, são sempre discutíveis, o único acordo durável é a procura durável pelo acordo (CLOT, 2016c). É nesse sentido que nos empenhamos em tratar os conflitos da maneira mais democrática possível (CLOT; GOLLAC, 2014), instituindo continuamente uma cooperação conflituosa, ou seja, uma ação coletiva de deliberação (BONNEFOND; CLOT, 2018).

Entendemos tal cooperação como o cerne dos coletivos constituídos ao modo da sociedade democrática, coletivos estes que não delegam sua participação nas deliberações, mas a exercitam, ampliando seu poder de agir. Lembrando as palavras de um ilustre grupo de clínicos-militantes: "'Não-delegar' significa, antes de mais nada, não confiar ao patrão e aos seus representantes o controle dos efeitos nocivos do trabalho sobre o homem" (ODDONE *et al.*, 2020, p. 66).

Foi sob esse espírito que produzimos nossa intervenção com os estudantes vinculados ao PET-Saúde, trazendo para o debate o real da atividade e as controvérsias que ele desperta quando a palavra circula. Esta motricidade do diálogo se mostra como trunfo metodológico, germinando, no cotidiano de trabalho, um exercício democrático.

Percebemos na época que essa potente experiência tinha algo mais a dizer sobre a relação entre clínico/pesquisador e os participantes da pesquisa-intervenção, e, ao colocar o foco de luz nas relações, vimos que não basta que o clínico/pesquisador cultive um apreço pelas situações concretas de trabalho. É preciso estar atento ao "como" se debruçar sobre essas situações concretas, sabendo que afetar e ser afetado é inevitável.

Nesta política de relação com o outro, ou política dos afetos (CLOT, 2016c), busca-se deslocar objetos, destinatários e instrumentos da tradicional conflitualidade instituída no contexto em questão. Assim, o clínico-militante, esta estranha figura que aqui esboçamos precariamente, ao reconhecer que trabalha com o destino dos afetos, reconhece que transformar o trabalho é transformar a vida.

REFERÊNCIAS

ABRASCO. Trinta anos do SUS: contexto, desempenho e os desafios do SUS. *Ciência & Saúde Coletiva*, Rio de Janeiro, v. 23, n. 6, p. 1704-2078, 2018.

AGAMBEN, G. Elogio da profanação. *In:* AGAMBEN, G. *Profanações*. São Paulo: Boitempo, 2007. p. 65-79.

ALBUQUERQUE, L. G. C. *Saúde Mental em Rio Bonito*: atividade dos trabalhadores no processo de reforma psiquiátrica no município. 2010. Dissertação (Mestrado em Psicologia) – Universidade Federal Fluminense, 2010.

ALESSI, N. P. *et al.* (org.). *Saúde e Trabalho no Sistema Único de Saúde.* São Paulo: Hucitec, 1994.

ALMEIDA, M. V. M. *A selvagem dança do corpo*. Curitiba: CRV, 2011.

ALMEIDA, M. V. M. *Laban e o corpo intenso*. 2015. Tese (Pós-doutorado em Psicologia) – Universidade Federal Fluminense, Niterói, 2015.

ALVAREZ, J.; PASSOS, E. Cartografar é habitar um território existencial. *In:* PASSOS, E.; KASTRUP, V.; ESCÓSSIA, L. (org.). *Pistas do método da cartografia*: pesquisa-intervenção e produção de subjetividade. Porto Alegre: Sulina, 2009. p. 131-149.

ALVES, E. A. P.; OSORIO DA SILVA, C. Clínica da atividade e oficina de fotos: eletricistas em foco. *Revista Psicologia e Saúde*, Campo Grande, v. 6, n. 2, p. 62-71, 2014. Disponível em: http://pepsic.bvsalud.org/scielo.php?script=sci_arttext&pid=S2177-093X2014000200009&lng=pt&nrm=iso. Acesso em: 20 ago. 2021.

AMADOR, F. S. *Entre prisões da imagem, imagens da prisão*: um dispositivo tecno--poético para uma Clínica do Trabalho. 2009. 230 f. Tese (Doutorado em Informática na Educação) – Programa de Pós-graduação em Informática na Educação, Universidade Federal do Rio Grande do Sul, Porto Alegre, 2009.

ANDRADE, C. A. *Supervisão coletiva*: uma clínica da clínica. 2014. Dissertação (Mestrado em Psicologia) – Universidade Federal Fluminense, Niterói, 2014.

ANDRADE, L. R. *O professor polivalente dos anos iniciais do ensino fundamental da rede municipal de Natal/RN*: trabalho, vivência e mediações. 2017. 201 f. Dissertação (Mestrado em Psicologia) – Universidade Federal do Rio Grande do Norte, Natal, 2017.

ANDRADE, L. R. M. de; FALCÃO, J. Referenciamento ou solidão: o coletivo profissional como operador de saúde, desenvolvimento e adoecimento na atividade de trabalho. *Horizontes*, v. 35, n. 3, p. 83-93, 2017. DOI: https://doi.org/10.24933/horizontes.v35i3.560.

ANDRADE, S. G. *Teoria e prática de dinâmica de grupo*: jogos e exercícios. São Paulo: Casa do Psicólogo, 2010.

ARAUJO, M. S. *Gerando renda, trabalho e autonomia*: o enlace da clínica da atenção psicossocial com as oficinas de geração de renda. 2018. Dissertação (Mestrado em Atenção Psicossocial) – Programa de Pós-graduação em Atenção Psicossocial, Instituto de Psiquiatria, Universidade Federal do Rio de Janeiro, Rio de Janeiro, 2018.

BAKHTIN, M. *Pour une philosophie de l'acte*. Paris: L'Age d'Homme, 2003.

BAKHTIN, M. *Estética da criação verbal*. 2. ed. São Paulo: Martins Fontes, 2011.

BAKHTIN, M. *Marxismo e filosofia da linguagem*. 16. ed. São Paulo: Hucitec, 2014.

BARCELLOS, L. R. M. *A música como metáfora em musicoterapia*. 2009. 219 f. Tese (Doutorado em Música) – Universidade Federal do Estado do Rio de Janeiro, Rio de Janeiro, 2009.

BARCELLOS, L. R. M.; SANTOS, M. A. C. A natureza polissêmica da música e a musicoterapia. *Revista Brasileira de Musicoterapia*, Rio de Janeiro, v. 1, n. 1, p. 5-18, 1996.

BAREMBLITT, G. *Compêndio de análise institucional e outras correntes*: teoria e prática. Rio de Janeiro: Rosa dos Tempos, 1992.

BARROS, M. E. B. de; BENEVIDES, R. Da dor ao prazer no trabalho. *In:* SANTOS FILHO, S. B.; BARROS, M. E. B. *Trabalhador da Saúde*: muito prazer – protagonismo do trabalhador na gestão do trabalho em saúde. Ijuí: Unijuí, 2007. p. 61-71.

BARROS, M. E. B. de; FREITAS, M. C. de A.; CHAMBELA, S. M. G. Diálogos entre o conceito de experiência em Walter Benjamin e a clínica da atividade. *Trabalho, Educação e Saúde* [on-line], v. 17, n. 2, e0020435, 2019. DOI: https://doi.org/10.1590/1981-7746-sol00204.

BARROS, M. E. B. de; LOUZADA, A. P. VASCONCELOS, D. Clínica da atividade em uma via deleuziana: por uma psicologia do trabalho. *Informática na Educação*:

teoria e prática, Porto Alegre, v. 11, n. 1, p. 13-27, jan-jun., 2008. DOI: https://doi.org/10.22456/1982-1654.7130

BARROS, R. B. de. *Grupo*: afirmação de um simulacro. Porto Alegre: Sulinas, 1994.

BARROS, R. B. Institucionalismo e dispositivo grupal. *In:* RODRIGUES, H. C. B.; ALTOÉ, S. (org.). *Saúde e loucura*: análise institucional. São Paulo: Hucitec, 2004. v. 8, p. 65-78.

BARROS, R. B.; A psicologia e o sistema único de saúde: quais as interfaces? *Psicologia & Sociedade*, São Paulo, v. 17, n. 2, p. 21-25, 2005.

BARROS, R. B. *Grupo*: a afirmação de um simulacro. Porto Alegre: Sulina, 2009.

BASAGLIA, F. *La Institucion Negada*: Informe de un hospital psiquiátrico. Barcelona: Barral, 1972.

BATISTA, M.; RABELO, L. Imagine que eu sou seu sósia. Aspectos técnicos de um método em clínica da atividade. *Cadernos de Psicologia Social do Trabalho*, São Paulo, v. 16, n. 1, p. 1-8, 2013. DOI: https://doi.org/10.11606/issn.1981-0490.v16i1p1-8.

BENDASSOLLI, P. F. Mal-estar no trabalho: do sofrimento ao poder de agir. *Revista mal-estar e subjetividade*, Fortaleza, v. 11, n. 1, p. 65-99, mar. 2011. Disponível em: http://pepsic.bvsalud.org/scielo.php?script=sci_arttext&pid=S1518-61482011000100004&lng=pt&nrm=iso. Acesso em: 12 ago. 2021.

BENDASSOLLI, P. F.; O que pensar sobre a Psicologia Organizacional e do Trabalho? *Psicologia, Trabalho e Processos Sociais* [on-line], 15 maio 2018. Disponível em: https://tinyurl.com/yco95563. Acesso em: 15 maio 2020.

BENDASSOLLI, P. F.; DA ROCHA FALCÃO, J. T. Psicologia social do trabalho sujo: revendo conceitos e pensando em possibilidades teóricas para a agenda da psicologia nos contextos de trabalho. *Universitas Psychologica*, Bogotá, v. 12, n. 4, p. 1155-1168, 2013.

BENDASSOLLI, P. F.; SOBOLL, L. A. P. Introdução às clínicas do trabalho: aportes teóricos, pressupostos e aplicações. *In:* BENDASSOLLI, P. F. (org.). *Clínicas do trabalho*: novas perspectivas para a compreensão do trabalho na atualidade. São Paulo: Atlas, 2011. p. 3-21.

BENEVIDES, R.; PASSOS, E. Humanização na saúde: um novo modismo? *Interface:* Comunicação, Saúde, Educação [on-line], v. 9, n. 17, p. 389-394, 2005. DOI: https://doi.org/10.1590/S1414-32832005000200014.

BENJAMIN, Walter. *O capitalismo como religião*. MICHAEL L. (org.) Tradução de Nélio Schneider e Renato Pompeu. São Paulo: Boitempo, 2013.

BERLINGUER, G. *A saúde nas fábricas*. São Paulo: Hucitec, 1983.

BONNEFOND, J. Y. ; CLOT, Y. Clinique du travail et santé au travail : ouvertures, perspectives et limites. *Pistes*: Perspectives interdisciplinaires sur le travail et la santé, v. 20, n. 1, p. 1-25, 2018. DOI: https://doi.org/10.4000/pistes.5538.

BONNEFOND, J. Y.; SCHELLER, L. Vygotski lecteur de Politzer: pour une psychologie concrète du développement des fonctions psychiques supérieures – un cas de transformation fonctionnelle dans une entreprise industrielle. *In:* SÉMINAIRE INTERNATIONAL VYGOTSKI, 6, 2015, Université Paris 8 Saint-Denis et CRTD – CNAM. *Anais* [...] Paris, 2015. p. 285-296.

BORGES, R. R. *Educação e Pesquisa*. Aula magna proferida na Faculdade de Enfermagem FAN-Padrão em Goiânia, 19 de fevereiro de 2010.

BOVE, L. *Espinosa e a Psicologia Social*: ensaios de ontologia política e antropogênese. Belo Horizonte: Autêntica, 2010.

BRASIL. Presidência da República. Casa Civil. Subchefia para Assuntos Jurídicos. *Lei nº 10.216, de 6 de abril de 2001*. Dispõe sobre a proteção e os direitos das pessoas portadoras de transtornos mentais e redireciona o modelo assistencial em saúde mental. Brasília, MS, 2001a. Disponível em: http://www.planalto.gov.br/ccivil_03/leis/leis_2001/l10216.htm. Acesso em 30 nov. 2021.

BRASIL. Ministério da Saúde. Secretaria de Assistência à Saúde. *Programa Nacional de Humanização da Assistência Hospitalar.* Brasília: MS, 2001b.

BRASIL. Ministério da Saúde. *Portaria nº 336, de 19 fevereiro de 2002*. Dispõe sobre diretrizes para os Centros de Atenção Psicossocial. Disponível em: https://bvsms.saude.gov.br/bvs/saudelegis/gm/2002/prt0336_19_02_2002.html. Acesso em: 12 out. 2021.

BRASIL. *A Política do Ministério da Saúde para atenção integral a usuários de álcool e outras drogas*. Brasília: Ministério da Saúde. Secretária Executiva. Coordenação Nacional de DST/Aids, 2003 (Série B. Textos Básicos de Saúde).

BRASIL. Ministério da Saúde. Secretaria-Executiva. *HumanizaSUS*: política nacional de humanização: a humanização como eixo norteador das práticas de atenção e gestão em todas as instâncias do SUS. Brasília: MS, 2004.

BRASIL. Ministério da Saúde. *Portaria nº 396, de 07 de julho de 2005*. Dispõe sobre diretrizes para os Centros de Convivência e Cultura. Disponível em: https://www.normasbrasil.com.br/norma/portaria-396-2005_192226.html. Acesso em: 18 ago. 2021.

BRASIL. Ministério da Saúde. Secretaria de Atenção à Saúde. Núcleo Técnico da Política Nacional de Humanização. *HumanizaSUS*: documento base para gestores e trabalhadores do SUS. Brasília: MS, 2008.

BRASIL. Ministério da Saúde. Secretaria de Atenção à Saúde. Política Nacional de Humanização da Atenção e Gestão do SUS. *Gestão participativa e cogestão*. Brasília, MS: 2009.

BRASIL. Ministério da Saúde. *Portaria nº 4.279, de 30 de dezembro de 2010*. Estabelece diretrizes para a organização da Rede de Atenção à Saúde no âmbito do Sistema Único de Saúde (SUS). Brasília, MS, 2010a. Disponível em: https://bvsms.saude.gov.br/bvs/saudelegis/gm/2010/prt4279_30_12_2010.html. Acesso em: 27 dez. 2021.

BRASIL. Ministério da Saúde. Portaria Interministerial nº 421, de 3 de março de 2010. Institui o Programa de Educação pelo Trabalho para a Saúde (PET Saúde) e dá outras providências. *Diário Oficial da União*, Brasília, nº 43, p. 52-53, 5 de março 2010. Seção 1. Brasília, MS, 2010b.

BRASIL. Ministério da Saúde. Secretaria de Atenção à Saúde. Núcleo Técnico da Política Nacional de Humanização. *HumanizaSUS*: documento base para gestores e trabalhadores do SUS. 4. ed. Brasília: MS, 2010c.

BRASIL. Ministério da Saúde. Trabalho e redes de saúde. *Caderno de textos*: cartilhas da Política Nacional de Humanização. Brasília: MS, 2011a.

BRASIL. Ministério da Saúde. *Portaria nº 3.088, de 23 dezembro de 2011*. Institui a Rede de Atenção Psicossocial para pessoas com sofrimento ou transtorno mental e com necessidades decorrentes do uso de crack, álcool e outras drogas, no âmbito do Sistema Único de Saúde (SUS). 2011b. Disponível em: http://bvsms.saude.gov.br/bvs/saudelegis/gm/2011/prt3088_23_12_2011_rep.html. Acesso em: 12 out. 2021.

BRASIL. Edital nº 14, de 8 de março de 2013. Seleção para o Programa de Educação pelo Trabalho para a Saúde / Rede de Atenção à Saúde - PET/SAÚDE REDES DE ATENÇÃO À SAÚDE - 2013/2015. *Diário Oficial [da] República Federativa do Brasil*, Brasília, n. 47, p. 116-119, 11 mar. 2013. Seção 3.

BRASIL. Ministério da Saúde. *Humanização do parto e nascimento*. Brasília: MS, 2014. (Cadernos HumanizaSUS).

BRASIL. Ministério da Saúde. *ApiceON*: aprimoramento e inovação no cuidado e ensino em obstetrícia e neonatologia. Brasília: MS, 2017.

BRASIL. Ministério da Educação. Secretaria de Ensino Tecnológico. Projeto Pedagógico do Curso de Graduação em Terapia Ocupacional do Instituto Federal de Educação, Ciência e Tecnologia do Rio de Janeiro. 2018. Disponível em: https://portal.ifrj.edu.br/sites/default/files/IFRJ/PROGRAD/ifrj-mec-ppcto-2018_revisado.pdf. Acesso em: 31 mar. 2022.

BRASIL. Ministério da Saúde. Fundação Oswaldo Cruz (Fiocruz). *Políticas Públicas e Modelos de Atenção e Gestão à Saúde* [on-line], 2020. Disponível em: https://portal.fiocruz.br/politicas-publicas-e-modelos-de-atencao-saude. Acesso em: 10 ago. 2020.

BREILH, J. *Determinantes sociais da saúde*: entrevista com Jaime Breilh. Cebes, 01 nov. 2011. Disponível em: https://cebes.org.br/determinantes-sociais-da-saude-entrevista-com-jaime-breilh/2724/#:~:text=O%20estilo%20de%20vida%20%C3%A9,tem%20um%20modo%20de%20vida. Acesso em: 16 set. 2022.

BRITO, J. Saúde do trabalhador: reflexões a partir da abordagem ergológica. *In:* FIGUEIREDO, M.; ATHAYDE, M.; BRITO, J.; ALVAREZ, D. (org.). *Labirintos do trabalho*: interrogações e olhares sobre o trabalho vivo. Rio de Janeiro: DP&A, 2004. p. 91-114.

BRITO, J.; ATHAYDE, M. Trabalho, educação e saúde: o ponto de vista enigmático da atividade. *Trabalho, Educação e Saúde* [on-line], v. 1, n. 2, p. 63-89, 2003. DOI: https://doi.org/10.1590/S1981-77462003000200005.

BUBNOVA, T. O que poderia significar o "Grande Tempo"? *Bakhtiniana*: Revista de Estudos do Discurso [on-line], v. 10, n. 2, p. 5-16, 2015. DOI: https://doi.org/10.1590/2176-457323260.

CABRAL, B. P. *Não é sobre a música, mas na música*: a musicoterapia como experiência, em diálogos com a fenomenologia. 2019. Dissertação (Mestrado em Psicologia) – Universidade Federal do Rio de Janeiro, Rio de Janeiro, 2019.

CAMPOS G. W. S. *Saúde Paidéia*. São Paulo: Hucitec, 2003.

CAMPOS, G. W. S. *Um método para análise e co-gestão de coletivos*: a constituição do sujeito, a produção de valor de uso e a democracia em instituições – o método da roda. São Paulo: Hucitec, 2013.

O TRABALHO COMO OPERADOR DE SAÚDE

CAMPOS G. W. S. O pesadelo macabro da Covid-19 no Brasil: entre negacionismos e desvarios. *Trabalho, Educação e Saúde* [on-line], v. 18, n. 3, e00279111, 2020. DOI: https://doi.org/10.1590/1981-7746-sol00279.

CANGUILHEM, G. A saúde: conceito vulgar e questão filosófica. *In:* CANGUILHEM, G. (org.). *Escritos sobre a medicina.* Rio de Janeiro: Forense Universitária, 2005. p. 35-48.

CANGUILHEM, G. *O normal e o patológico.* 6. ed. Tradução de Maria Thereza Redig de Carvalho Barrocas. Rio de Janeiro: Forense Universitária, 2009. Disponível em: https://app.uff.br/slab/uploads/GeorgesCanguilhem-ONormaleoPatologico.pdf. Acesso em: 12 ago. 2021.

CANGUILHEM, G. O normal e o patológico. *In:* CANGUILHEM, G. *O conhecimento da vida.* Rio de Janeiro: Forense Universitária, 2012. p. 169-185.

CANGUILHEM, G. Ouvres Complètes, tome IV : résistance, philosophie biologique et histoire des sciences (1940-1965). Paris: J. Vrin, 2015.

CANGUILHEM, G. Meio e normas no ambiente de trabalho. *Pro-posições,* Campinas, v. 12, n. 2-3, p. 109-121, 2016. Disponível em: https://periodicos.sbu.unicamp.br/ojs/index.php/proposic/article/view/8643999. Acesso em: 17 nov. 2021.

CAPONI, S. A saúde como abertura ao risco. *In:* CZERESNIA, D.; FREITAS, C. M. de (org.). *Promoção da saúde*: conceitos, reflexões, tendências. Rio de Janeiro: Fiocruz, 2009. p. 59-81.

CARDOSO, C. G. *Trabalho em equipe multiprofissional*: relações interprofissionais e humanização da assistência hospitalar em doenças infecciosas. 2010. 182 f. Dissertação (Mestrado em Saúde Pública) – Escola Nacional de Saúde Pública Sérgio Arouca, Rio de Janeiro, 2010.

CARDOSO, C. G; HENNINGTON, E. A. Trabalho em equipe e reuniões multiprofissionais de saúde: uma construção à espera pelos sujeitos da mudança. *Trabalho Educação e Saúde* [on-line], Rio de Janeiro, v. 9, supl.1, p. 85-112, 2011. DOI: https://doi.org/10.1590/S1981-77462011000400005.

CASTRO, E. D.; LIMA, E. M. F. A.; CASTIGLIONI, M. C.; SILVA, S. N. P. Análise de atividades: apontamentos para uma reflexão atual. *In:* DE CARLO, M. M. R. P.; LUZO, M. C. M. *Terapia Ocupacional*: Reabilitação Física e Contextos Hospitalares. São Paulo: Roca, 2004. p. 47-73.

CECÍLIO, L. C. de O. O "trabalhador moral" na saúde: reflexões sobre um conceito. *Interface:* Comunicação, Saúde, Educação [on-line], v. 11, n. 22, p. 345-51, 2007. DOI: https://doi.org/10.1590/S1414-32832007000200012.

CERICATO, I. L. A profissão docente em análise no Brasil: uma revisão bibliográfica. *Revista Brasileira de Estudos Pedagógicos* [on-line], v. 97, n. 246, p. 273-289, maio/ago, 2016. DOI: https://doi.org/10.1590/S2176-6681/373714647.

CÉSAR, J. M. *Processos grupais e o plano impessoal*: a grupalidade fora *no* grupo. 2008. 92 f. Dissertação (Mestrado em Psicologia) – Universidade Federal Fluminense, Niterói, 2008.

CESAR, J. M; LUCIANO, L. S.; CARVALHO, P. H.; ALMEIDA, U. R. A devolutiva como exercício ético-político do pesquisar. *In:* SILVA, F. H.; CESAR, J. M.; BARROS, M. E. B. (org.). *Saúde e trabalho em educação*: desafios do pesquisar. Vitoria: EDUFES, 2016.

CHAUÍ, M. *O que é democracia?* Aula magna proferida no Centro de Estudos em Reparação Psíquica de Santa Catarina, Florianópolis, SC, 2016. Disponível em: https://www.youtube.com/watch?v=ZAFa7TZX3oA. Acesso em: 24 maio 2022.

CHAVES, A. G. C. R. *et al.* Na composição de um mosaico: investigações entre a experiência e o sintoma nos processos de formação em humanização. *Saúde & Transformação Social*, Florianópolis, v. 5, n. 2, p. 69-78, 2014. Disponível em: http://pepsic.bvsalud.org/scielo.php?script=sci_arttext&pid=S2178-70852014000200009&lng=pt&nrm=iso. Acesso em: 21 ago. 2021.

CHAVES, J. A. *Produzindo subjetividades*: um estudo sobre a atividade de profissionais de saúde em formação no hospital do Instituto Nacional de Infectologia. Dissertação (Mestrado em Psicologia) – Instituto de Psicologia, Universidade Federal Fluminense, Niterói. 2018.

CLEGG, S. Poder, linguagem e ação nas organizações. *In:* CHANLAT, J. F. (org.). *O indivíduo na organização*: dimensões esquecidas. São Paulo: Atlas, 2007. p. 47-66.

CLOT, Y. De Vygotski à Léontiev via Bakhtine. *In:* CLOT, Y. (org.). *Avec Vygotski*. Paris: La Dispute, 1999b. p. 165-185.

CLOT, Y. La formation par l'analyse du travail: pour une troisième voie. *In:* MAGGI, B. (ed.). *Manières de penser, manières d'agir en éducation et en formation*. Paris: Presses Universitaires de France, 2000. p. 133-156.

O TRABALHO COMO OPERADOR DE SAÚDE

CLOT, Y. Clinique du travail, clinique du réel. *Journal des psychologues*, v. 185, p. 48-51, 2001.

CLOT, Y. Vygotski: para além da Psicologia Cognitiva. *Pro-Posições*, Campinas, v. 17, n. 2, p. 19-30, 2006.

CLOT, Y. De l'analyse des pratiques au développement des métiers. *Éducation Et Didactique*, v. 1, n. 1, p. 83-93, 2007a. DOI: https://doi.org/10.4000/education-didactique.106.

CLOT, Y. Trabalho e sentido do trabalho. *In:* CLOT, Y. *Ergonomia.* São Paulo: Blucher, 2007b.

CLOT, Y. *A função psicológica do trabalho.* 2. ed. Petrópolis: Vozes, 2007c.

CLOT, Y. Entrevista. *Mosaico: estudos em psicologia*, Belo Horizonte, v. 2, n. 1, p. 65-70, 2008.

CLOT, Y. Au-delà de l'hygiénisme: l'activité délibérée. *Nouvelle Revue de Psycho-sociologie*, v. 2, n. 10, p. 41-50, 2010a. DOI: https://doi.org/10.3917/nrp. 10.0041.

CLOT, Y. *Trabalho e poder de agir.* Belo Horizonte: Fabrefactum, 2010b.

CLOT, Y. A psicologia do trabalho na França e a perspectiva da clínica da atividade. *Fractal:* Revista de Psicologia, Niterói, v. 22, n. 1, p. 207-234, 2010c. DOI: https://doi.org/10.1590/S1984-02922010000100015.

CLOT, Y. *Le Travail à Cœur. Pour en finir avec les risques psychosociaux.* Paris: La Découvert, 2010d.

CLOT, Y. Clínica do trabalho e clínica da atividade. *In:* BENDASSOLLI, P. F.; SOBOLL, L. A. P. (org.). *Clínicas do trabalho.* São Paulo: Atlas, 2011. p. 71-83.

CLOT, Y. *Vygotski maintenant.* Paris: La Dispute, 2012.

CLOT, Y. O ofício como operador de saúde. *Cadernos de Psicologia Social do Trabalho*, São Paulo, v. 16, n. spe, p. 1-11, 2013a. DOI: https://doi.org/10.11606/issn.1981-0490.v16ispe1p1-11.

CLOT, Y. A contribuição de Tosquelles à clínica do trabalho / L'apport de François Tosquelles à la clinique du travail / The François Tosquelles' contribution to clinical work. *Trabalho & Educação*, Belo Horizonte, v. 22, n. 1, p. 199-208, 2013b. Disponível em: https://periodicos.ufmg.br/index.php/trabedu/article/view/9124. Acesso em: 23 ago. 2021. 114-132.

CLOT, Y. Géneros e estilos profissionais. *Laboreal*, Porto, v. 10, n. 1, p. 95-97, 2014a. DOI: https://doi.org/10.15667/laborealx0114yc.

CLOT, Y. Vygotski: a consciência como relação. *Psicologia e Sociedade*, v. 26, n. spe 2, p. 124-139, 2014b. DOI: https://doi.org/10.1590/S0102-71822014000600013.

CLOT, Y. *La fonction psychologique du travail*. Paris: Presses Universitaires de France. 6e. Édition corrigée. Préface à la sixième édition – *Les affects et l'action*, 2015.

CLOT, Y. A interfuncionalidade dos afetos, das emoções e dos sentimentos: o poder de ser afetado e o poder de agir. *In*: BANKS-LEITE, L.; SMOLKA, A. L.; ANJOS, D. D. dos (org.). *Diálogos na perspectiva histórico-cultural*: interlocuções com a clínica da atividade. Campinas: Mercado de Letras, 2016a.

CLOT, Y. Activité, affect: sources et ressources du rapport social. p. 51-80. *In*: DUJARIER, M. A.; GAUDART, C.; GILLET, A.; LÉNEL, P. *L'Activité en Théories* – regards croisés sur le travail. Toulouse: Octares, 2016b.

CLOT, Y. Clinique, travail et politique. *Travailler* [on-line], v. 36, n. 2, p. 91-106, 2016c. DOI: https ://doi.org/10.3917/trav.036.0091. p. 244-261

CLOT, Y. O Higienismo contra o trabalho de qualidade? *Horizontes Interdisciplinares da Gestão*, v. 1, n. 1, p. 114-124, 2017. Disponível em: http://hig.unihorizontes.br/index.php/Hig/article/view/11. Acesso em: 12 out. 2021.

CLOT, Y. De Elton Mayo a Ivar Oddone: redescobrindo a instrução ao sósia. *Cadernos de Psicologia Social do Trabalho*, v. 24, n. 1, p. 135-151, 2021. Tradução de Matilde Agero Batista (UFSJ) e Maristela de Souza Pereira (UFU).

CLOT, Y. ; FAÏTA, D. Genres et styles en analyse du travail : concepts et méthodes. *Travailler*, n. 4, p. 7-42, 2000. Disponível em: https://docplayer.fr/19185038-Genres-et-styles-en-analyse-du-travail-concepts-et-methodes.html. Acesso em: 20 ago. 2020.

CLOT, Y.; FAÏTA, D. Gêneros e estilos em análise do trabalho: conceitos e métodos. *Trabalho & Educação*, Belo Horizonte, v. 25, n. 2, p. 33-60, 2016. Disponível em: https://periodicos.ufmg.br/index.php/trabedu/article/view/9555. Acesso em: 13 maio 2021.

CLOT, Y.; GOLLAC, M. *Le travail peut-il devenir supportable ?* Paris : Armand Colin, 2014.

CLOT, Y.; LHUILIER, D. ; BÉGUIN, P. *Agir en clinique du travail*. Toulouse : Érès, 2010.

CLOT, Y.; PROT, B. Expérience et diplôme : une discordance créatrice. *L'orientation scolaire et professionnelle*, v. 32, n. 2, p. 183-201, 2003.

CLOT, Y.; SOARES, D. H. P.; COUTINHO, M. C.; NARDI, H. C.; SATO, L. Entrevista: Yves Clot. *Cadernos de Psicologia Social do Trabalho*, São Paulo, v. 9, n. 2, p. 99-107, dez. 2006. DOI: https://doi.org/10.11606/issn.1981-0490.v9i2p99-107.

COIMBRA, C. M. B. *Guardiães da ordem:* uma viagem pelas práticas psi no Brasil do "milagre". Rio de Janeiro: Oficina do Autor, 1995.

COIMBRA, C. M. B.; LOBO, L.; BARROS, R. B. A instituição da supervisão: análise e implicações. *In:* KAMKHAGI, V. R.; SAIDON, O. (org.). *Análise institucional no Brasil*. 2. ed. Rio de Janeiro: Espaço e Tempo, 1987. p. 37-55.

COIMBRA, C. M. B.; NASCIMENTO, M. L. Sobreimplicação: práticas de esvaziamento político. *In:* ARANTES, E. M.; NASCIMENTO, M. L.; FONSECA, T. M. G. *Práticas psi*: inventando a vida. Niterói: EDUFF, 2007. p. 27-38.

CONCEIÇÃO, C. L. da. *A formação pela ação*: experimentando o ofício de analista do trabalho pela perspectiva da Clínica da Atividade. 2014. 95 f. Dissertação (Mestrado em Psicologia) – Universidade Federal Fluminense, Niterói, 2016.

CONCEIÇÃO, C. L. da; ROSA, R. P. F. da; SANTORUM, K. M. T. Intervindo nos processos de formação para o cuidado em saúde: uma experiência com o método de instruções ao sósia. *Revista Brasileira de Saúde Ocupacional* [on-line], v. 43, suppl 1, e9s, 2018. DOI: https://doi.org/10.1590/2317-6369000005218.

CORRÊA, G. T.; RIBEIRO, V. M. B. Dialogando com Bakht*In:* algumas contribuições para a compreensão das interações verbais no campo da saúde. *Interface - Comunicação, Saúde, Educação* [on-line], v. 16, n. 41, p. 331-342, 2012. DOI: https://doi.org/10.1590/S1414-32832012005000023.

COSTA, D. F.; CARMO, J. C.; SETTIMI, M. M.; SANTOS, U. P. *Programa de Saúde dos Trabalhadores – a experiência da Zona Norte*: uma alternativa em Saúde Pública. São Paulo: Hucitec, 1989.

CRU, D. Coletivo e trabalho de ofício: sobre a noção de coletivo de trabalho. *In:* Plaisir et souffrance dans le travail. *In:* SÉMINAIRE INTERDISCIPLINAIRE DE PSYCHOPATOLOGIE DU TRAVAIL. Paris: AOCIP, 1987. Tome 1. p. 43-49.

DA ROCHA FALCÃO, J. T. Do engenheiro didático ao trabalhador em risco psicossocial: vivências do professor de matemática. *Jornal Internacional de Estudos em Educação Matemática*, v. 10, n. 2, p. 123-129, 2017.

DA ROCHA FALCÃO, J. T. As colisões dramáticas como operadores teóricos cruciais para a abordagem histórico-cultural da atividade de trabalho. *In:* CONGRESSO INTERNACIONAL DA CLÍNICA DA ATIVIDADE, 4, Bragança Paulista, 12 a 14 de novembro, 2019a. Disponível em: https://sites.google.com/usf.edu.br/cica4/caderno-de-resumos?authuser=0.

DA ROCHA FALCÃO, J. T. Em busca de uma "[...] matriz teórica que possa nos servir de referência para nossas pesquisas [...]" em Psicologia do Trabalho. Trabalho apresentado na mesa-redonda intitulada "A perspectiva histórico-cultural como orientação para a análise do trabalho". *In:* CONGRESSO INTERNACIONAL DA CLÍNICA DA ATIVIDADE, 4, Bragança Paulista, 12 a 14 de novembro, 2019b. Disponível em: https://sites.google.com/usf.edu.br/cica4/caderno-de-resumos?authuser=0. Acesso em: 8 maio 2023.

DA ROCHA FALCÃO, J. T.; SILVA MESSIAS, J.; MASCARENHAS DE ANDRADE, L. R. Trabajo formal, informal, precario y precarizado: matices de la actividad profesional contemporánea. *In:* SIMPÓSIO FRANCIA-AMÉRICA LATINA: Subjetividad y Trabajo: entre malestar y bien-estar construcción de un nuevo paradigma de la salud en el trabajo. Havana (Cuba), 2018.

DA ROCHA FALCÃO, J. T.; SILVA MESSIAS, J.; MASCARENHAS DE ANDRADE, L. R. O trabalho precário e o trabalho precarizado. *In:* FERREIRA, M. C.; DA ROCHA FALCÃO, J. T. (org.). *Intensificação, precarização, esvaziamento do trabalho e margens de enfrentamento*. Natal: UFRN, 2020 (no prelo).

DANIELLOU, F. (coord.). *A ergonomia em busca de seus princípios*: debates epistemológicos. São Paulo: Edgard Blücher, 2004.

DASCAL, M. Epistemología, controversias y pragmática. *Revista da SBHC*, n. 12, p. 73-98, 1994. DOI: https://doi.org/10.3989/isegoria.1995.i12.239.

DEL RIO, P. L'héritage vygotskien: un modele, une recherche, une passion. *In:* SÉMINAIRE INTERNATIONAL VYGOTSKI, 6, 2015, Université Paris 8 Saint--Denis et CRTD - CNAM Paris. *Anais* [...]. Paris, 2015. p. 34-50.

DELEUZE, G. *O que é a filosofia?* Rio de Janeiro: Editora 34, 1992.

DELEUZE, G.; GUATTARI, F. *O anti-Édipo*: capitalismo e esquizofrenia. Rio de Janeiro: Imago, 1976.

DELEUZE, G.; GUATTARI, F. 1227 – Tratado de nomadologia: a máquina de guerra. *In:* DELEUZE, G.; GUATTARI, F. *Mil platôs*: capitalismo e esquizofrenia 2. São Paulo: Editora 34, 2012. v. 5, p. 11-118.

DELEUZE, G.; PARNET, C. *Diálogos*. Lisboa: Relógio d'água, 2004.

DUARTE, S. L.; GARCIA, M. L. T. Reforma psiquiátrica: trajetória de redução dos leitos psiquiátricos no Brasil (Psychiatric Reform: the path of psychiatric beds reduction in Brazil). *Revista Emancipação*, Ponta Grossa, v. 13, n. 1, p. 39-54, 2013. DOI: https://doi.org/10.5212/Emancipacao.v.13i1.0003.

DUTRA, Elza. Considerações sobre as significações da psicologia clínica na contemporaneidade. *Estudos de Psicologia*, Natal, v. 9, n. 2, p. 381-387, 2004.

ESPINOSA, B. *Ética*. Tradução e notas de Tomaz Tadeu. Belo Horizonte: Autêntica, 2007.

ESPINOSA, B. de. *Ética*. 2. ed. Belo Horizonte: Autêntica, 2014.

FAVRET-SAADA, J. Ser afetado. Cadernos de campo, n. 13, p. 155-163, 2005. Disponível em: http://repositorio.ufsc.br/xmlui/handle/123456789/3476. Acesso em: 12 out. 2021.

FERNANDES, D. R. *Trabalhar em saúde*: por entre recriações de normas, a deserção como afirmação de uma política. 2017. 95 f. Dissertação (Mestrado em Psicologia) –Universidade Federal do Rio Grande do Sul, Rio Grande do Sul, 2017. Disponível em: http://hdl.handle.net/10183/174571. Acesso em: 12 jul. 2021.

FONSECA, T. M. G.; KIRST, P. G.; OLIVEIRA, A. M.; D'ÁVILA, M. F.; MARSILAC, A. L. M. Pesquisa e acontecimento: o toque no impensado. *Psicologia em Estudo* [on-line], v. 11, n. 3, p. 655-660, 2006. DOI: https://doi.org/10.1590/S1413-73722006000300022.

FOUCAULT, M. O nascimento da biopolítica. *In:* FOUCAULT, M. *Microfísica do poder*. Rio de Janeiro: Graal, 1979. p. 79-98.

FOUCAULT. M. *História da sexualidade*: o uso dos prazeres. 8. ed. Rio de Janeiro: Graal. 1998. v. 2

FOUCAULT. M. *A Hermenêutica do Sujeito*. São Paulo: Martins Fontes, 2006.

FOUCAULT, M. *Em defesa da sociedade:* curso no Collège de France (1975-1976). 2. ed. São Paulo: Martins Fontes, 2010.

FOUCAULT, M. É Importante Pensar? *In:* MOTA, Manoel Barros da (org.). *Repensar a Política.* Tradução de Ana Lucia Paranhos Pessoa. Rio de Janeiro: Forense Universitária, 2013. v. 6, p. 354-358. (Coleção Ditos & Escritos).

FRANÇOIS, F. Mot et dialogue chez Vygotski et Bakhtine. *In:* CLOT, Y. (org.). *In: Avec Vygotski.* Paris: La Dispute, 2009. p. 213-230.

GAGNEBIN, J. *Limiar, aura e rememoração:* ensaios sobre Walter Benjamin. São Paulo: Editora 34, 2014.

GARRÃO, J. M. G. *Oficina de fotos no HUAP:* desenvolvendo um método de intervenção em clínica da atividade. 2011. 105 f. Dissertação (Mestrado em Psicologia) – Universidade Federal Fluminense, Niterói, 2011.

GUATTARI, F. *Revolução Molecular:* pulsações políticas do desejo. 3. ed. São Paulo: Brasiliense, 1985.

GUATTARI, F. *Psicanálise e transversalidade:* ensaios de análise institucional. Aparecida, SP: Ideias e letras, 2004.

GUATTARI, F.; ROLNIK, S. *Micropolítica:* cartografias do desejo. Petrópolis: Vozes, 1993. DOI: https://doi.org/10.1590/S0102-37722000000100010.

KASTRUP, V.; BARROS, R. B. Movimentos-funções do dispositivo na prática da cartografia. *In:* PASSOS, E.; KASTRUP, V; TEDESCO, S. (org.). *Pistas do método da cartografia:* pesquisa-intervenção e produção de subjetividade. Porto Alegre: Sulina, 2015. p. 76-91.

KASTRUP, V.; PASSOS, E. Cartografar é traçar um plano comum. *In:* PASSOS, E.; KASTRUP, V; TEDESCO, S. (org.). *Pistas do método da cartografia:* a experiência da pesquisa e o plano do comum. Porto Alegre: Sulina, 2014. p. 15-42.

KOFKA, K. *Principles of Gestalt Psychology.* New York: Harcourt, 1975.

KOMPIER, M. A. J.; KRISTENSEN, T. S. Intervenções em estresse organizacional: considerações teóricas, metodológicas e práticas. *Cadernos de Psicologia Social do Trabalho,* São Paulo, v. 6, p. 37-58, dez. 2003.

KUHN, T. S. *A estrutura das revoluções científicas.* São Paulo: Perspectiva, 1978.

LACAZ, F. A. de C. Saúde dos trabalhadores: cenário e desafios. *Cadernos de Saúde Pública* [on-line], v. 13, suppl 2, p. 7-20, 1997. DOI: https://doi.org/10.1590/s0102-311x1997000600002.

LACAZ, F. A. de C. O campo Saúde do Trabalhador: resgatando conhecimentos e práticas sobre as relações trabalho-saúde. *Cadernos de Saúde Pública* [on-line], v. 23, n. 4, p. 757-766, 2007. DOI: https://doi.org/10.1590/S0102-311X2007000400003.

LAKATOS, I. *La metodologia de los programas de pesquisa*. Madrid: Alianza, 1987.

LANCETTI, A. Clínica grupal com psicóticos. A grupalidade que os especialistas não entendem. *In:* LANCETTI, A. (org.). *SaúdeLoucura*, São Paulo, n. 4, p. 155-171, 1993.

LATOUR, B. *La science en action*: introduction à la sociologie des sciences. Paris: La Découverte, 2005.

LAURELL, A. C.; NORIEGA, M. *Processo de produção e saúde*: trabalho e desgaste operário. São Paulo: Hucitec, 1989.

LE BRIS, R. Trabalho. *Laboreal* [online], v. 13, n. 1, p. 1-6, 2017. Disponível em: http://journals.openedition.org/laboreal/2030. Acesso em: 17 abr. 2021.

LHUILIER, D. *Placardisés*: des exclus dans l'entreprise. Paris: Seuil, 2002.

LHUILIER, D. Le sale boulot. *Travailler*, v. 2, n. 14, p. 73-98, 2005.

LHUILIER, D. *Cliniques du travail*. Toulouse: Eres, 2006.

LIMA, E. M. F. A. *Clínica e criação*: um estudo sobre o lugar das atividades nas práticas em saúde mental. 1997. Dissertação (Mestrado em Psicologia Clínica) - Programa de Estudos Pós-Graduados em Psicologia Clínica da PUC, São Paulo, 1997.

LIMA, M. E. A. Resenha do livro A função psicológica do trabalho de Yves Clot. *Cadernos de Psicologia Social do Trabalho*, São Paulo, v. 9, n. 2, p. 109-114, 2006. DOI: https://doi.org/10.11606/issn.1981-0490.v9i2p112-114

LIMA JÚNIOR, J.; ALCHIERI, J. C.; MAIA, E. M. C. Avaliação das condições de trabalho em hospitais de Natal, Rio Grande do Norte, Brasil. *Revista da Escola de Enfermagem da USP* [on-line], v. 43, n. 3, p. 670-676, 2009. DOI: https://doi.org/10.1590/S0080-62342009000300024.

LIMA, K. M. N. M. *Tecendo a atividade plural*: ressonâncias entre a noção de poder de agir e a formação de residentes em enfermagem obstétrica. 2017. Tese (Doutorado em Psicologia) – Universidade Federal Fluminense, Niterói, 2017.

LORDON, Frédéric. *A sociedade dos afetos*: por um estruturalismo das paixões. Campinas: Papirus, 2015.

LOUBACK, A. A. *A atividade de coleta de lixo na perspectiva da clínica da atividade*. 2013. 107 f. Dissertação (Mestrado em Psicologia) – Universidade Federal Fluminense, Niterói, 2013.

LOURAU, R. *Análise institucional e práticas de pesquisa*. Rio de Janeiro: UERJ, 1993.

LOURAU, R. *A análise institucional*. Petrópolis: Vozes, 1996.

LOURAU, R. Implicação: um novo paradigma?. *In:* ALTOÉ, S. (org.). *René Lourau*: analista institucional em tempo integral. São Paulo: Hucitec, 2004a.

LOURAU, R. O Estado na análise institucional. *In:* ALTOÉ, S. (org.). *René Lourau*: analista institucional em tempo integral. São Paulo: HUCITEC, 2004b.

LOURAU, R. Objeto e método da análise institucional. *In:* ALTOÉ, S. (org.). *René Lourau*: analista institucional em tempo integral. São Paulo: Hucitec, 2004c.

MACHADO, J. M. H. Processo de vigilância em saúde do trabalhador. *Cadernos de Saúde Pública* [on-line], v. 13, suppl 2, p. S33-S45, 1997. DOI: https://doi.org/10.1590/s0102-311x1997000600004.

MACHADO, J. M. H. Perspectivas e pressupostos da vigilância em saúde do trabalhador no Brasil. *In:* MINAYO-GOMEZ, C.; MACHADO, J. M. H.; PENA, P. G. L. (org.). *Saúde do trabalhador na sociedade brasileira contemporânea*. Rio de Janeiro: Fiocruz, 2011. p. 67-85.

MAQUIAVEL, N. *Comentários sobre a primeira década de Tito Lívio*. Brasília: UNB, 1994.

MARKOVÀ, I. Amèdèe or how to get rid of it: social representations from a dialogical perspective. *Culture & Psychology*, v. 6, n. 4, p. 419-460, 2000.

MARKOVÀ, I. *Dialogicidade e representações sociais*: as dinâmicas da mente. Petrópolis: Vozes, 2006.

MARX, K. *O capital*. São Paulo: Boitempo, 2013.

O TRABALHO COMO OPERADOR DE SAÚDE

MARX, K. *O capital*: o processo de produção do capital. São Paulo: Nova Cultural, 1996. v. 1, tomo 1.

MASLOW, A. H. *Motivation and personality*. 3. ed. Nova York: Harper & Row Publishers, 1987.

MATE, Reyes. *Meia-noite na história*: comentários às teses de Walter Benjamin "Sobre o conceito de história". São Leopoldo, RS: Unisinos, 2011.

MAURENTE, V.; TITTONI, J. Imagens como estratégia metodológica em pesquisa: a fotocomposição e outros caminhos possíveis. *Psicologia & Sociedade* [on-line], v. 19, n. 3, p. 33-38, 2007. DOI: https://doi.org/10.1590/S0102-71822007000300006.

MEMÓRIA-LIMA, K. M. N.; OSÓRIO, C.; ABRAHÃO, A. L. Formação do enfermeiro e clínica da atividade: uma pesquisa-intervenção. *Online Brazilian Journal of Nursing*, Niterói, v. 13, p. 412-414, 2014. Disponível em: https://www.objnursing. uff.br/index.php/nursing/article/view/5002. Acesso em: 22 ago. 2021.

MENDES, R. Subsídios para um debate em torno da revisão do atual modelo de organização da saúde ocupacional no Brasil. *Revista Brasileira de Saúde Ocupacional*, v. 16, n. 64, p. 7-25, 1988.

MENDES, R.; DIAS, E. C. Da medicina do trabalho à saúde do trabalhador. *Revista de Saúde Pública* [on-line], v. 25, n. 5, p. 341-349, 1991. DOI: https://doi. org/10.1590/s0034-89101991000500003.

MERHY, E. E. *Saúde*: a cartografia do trabalho vivo. São Paulo: Hucitec, 2007.

MESSIAS, J. S. *Estudo clínico da atividade laboral dos técnicos em necropsia de um serviço de verificação de óbito no Nordeste do Brasil*. 2017. 257 p. Dissertação (Mestrado em Psicologia) – Centro de Ciências Humanas, Letras e Artes, Universidade Federal do Rio Grande do Norte, Natal, 2017.

MINAYO-GOMEZ, C.; LACAZ, F. A. de C. Saúde do trabalhador: novas-velhas questões. *Ciência & Saúde Coletiva* [on-line], v. 10, n. 4, p. 797-807, 2005. DOI: https://doi.org/10.1590/s1413-81232005000400002.

MINAYO-GOMEZ, C.; MACHADO, J. M. H.; PENA, P. G. L. *Saúde do trabalhador na sociedade brasileira contemporânea* [on-line]. Rio de Janeiro: Fiocruz, 2011. DOI: https://doi.org/10.7476/9788575413654.

MINAYO-GOMEZ, C.; THEDIM-COSTA, S. M. F. A construção do campo da saúde do trabalhador: percurso e dilemas. *Cadernos de Saúde Pública* [on-line], v. 13, suppl 2, p. S21-S32, 1997. DOI: https://doi.org/10.1590/s0102-311x1997000600003.

MINAYO-GOMEZ, C.; VASCONCELLOS, L. C. F. de; MACHADO, J. M. H. Saúde do trabalhador: aspectos históricos, avanços e desafios no Sistema Único de Saúde. *Ciência e Saúde Coletiva* [on-line], v. 23, n. 6, p. 1963-1970, 2018. DOI: https://doi.org/10.1590/1413-81232018236.04922018.

MISOGUCHI, D. H. *Amizades contemporâneas*: inconclusas modulações de nós. Porto Alegre: Sulina: UFRGS, 2016.

MORAIS, H. M. M. de *et al*. Organizações Sociais da Saúde: uma expressão fenomê-nica da privatização da saúde no Brasil. *Cadernos de Saúde Pública* [on-line], v. 34, n. 1, e00194916, 2018. DOI: https://doi.org/10.1590/0102-311X00194916.

MORCHEL, A. *et al*. Relação "saúde e trabalho" e clínica da atividade. *In:* ROSEM-BERG, D. S.; RONCHI FILHO, J.; BARROS, M. E. B. de (org.). *Trabalho docente e poder de agir*: clínica da atividade, devires e análises. Vitória: EDUFES, 2011. p. 83-100.

MORI, M. E.; OLIVEIRA, O. V. M. de. Os coletivos da Política Nacional de Huma-nização (PNH): a cogestão em ato. *Interface* – Comunicação, Saúde, Educação [on-line], v. 13, supl. 1, p. 627-640, 2009. DOI: http://dx.doi.org/10.1590/S1414-32832009000500014.

MUNIZ, H. P; BRITO, J.; SOUZA, K., R.; ATAYDE, M.; LACOMBLEZ, M. Ivar Oddone e sua contribuição para o campo da Saúde do Trabalhador no Brasil. *Revista Brasileira de Saúde Ocupacional*, São Paulo, v. 38, n. 128, p. 280-291, 2013. DOI: https://doi.org/10.1590/S0303-76572013000200015.

NASCIMENTO, B. A. O mito da atividade terapêutica. *Revista de Terapia Ocupa-cional da Universidade de São Paulo*, São Paulo, v. 1, n. 1, p. 17-21, 1990. Disponível em: https://edisciplinas.usp.br/pluginfile.php/23825/mod_resource/content/1/mitodaatividadeterapeutica.pdf. Acesso em: 10 jan. 2015.

NASCIMENTO, L. C. do. Profissionalismo: expertise e monopólio no mercado de trabalho. *Revista Perspectivas Contemporâneas*, Campo Mourão, v. 2, n. 1, p. 105-116, jan./jun. 2007.

NASCIMENTO, M. L. do; MANZINI, J. M.; BOCCO, F. Reinventando as práticas psi. *Psicologia & Sociedade*, Porto Alegre, v. 18, n. 1, p. 15-20, jan./abr. 2006.

NEGRI, A. Para uma definição ontológica da Multidão. *In: Lugar Comum: Estudos de mídia, cultura e democracia*, LATeC/UFRJ, Rio de Janeiro, n. 19-20, p. 15-26, 2004. Disponível em: http://uninomade.net/wp-content/files_mf/113103120455output19-20.pdf. Acesso em: 12 nov. 2021.

ODDONE, I. Experiência. *Laboreal*, Porto,v. 3, n. 1, p. 52-53, 2007a.

ODDONE, I. Reflexiones sobre el modelo obrero italiano. *Revista Sindical Salud, Trabajo y Medio Ambiente*, [s. l.], v. 2, n. 5, p. 4-8, 2007b.

ODDONE, I.; MARRI, G.; GLORIA, S.; BRIANTE, G.; CHIATELLA, M.; RE, A. *O ambiente de trabalho*: a luta dos trabalhadores pela Saúde. 2. ed. São Paulo: Hucitec, 2020.

ODDONE, I.; RE, A.; BRIANTE, G. *Redécouvrir l'expérience du travail: vers une autre psychologie du travail?* Paris: Les éditions sociales, 2015.

ORSTMAN, O. *Mudar o trabalho*: as experiências, os métodos, as condições de experimentação social. Lisboa: Calouste Gulbenkian, 1984.

OSORIO, C. A oficina de fotos como um dispositivo metodológico para a análise coletiva do trabalho. *In:* SIMPÓSIO SOBRE METODOLOGIAS DE PESQUISA EM SAÚDE MENTAL, 2008, Salvador.

OSORIO, C. Experimentando a fotografia como ferramenta de análise da atividade de trabalho. *Informática na Educação:* Teoria & Prática, Porto Alegre, v. 13, n. 1, p. 41-49, 2011. DOI: https://doi.org/10.22456/1982-1654.13793

OSÓRIO, C.; MAIA, M. Fotografias co-produzidas da situação de trabalho: imagens em ato da atividade em saúde. *Informática na educação:* teoria & prática. Porto Alegre, v. 13, n. 2, jul./dez. p. 46-54, 2010. DOI: https://doi.org/10.22456/1982-1654.12447.

OSÓRIO, C.; PACHECO, A. B.; BARROS, M. E. B. de. Oficinas de fotos: experiências brasileiras em clínica da atividade. *Cadernos de Psicologia Social do Trabalho*, São Paulo, v. 16, n. spe, p. 121-131, 2013. Disponível em http://pepsic.bvsalud.org/scielo.php?script=sci_arttext&pid=S1516-37172013000300012&lng=pt&nrm=iso. Acesso em: 22 out. 2021.

OSÓRIO DA SILVA, C. A fotografia como uma marca do trabalho: um método que convoca o protagonismo do trabalhador na invenção de mundos. *In:* ZANELLA, A. V.; TITTONI, J. (org.). *Imagens do pesquisar*: experimentações. Porto Alegre: Dom Quixote, 2011. p. 211-226.

OSÓRIO da SILVA, C. Pesquisa e intervenção em clínica da atividade: a análise do trabalho em movimento. *In:* BENDASSOLLI, P. F.; SOBOLL, L. A. P. (org.). *Métodos de Pesquisa e intervenção em psicologia do trabalho*: clínicas do trabalho. São Paulo: Atlas, 2014.

OSÓRIO DA SILVA, C. Pesquisa e intervenção: movimentos que se cruzam e coexistem, em mútua interferência. *In:* BANKS-LEITE, L.; SMOLKA, A. L. B.; ANJOS, D. D. (org.) *Diálogos na perspectiva histórico-cultural*: interlocuções com a clínica da atividade. Campinas: Mercado das Letras, 2016a.

OSÓRIO da SILVA, C. Clínica da atividade e análise institucional: inflexões do transformar para compreender. *In:* OSORIO da SILVA, C.; ZAMBONI, J.; BAR-ROS, M. E. B. (org.). *Clínicas do trabalho e análise institucional.* Rio de Janeiro: Nova Aliança, 2016b.

OSÓRIO DA SILVA, C.; LOUBACK, A. Analyse de l'activité de la collecte de déchets dans une ville au Brésil. *In:* NGUEUTSA, R.; MOKOUNKOLO, R.; ACHI, N.; BELHAJ, A. (dir.). *Psychologie du travail et développement des pays du sud.* Paris: L'Harmattan/AIPTLF, 2014. p. 209-217.

OSÓRIO DA SILVA, C.; RAMMINGER, T. O trabalho como operador de saúde. *Ciência e Saúde Coletiva* [on-line], v. 19, n. 12, p. 4751-4758, 2014. DOI: https://doi.org/10.1590/1413-812320141912.15212013.

OSÓRIO DA SILVA, C.; ZAMBRONI, J.; BARROS, M. E. B. (org.). *Clínicas do trabalho e análise institucional.* Rio de Janeiro: Nova Aliança, 2016.

PACHECO, A. B.; BARROS, M. E. B. de; SILVA, C. O. da. Trabalhar o mármore e o granito: entre cores e ritmos. *Cadernos de Psicologia Social do Trabalho*, v. 15, n. 2, p. 255-270, 2013. DOI: https://doi.org/10.11606/issn.1981-0490.v15i2p255-270.

PACHECO, E. A. *Trabalho*: entre fios e ligações. Dissertação (Mestrado em Psicologia) – Programa de Pós-graduação em Psicologia, Universidade Federal Fluminense, Niterói, RJ, 2013.

PAIM, J. *O que é o SUS.* Rio de janeiro: Fiocruz, 2009.

PASCHE, D. F.; PASSOS, E.; HENNINGTON, E. A. Cinco anos da Política Nacional de Humanização: trajetória de uma política pública. *Ciência & Saúde Coletiva*, Rio de Janeiro, v. 16, n. 11, p. 4541-4548, 2011.

PASCHE, D. Prefácio. *In:* SOUZA. K. V.; SANTOS FILHO, S. B. *Educação profissional em saúde*: metodologia e experiências de formação-intervenção-avaliação. Porto Alegre: Moriá, 2020. p. 19-27.

PASSOS, E.; BARROS, R. B. de. A construção do plano da clínica e o conceito de transdisciplinaridade. *Psicologia:* teoria e pesquisa, Brasília, v. 16, n. 1, p. 71-79, 2000.

PASSOS, E.; BARROS, R. B. de. Clínica e biopolítica na experiência do contemporâneo. *Psicologia Clínica*, Rio de Janeiro, v. 13, n. 1, p. 89-99, 2001.

PASSOS, E.; EIRADO, A. D. Cartografia como dissolução do ponto de vista do observador. *In:* PASSOS, E.; KASTRUP, V.; ESCÓSSIA, L. (org.). *Pistas do método da cartografia*: pesquisa-intervenção e produção de subjetividade Porto Alegre: Sulina, 2009. p. 109-130.

PERROT, E. *L'activité transférentielle, une ressource au service du développement du métier*: le cas des agents d'escale et de service commercial en gare. Paris: Conservatoire National des Arts et Métiers, 2017.

PIAZZETTA, C. M.; CRAVEIRO DE SÁ, L. Escuta musicoterápica: uma construção contemporânea. *In:* XV CONGRESSO DA ASSOCIAÇÃO NACIONAL DE PESQUISA E PÓS-GRADUAÇÃO EM MÚSICA, 2005, ANPPOM. *Anais* […]. Rio de Janeiro, 2005. p. 1290-1298. Disponível em: https://antigo.anppom.com.br/anais/anaiscongresso_anppom_2005/sessao22/clarapiazzetta_leomaracraveiro.pdf. Acesso em: 12 abr. 2020.

POLITZER, G. *Princípios elementares de filosofia* [anotações tomadas por um dos alunos de Georges Politzer nos cursos por ele professados na Universidade Operária, no ano escolar de 1935-36]. 1967. Disponível em: https://www.dorl.pcp.pt/images/SocialismoCientifico/politzer.pdf. Acesso em: 15 maio 2020.

PORTO, M. F. de S.; MARTINS, B. S. Repensando alternativas em Saúde do Trabalhador em uma perspectiva emancipatória. *Revista Brasileira de Saúde Ocupacional* [on-line], v. 44, e16, 2019. DOI: https://doi.org/10.1590/2317-6369000019018.

PROJETO POLÍTICO-PEDAGÓGICO (biênio 2016-2017). Coordenação do Curso de Graduação em Psicologia da Universidade Federal Fluminense. Disponível em: http://coordenacaopsicologia.sites.uff.br/projeto-politico-pedagogico/. Acesso em: 24 maio 2020.

RAUTER, Cristina. *O medo do crime no Brasil*: controle social e rebelião. Rio de Janeiro: E-papers, 2017.

REBOUÇAS, A. J. A. *et al. Insalubridade*: morte lenta no trabalho. São Paulo: Oboré, 1989.

REEVES, C. The Aristotelian Concept of the Tragic Hero. *The American Journal of Philology*, v. 73, n. 2, p. 172-188, 1952. DOI: https://doi.org/10.2307/291812.

REUS, L. H.; TITTONI, J. A visibilidade do trabalho de enfermagem no centro cirúrgico por meio da fotografia. *Interface:* Comunicação, Saúde, Educação [on-line], v. 16, n. 41, p. 485-500, 2012. DOI: https://doi.org/10.1590/S1414-32832012005000034.

RIBEIRO, W. *Riscos e recursos do trabalho*: análise da atividade de trabalho dos colegiados gestores de um hospital universitário federal. 2019. Tese (Doutorado em Psicologia) – Universidade Federal Fluminense, Niterói, 2019.

RIBEIRO, H. P.; LACAZ, F. A. C. *De que adoecem e morrem os trababalhadores.* São Paulo: DIESAT, IMESP, 1984.

RIBEIRO, H. P.; LACAZ, F. A. C.; CLEMENTE, C. A.; DUTRA, P. Entrevista: Herval Pina Ribeiro, Francisco Antonio de Castro Lacaz, Carlos Aparício Clemente e Pérsio Dutra falam sobre a história do DIESAT. *Cadernos de Psicologia Social do Trabalho*, São Paulo, v. 5, p. 63-85, 2002.

ROBAZZI, M. L. C. C. *Contribuição ao estudo sobre coletores de lixo*: acidentes de trabalho ocorridos em Ribeirão Preto, Estado de São Paulo, no período de 1986 a 1988. 1991. Tese (Doutorado em Enfermagem) – Escola de Enfermagem de Ribeirão Preto, Universidade de São Paulo, Ribeirão Preto,1991.

RODRIGUES, H. D. B. C.; SOUZA, V. L. B. D. A análise institucional e a profissionalização do psicólogo. *In:* KAMKHAGI, V. R.; SAIDON, O. (org.). *Análise Institucional no Brasil*. 2. ed. Rio de Janeiro: Espaço e Tempo, 1987. p. 27-45.

ROLNIK, S. Pensamento, corpo e devir. Uma perspectiva ético/estético/política no trabalho acadêmico. *Cadernos de Subjetividade*, São Paulo, v. 1 n. 2, p. 241-251, 1993.

ROLNIK, S. À sombra da cidadania: alteridade, homem da ética e reinvenção da democracia. *In:* MAGALHÃES, M. C. R. (org.). *Na sombra da cidade*. São Paulo: Escuta, 1995. p. 141-170.

ROSA, R. P. F. *Espaço e loucura*: uma análise dos espaços de cuidado na Reforma Psiquiátrica. 2011. 119 f. Dissertação (Mestrado em Psicologia) – Instituto de Ciências Humanas e Filosofia, Universidade Federal Fluminense, Niterói, 2011.

O TRABALHO COMO OPERADOR DE SAÚDE

ROSA, R. P. F. da. *Terapia ocupacional e clínica da atividade*: intercessões nos debates da atividade de formação. 2017. 250 f. Tese (Doutorado em Psicologia) – Universidade Federal Fluminense, 2017.

ROSEMBERG, D. S.; RONCHI FILHO, J.; BARROS, M. E. B. de (org.). *Trabalho docente e poder de agir*: clínica da atividade, devires e análises. Vitória: EDUFES, 2011.

RUIZ, V. S.; ATHAYDE, V.; NOGUEIRA FILHO, I.; ZAMBRONI-DE-SOUZA, P. C.; ATHAYDE, M. François Tosquelles, sua história no campo da Reforma Psiquiátrica: desinstitucionalização e suas pistas para uma abordagem clínica do trabalho centrada na atividade. *Estudos & Pesquisas em Psicologia*, Rio de Janeiro, v. 13, n. 3, p. 855-877, 2013. Disponível em http://pepsic.bvsalud.org/scielo.php?script=sci_arttext&pid=S1808-42812013000300004&lng=pt&nrm=iso. Acesso em: 28 jul. 2020.

SANTOS, A. P. L. dos; LACAZ, F. A. de C. Apoio matricial em saúde do trabalhador: tecendo redes na atenção básica do SUS, o caso de amparo/SP. *Ciência e Saúde Coletiva* [on-line], v. 17, n. 5, p. 1143-1150, 2012. https://doi.org/10.1590/S1413-81232012000500008.

SANTOS FILHO, S. B. *Avaliação e humanização em saúde*: aproximações metodológicas. Ijuí: Unijuí, 2010.

SANTOS FILHO, S. B. Alienação no trabalho médico no enfoque da humanização-desumanização. *Cadernos de Saúde Pública* [on-line], v. 34, n. 12, e00152118, p. 1678-4464, 2018. DOI: https://doi.org/10.1590/0102-311X00152118.

SANTOS FILHO, S. B. Desenho de avaliação-intervenção em um projeto de qualificação da formação, gestão e atenção ao parto e nascimento. *In:* SOUZA, K. V.; SANTOS FILHO, S. B. *Educação profissional em saúde*: metodologia e experiências de formação-intervenção-avaliação. Porto Alegre: Moriá. 2020. p. 295-323.

SANTOS FILHO, S. B.; BARROS, M. E. B. *Trabalhador da Saúde*: muito prazer – protagonismo do trabalhador na gestão do trabalho em saúde. Ijuí, RS: Unijuí, 2007.

SANTOS FILHO, S. B.; BARROS, M. E. B.; GOMES, R. S. A Política Nacional de Humanização como política que se faz no processo de trabalho em saúde. *Interface:* Comunicação, Saúde, Educação [on-line], v. 13, suppl 1, p. 603-613, 2009. DOI: https://doi.org/10.1590/S1414-32832009000500012.

SANTOS FILHO, S. B.; SOUZA, K. V. Pesquisa-intervenção sobre as práticas de atenção e de formação nos hospitais de ensino no Brasil: rede de inovações para a mudança de modelo de formação e atenção ao parto e nascimento na rede SUS. *In:* CONGRESSO BRASILEIRO DE SAÚDE COLETIVA, 12, 2018, Abrasco. *Anais* [...]. Rio de Janeiro, 2018. p. 270-286.

SATO, L. A psicologia e a saúde do trabalhador na área sindical. *In:* CAMPOS, F. C. B. (org.). *Psicologia e saúde*: repensando práticas. São Paulo: Hucitec, 1992. p. 103-119.

SATO, L. As implicações do conhecimento prático para a vigilância em Saúde do Trabalhador. *Cadernos de Saúde Pública*, Rio de Janeiro, v. 12, n. 4, p. 489-495, out./dez.1996.

SATO, L. Prevenção de agravos à saúde do trabalhador: replanejando o trabalho através das negociações cotidianas. *Cadernos de Saúde Pública*, Rio de Janeiro, v. 18, n. 5, p. 1147-1166, 2002.

SATO, L.; LACAZ, F. A. C.; BERNARDO, M. H. Psychology and the Workers' Health Movement in the State of São Paulo (Brazil). *Journal of Health Psychology*, v. 9, n. 1, p. 121-130, 2004.

SCHWARTZ, Y. Travail et gestion: niveaux, critéres, instances. *Revue Performances Humaines et Technicque*. Paris: n. hors-série, 2000a.

SCHWARTZ, Y. *Le Paradigme ergologique ou um métier de philosophe*. Toulouse: Octarès, 2000b.

SCHWARTZ, Y. Reflexão em torno de um exemplo de trabalho operário. *In:* SCHWARTZ Y.; DURRIVE L. (org.). *Trabalho e Ergologia*: conversas sobre a atividade humana. Niterói: EDUFF, 2007.

SCHWARTZ, Y. Manifesto ergológico. *In:* BENDASSOLI, Pedro; SOBOL, L. A. (org.). *Clínicas do trabalho*: novas perspectivas para compreender o trabalho na atualidade. São Paulo: Atlas, 2010.

SCHWARTZ, Y. Le travail comme rencontres: Entre le visible et l'invisible, le defi d'évaluer le travail. *Tempus:* Actas da Saúde Coletiva, Brasília, v. 6, n. 2, p. 27-44, 2012. DOI: https://doi.org/10.18569/tempus.v6i2.1112.

SCHWARTZ, Y.; DURRIVE, L. *Trabalho & Ergologia*: conversas sobre a atividade humana. 2. ed. Niterói: EdUFF, 2010.

SELIGMANN-SILVA, E. *Trabalho e desgaste mental*: o direito de ser dono de si mesmo. São Paulo: Cortez, 2011.

SENNETT, R. *Juntos*: os rituais, os prazeres e a política da cooperação. Rio de Janeiro: Record, 2012.

SILVA, C. O. da. L'Atelier Photo: une método participative d'analyse du travail. *In:* 17ème Congrès AIPTLF: Travail du Avenir, Avenir du Travail: comment faire face aus nouvelles exigences profissionnelles? Lyon, 2012.

SILVA, C. O. da; ALVES, E. de A. P. Clínica da atividade e oficina de fotos: eletricistas em foco. *Revista Psicologia e Saúde*, Campo Grande, v. 6, n. 2, p. 62-71, 2014. Disponível em http://pepsic.bvsalud.org/scielo.php?script=sci_arttext&-pid=S2177-093X2014000200009&lng=pt&nrm=iso. Acesso em: 20 fev. 2021.

SILVA, C. O. da; BARROS, M. E. B. de. Oficina de fotos: um método participativo de análise do trabalho. *Pontificia Universidad Javeriana*, Bogotá, Colômbia, v. 12, n. 4, p. 1325-1334, 2013. DOI: https://doi.org/10.11144/Javeriana.upsy12-4.ofmp.

SILVA, C. O. da; SOUTO, A. P.; LIMA, K. M. N. M. A pesquisa-intervenção em psicologia do trabalho em um aporte que toma o desenvolvimento como método e objeto. *Fractal: Revista de Psicologia*, Niterói, v. 27, n. 1, p. 12-15, 2015. DOI: https://doi.org/10.1590/1984-0292/1338.

SILVA, M. A. da. *Confiança e autonomia*: a circulação de afetos na produção de coletivos autônomos – uma intervenção em clínica da atividade em um grupo de residência de enfermagem no Rio de Janeiro, Brasil. 2019. Tese (Doutorado em Psicologia) – Universidade Federal Fluminense, Niterói, 2019.

SIMON, H. *Tratamiento ocupacional de los enfermos mentales*. Barcelona, Buenos Aires: Salvat Editores, 1937.

SIQUEIRA-SILVA, R. *Grupos musicais em saúde mental*: conexões entre estética musical e práticas musicoterápicas. 2012. Tese (Doutorado em Psicologia) – Universidade Federal Fluminense, Niterói, 2012.

SPINK. P. Quando trabalhar é neurotizante. *Psicologia Atual*, v. 27, p. 16-20, 1982a.

SPINK, P. Democracia no local do trabalho. Ou a gerência sabe o que é melhor? *Psicologia Atual*, v. 28, p. 37-41, 1982b.

SPINK, P. Saúde mental e trabalho: o bloqueio de uma prática acessível. *In:* CAMPOS, F. C. B. (org.). *Psicologia e saúde*: repensando práticas. São Paulo: Hucitec, 1992. p. 91-102.

SOARES, L. B. T. *Terapia ocupacional*: lógica do capital ou do trabalho?. São Paulo: Hucitec, 1991.

SOUTO, A. P. *Escrever é uma viagem*: a atividade de criação literária no desenvolvimento dos turistas aprendizes. 2016. Tese (Doutorado em Psicologia) – Universidade Federal Fluminense, Niterói, 2016.

SOUZA, K. R. de; RODRIGUES, A. M. dos S.; FERNANDEZ, V. S.; BONFATTI, R. J. A categoria saúde na perspectiva da saúde do trabalhador: ensaio sobre interações, resistências e práxis. *Saúde em Debate* [on-line], v. 41, spe2, p. 254-263, 2017. DOI: https://doi.org/10.1590/0103-11042017s221.

SOUZA, K. V.; SANTOS FILHO, S. B. *Educação profissional em saúde*: metodologia e experiências de formação-intervenção-avaliação. Porto Alegre: Moriá; 2020.

SOUZA, L. A. A. de. Desvalorização social da profissão docente no cotidiano da escola pública no discurso do professor. *In:* CONGRESSO NACIONAL DE EDUCAÇÃO, 10 E SEMINÁRIO INTERNACIONAL DE REPRESENTAÇÕES SOCIAIS, SUBJETIVIDADE E EDUCAÇÃO, 1, 2011, Pontifícia Universidade Católica do Paraná. *Anais* [...]. Paraná, 2011. p. 4812-4823.

SPINOZA, B. de. *Tratado Político*. São Paulo: Martins Fontes, 2009.

SPINOZA, B. de. *Tratado político*. Tradução e prefácio de José Pérez. Rio de Janeiro: Nova Fronteira, 2013.

SPINOZA, B. de. *Ética*. 2. ed. Belo Horizonte: Autêntica, 2014.

STERN, Daniel. *O mundo interpessoal do bebê*: uma visão psicanalítica e da psicologia do desenvolvimento. Porto Alegre: Artes médicas, 1992.

TARDE, G. *Monadologia e sociologia*. Petrópolis: Vozes, 2003.

TARTAS, V.; PERRET-CLERMONT, A.-N. Faire avec outrui: une situation pour comprendre le développement. *In:* CLOT, Y. (ed.). *Vygotski maintenant*. Paris: La Dispute, 2012. p. 193-211.

TEIXEIRA, D. V.; BARROS, M. E. B. Clínica da atividade e cartografia: construindo metodologias de análise do trabalho. *Psicologia & Sociedade* [on-line], v. 21, n. 1, p. 81-90, 2009. DOI: https://doi.org/10.1590/S0102-71822009000100010.

TITTONI, J. O fotografar, as poéticas e os detalhes. *In:* ZANELLA, A.; TITTONI, J. (org.). *Imagens no pesquisar*: experimentações. Porto Alegre: Dom Quixote, 2011.

TITTONI, J. Fotografia e pesquisa-intervenção: reflexões sobre os modos de ver, falar e viver. *Revista Polis e Psique* [on-line], v. 5, n. 2, p. 88-110, 2015. DOI: https://doi.org/10.22456/2238-152x.53948.

TITTONI, J.; ZANELLA, A. V. (org.). *Psicologia e fotografia*: alguns ensaios. Rio de Janeiro: Multifoco, 2016.

TOSQUELLES, F. *Le travail thérapeutique em psychiatrie*. Toulouse : Érès, 2012.

URBANETTO, J. S.; PEIXOTO, C. G.; MAY, T. A. Incidência de flebites durante o uso e após a retirada de cateter intravenoso periférico. *Revista Latino-Americana de Enfermagem*, Ribeirão Preto, v. 24, e2746, 2016. DOI: https://doi.org/10.1590/1518-8345.0604.2746.

VASCONCELOS, R. C. *A gestão da complexidade do trabalho do coletor de lixo e a economia do corpo*. 2007. 252f. Tese (Doutorado em Ciências Exatas e da Terra) – Programa de Pós-graduação em Engenharia de Produção, Universidade Federal de São Carlos, São Carlos, 2007.

VASCONCELOS, R.; LACOMBLEZ, M. Redescubramo-nos na sua experiência: o desafio que nos lança Ivar Oddone. *Laboreal* [on-line], v. 1, n. 1, 2005. DOI: https://doi.org/10.4000/laboreal.14124.

VERESOV, N.; FLEER, M. 'Perezhivanie' as a Theoretical Concept for Researching Young Children's Development. *Mind, Culture, and Activity* [on-line], v. 3, n. 4, 2016. DOI: http://dx.doi.org/10.1080/10749039.2016.1186198.

VIEIRA, M.; FAITA, D. Quando os outros olham outros de si mesmo: reflexões metodológicas sobre a autoconfrontação cruzada. *Polifonia*, Cuiabá, v. 7, n. 1, p. 27-65, 2003.

VIGOTSKI, L. S. *Psicologia pedagógica*. Porto Alegre: Artmed, 2003. p. 225-248.

VIRNO, P. Multidão e princípio de individuação. *Lugar Comum – estudos de Mídia, Cultura e Democracia*, Rio de Janeiro: LABTeC/UFRJ, n. 19, p. 27-40. 2004.

VYGOTSKY, L. S. *A formação social da mente*. São Paulo: Martins Fontes, 1991.

VYGOTSKY, L. S. The problem of the environment. *In*: VAN DER VEER, R.; VALSINER, J. (ed.). *The Vygotski reader*. Cambridge, MA: Blackwel, 1994. p. 338-354.

VYGOTSKI, L. S. *Théorie des émotions*: étude historico-psychologique. Paris: L'Harmattan, 1998.

VYGOTSKI, L. S. *La signification historique de la crise en psychologie*. Paris: La Dispute, 1999.

VYGOTSKY, L. S. *A formação social da mente*. 7. ed. São Paulo: Martins Fontes, 2007.

VYGOTSKY, L. S. *Histoire du développement des fonctions psychiques supérieures*. Paris: La Dispute, 2014.

WISNER, A. *Inteligência no trabalho*: textos selecionados de ergonomia. São Paulo: Fundacentro, 2004.

XAVIER, M. A. M. *A cicatriz ética da cidade*: disposição final de lixo em Niterói. 2007. 138 f. Dissertação (Mestrado em Planejamento Urbano e Regional) – Instituto de Pesquisa e Planejamento Urbano e Regional, Universidade Federal do Rio de Janeiro, Rio de Janeiro, 2007.

ZOURABICHVILI, F. Deleuze e o possível (sobre o involuntarismo na política). *In:* ALLIEZ, E. (org.). *Gilles Deleuze*: uma vida filosófica. São Paulo: Editora 34, 2000. p. 333-355.

SOBRE OS AUTORES

Alessandra Abreu Louback

Educadora física, ergonomista, mestre em Psicologia pela Universidade Federal Fluminense.
Orcid: 0000-0003-0234-8281

Ana Carla Bastos Armaroli

Psicóloga, mestre e doutora em Psicologia pela UFF. Diretora de Recursos Humanos na Conatus Móveis Planejados.
Orcid: 0000-0003-1715-8982

Ariadna Patrícia Estevez Alvarez

Psicóloga, mestre e doutora em Psicologia pela Universidade Federal Fluminense. Especialista em Gestão de Organizações de Ciência, Tecnologia e Saúde pela ENSP – Fiocruz. Professora-pesquisadora do Grupo de Trabalho em Saúde Mental do Laboratório de Educação Profissional em Atenção à Saúde da Escola Politécnica de Saúde Joaquim Venâncio/Fiocruz.
Orcid: 0000-0003-1067-209X

Camila Araújo de Andrade

Psicóloga, mestre em Psicologia pela UFF. Atua como Psicóloga na Secretaria de Desenvolvimento Social e Promoção da Cidadania no município de Angra dos Reis/RJ, lotada no Centro de Atenção à População em Situação de Rua.
Orcid: 0000-0002-4850-9805

Cláudia Osório da Silva

Psicóloga, especialista em Saúde do Trabalhador e ecologia humana pelo CESTEH/ENSP/Fiocruz, mestre e doutora em Saúde Pública pela ENSP – Fiocruz, com pós-doutorado em Linguagem e Trabalho na Universidade Estadual do Rio de Janeiro. Professora titular do Instituto de Psicologia da UFF. Docente permanente do PPG Psicologia da UFF. Pesquisadora-associada junto ao ***CNAM*** (Conservatoire National des Arts et Métiers) - ***CRTD*** (Centre de Recherches sur le Travail et le Développement) - Equipe Psychologie du Travail et Clinique de l'Activité.
Orcid: 0000-0001-8581-7842

Cristina Rauter

Psicóloga, mestre em Filosofia pela PUC - RJ (1982) e doutora em Psicologia (Psicologia Clínica) pela Pontifícia Universidade Católica de São Paulo. Realizou pós-doutorado em Filosofia no Programa de Pós-graduação em Filosofia na UFRJ e na Universidade de Picardie Jules Verne D'Amiens, França. Professora titular do Instituto de Psicologia da Universidade Federal Fluminense, onde atua na graduação e na pós-graduação.
Orcid: 0000-0001-7840-445X

Cristiane Lisbôa da Conceição

Psicóloga, especialista em Saúde do trabalhador e ecologia humana pelo ENSP – Fiocruz, mestre e doutoranda em psicologia pela UFF.
Orcid: 0000-0002-7557-3861

Daniel Rodrigues Fernandes

Psicólogo, mestre em Psicologia Social e Institucional pela UFRGS, doutorando pelo PPGPSI/UFRGS.
Orcid: 0000-0002-1963-413X

Emanuelle de Aguiar Pacheco

Psicóloga, mestre em Psicologia pela UFF, doutoranda em Psicologia pela UFF. Professora titular do curso de Psicologia da Universidade de Vassouras.
Orcid: 0000-0001-6674-7711

Fernanda Spanier Amador

Psicóloga, especialização em Saúde Mental Coletiva, mestrado em Psicologia Social e da Personalidade (PUCRS) e doutorado em Informática na Educação (UFRGS). Doutorado Sanduíche no Conservatoire National des Arts et Métiers (CNAM/Paris). Pós-Doutorado em Educação (UFRGS). Professora associada do Departamento de Psicologia Social e Institucional do Instituto de Psicologia da UFRGS. Docente no Programa de Pós-graduação em Psicologia Social e Institucional (UFRGS). Coordenadora do n-pista(s) – Núcleo de Pesquisas Instituições, Subjetivação e Trabalho em Análises(s).
Orcid: 0000-0002-7385-8900

Joeder Messias

Psicólogo. Mestre e doutorando em Psicologia pela UFRN.
Orcid: 0000-0001-6065-2930

O TRABALHO COMO OPERADOR DE SAÚDE

Jorge Tarcísio da Rocha Falcão

Psicólogo, mestre em psicologia pela UFPE, doutor em psicologia da aprendizagem e do desenvolvimento pela Université de Paris-5 – René Descartes/Sciences Humaines-Sorbonne. Estágio pós-doutoral junto ao grupo de pesquisa da Clínica da Atividade, liderado pelo prof. Yves Clot no âmbito do CNAM (Conservatoire National Des Arts Et Métiers), em Paris (França). Professor-titular do departamento de psicologia da UFRN, vinculado à pós-graduação em psicologia. Atua como pesquisador no *Grupo de Estudos e Pesquisas Sobre o Trabalho* (GEPET-CNPq), Núcleo de Pesquisa e Formação *Trabalho, Desenvolvimento e Saúde* (nTDS). Pesquisador-associado junto ao *CNAM* (Conservatoire National des Arts et Métiers) - *CRTD* (Centre de Recherches sur le Travail et le Développement) - Equipe Psychologie du Travail et Clinique de l'Activité.
Orcid: 0000-0002-2798-3727

Juliane Almeida Chaves

Psicóloga. Especialista em Psicologia Clínico-Institucional pela Universidade do Estado do Rio de Janeiro - UERJ. Mestre e doutora em Psicologia pela UFF. Atua na área de Psicologia Hospitalar no Instituto Nacional de Infectologia — INI/FIOCRUZ.
Orcid: 0000-0003-4083-3376

Karla Memória

Psicóloga. Doutora em Psicologia pela UFF, mestre em Teoria Psicanalítica pela UFRJ. Atualmente faz pós-doutorado em Psicologia (UFF) e integra o coletivo de pesquisa NUTRAS – Núcleo de Estudos e Intervenções em Trabalho, Subjetividade e Saúde (UFF). Psicóloga na Escola de Enfermagem da UFF.
Orcid: 0000-0002-2813-6589

Letícia Raboud Mascarenhas de Andrade

Psicóloga. Especialização em neuropsicologia clínica. Mestre e doutoranda pelo Programa de Pós-Graduação em Psicologia da UFRN. Participa do Grupo de Estudos em Psicologia Histórico-Cultural (GEPHC) da UFRN. Atua como psicóloga escolar e trabalha como psicóloga no Centro de Reabilitação Infantil e Adulto (CRI/CRA) do estado do Rio Grande do Norte.
Orcid: 0000-0003-2637-6148

Maria Elizabeth Barros de Barros

Psicóloga, professora titular do Departamento de Psicologia da Universidade Federal do Espírito Santo (UFES) e dos programas de pós-graduação em Psicologia Institucional e em Educação da Universidade Federal do Espírito Santo. Pesquisadora nível 1 do CNPq – bolsista produtividade em pesquisa. Orcid: 0000-0003-1123-4374

Leny Sato

Psicóloga, mestre em Psicologia (Psicologia Social) pela Pontifícia Universidade Católica de São Paulo e doutora em Psicologia Social pela Universidade de São Paulo. Professora titular da Universidade de São Paulo. Orcid: 0000-0002-4114-097X

Marianna Araujo da Silva

Psicóloga. Mestre e doutora em Psicologia pela UFF. Pós-doutoranda em Psicologia no Programa de Pós-graduação da UFF. Orcid: 0000-0002-7819-1666

Naiara Duque da Silva Brito

Psicóloga. Mestranda do Programa de Pós-graduação em Psicologia pela UFF. Orcid: 0000-0002-4630-7118

Noeli Godoy

Psicóloga. Mestre e doutora em Psicologia e Estudos da Subjetividade pela UFF. Psicóloga clínica – abordagem Existencial Fenomenológica. Docente no curso de Psicologia da UNIABEU, campus Belford Roxo/RJ, e coordenadora do Curso de Psicologia da Universidade Salgado de Oliveira - campus São Gonçalo/RJ. Orcid: 0000-0002-9933-1920

Roberta Pereira Furtado da Rosa

Terapeuta Ocupacional. Especialização em Saúde Mental pelo Instituto Franco Basaglia – RJ (2005), especialização em traumato-ortopedia do membro superior – Terapia da Mão – pela ATOERJ (2005) e especialização em Acessibilidade Cultural pelo Departamento de Terapia Ocupacional da UFRJ (2019). Mestre e doutora em Psicologia pela UFF. Docente do curso

de graduação em Terapia Ocupacional do Instituto Federal de Educação, Ciência e Tecnologia do Rio de Janeiro, campus Realengo.
Orcid: 0000-0002-2132-1829

Serafim dos Santos Filho

Médico, Residência em Medicina Preventiva e Social. Mestre em Saúde Pública e Epidemiologia. Médico Sanitarista da Secretaria de Saúde de Belo Horizonte. Consultor do Ministério da Saúde e Consultor independente em serviços do SUS.
Orcid: 0000-0001-8397-6575

Thaís Silva dos Santos

Psicóloga formada pela UFF (2020), atua como psicóloga clínica em consultório particular.
Orcid: 0000-0002-7173-9000

Wallace de Lima Ribeiro

Psicólogo da Universidade Federal do Espírito Santo, atuando na Unidade de Saúde Ocupacional e Segurança do Trabalho do Hospital Universitário Cassiano Antonio de Moraes. Doutor em Psicologia pela UFF.
Orcid: 0000-0003-3367-2009